La Trauma Tapping Technique

Comment apaiser stress et traumas avec la TTT

L'altruisme est l'abondance : l'abondance n'a pas de frontières. Saluons les découvertes de la Trauma Tapping Technique.

Dr Rajni et Dr Bhaskar Vyas
Gynécologue et chirurgien, chercheurs sur les cellules souches, hypnothérapeutes, Inde

* * *

Ce livre est incontournable pour tous ceux qui ressentent de la compassion pour les personnes en situation instable, résultant de catastrophes naturelles ou causées par l'homme. Il est le fruit de nombreuses années d'expérience dans ce champ d'action dont notre monde traumatisé a besoin aujourd'hui. Cette méthode est polyvalente, facile à utiliser et pragmatique. Elle peut être utilisée par des travailleurs de la paix, des leaders religieux, des acteurs locaux, gouvernementaux ou non. En ma qualité de Faiseur de Paix, je trouve les techniques de ce livre impactantes et transformatrices.

Pasteur James Movel Wuye et Imam Dr Muhammad Nurayn Ashafa
Directeurs exécutifs du Centre de médiation interconfessionnelle du Nigéria

* * *

Les blessures internes sont souvent un facteur durable de conflit. Ce livre est donc une lecture importante non seulement pour ceux qui travaillent au soulagement des traumas, mais aussi pour ceux qui travaillent à la transformation des conflits.

Dr Alan Channer,
Réalisateur de documentaires, spécialisé dans la consolidation
de la paix et la réconciliation, Royaume-Uni/France

* * *

Les caractéristiques les plus remarquables du matériel présenté dans Trouve la paix et sème-la ! *sont tant la facilité avec laquelle la technique de tapotement des traumas (TTT) peut être transmise et acquise, que son pouvoir de guérison. Ce livre est plein d'exemples émouvants d'individus qui se remettent d'événements horribles de leur passé. Il est encourageant de lire comment Hamne et Sandström amènent la guérison dans différentes zones dévastées par la guerre et la cruauté en utilisant la TTT. Ils décrivent également l'application de cette méthode à de grands groupes, ce qui en fait un outil efficace, culturellement neutre et indépendant du langage. Ce livre est un don au monde, il doit être lu et appliqué partout où il y a des souffrances.*

Ronald Ruden MD, PhD
Créateur des Techniques de Havening®, Etats-Unis

Ce livre est vraiment intéressant. Le langage transmet de la chaleur humaine. Le contenu est à la fois très concret et hautement professionnel. De par mon expérience en tant que pédagogue social utilisant la TTT, je sais quel calme s'installe après une session de TTT lorsque les gens trouvent la paix de l'esprit. Il est donc utile et important d'encourager la diffusion de cette méthode.

Andrea Slotte-Wikström,
Pédagogue social, Finlande

* * *

Il existe trop d'endroits et de situations où des gens ont été témoins et ont fait l'expérience d'une cruauté et d'un chagrin indescriptibles. Où les traumatismes marquent à vie. Et si nous pouvions « compter » sur nos doigts pour nous ramener à la plénitude, pour libérer les mauvais souvenirs et nous rendre notre vie et notre esprit ?

Les traumatismes peuvent-ils vraiment disparaître ou s'atténuer aussi simplement ? Avec des tapotements et parfois en ajoutant une chanson, en tête-à-tête, en groupe, n'importe où, même – comme vous le verrez – dans un train entre deux arrêts ?

Ce livre que vous tenez entre vos mains renferme le secret de la guérison au bout de vos doigts. Etayé d'instructions, d'expériences personnelles, d'avis scientifiques, il partage la réjouissante simplicité avec laquelle la TTT enlève la douleur comme une brise magique et permet la récupération et le renouvellement.

Entrez dans le monde de la TTT et voyez ce que tant de personnes apprennent et expérimentent. Tenez ce livre près de votre cœur, puis lisez-le. Votre esprit, et ceux avec qui vous le partagez, seront très heureux de l'avoir fait.

Dr Judith Simon Prager
Co-développeuse du Verbal First Aid™, Etats-Unis

La Trauma Tapping Technique

Comment apaiser stress et traumas avec la TTT

Gunilla Hamne & Ulf Sandström

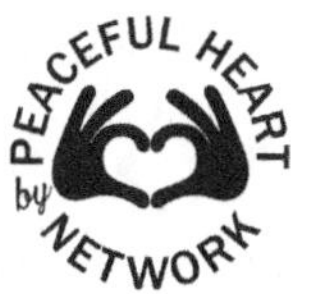

PEACEFUL HEART PUBLISHING

Déclaration de publication
Cet ouvrage est également disponible sur notre site dans une version
électronique simplifiée. Les bénéfices des ventes sont destinés à l'achat de
livres pour des personnes qui en ont besoin mais n'en ont pas les moyens.
Cet ouvrage est la propriété intellectuelle de Peaceful Heart Publishing.

Clause de non-responsabilité
Que ce soit directement ou indirectement, les auteurs de ce livre ne donnent aucun avis médical et ne prescrivent l'utilisation d'aucune technique
en tant que traitement pour des problèmes physiques, émotionnels ou
médicaux sans l'avis d'un médecin. L'intention des auteurs est seulement
de proposer des informations générales pour vous aider dans votre quête
de bien-être émotionnel. Dans l'éventualité où vous utiliseriez des informations de ce livre pour agir sur vous ou sur d'autres personnes, les auteurs
ne sont en aucun cas responsables de vos actions.

Trouve la paix et sème-la !
Initialement publié en 2014 sous le titre Trouve la paix et sème-la :
Premiers secours du stress et des traumas avec la TTT
Gunilla Hamne et Ulf Sandström

978-91-982052-7-5 (hardback - color)
978-91-982052-9-9 (paperback)
978-91-982052-8-2 (ebook)
978-91-982052-6-8 (audiobook)

Photos : Gunilla Hamne et Ulf Sandström, sauf mention contraire.
Monica Nordenvald (page 12), Erik Witsoe (page 32),
Ivona Olofsson (page 246), Nathan Dumalo (page 209).
Illustrations : Mats Ottosson (page 38, 40-41, 60-61, 189-203),
Kalle Johansson (page 223), Benard Githogori (page 222),
Gerard Osenele Ukpan (page 205).
Idée originale couverture : Per Thorsell
Conception et mise en page couverture : Alice Sandström
Graphisme maquette : Marina Wiking, www.marinawiking.se
Translators : Florence Aasen, Maya Mazzaschi, Florence Verrier,
Etsamanga Caroline Piers, Fanny Boone, Caroline Cachein,
Bianca von Heiroth, July Hanif Bashir

Comment utiliser ce livre

Allez à la table des matières. Elle indique le sujet de chaque chapitre et donne le numéro de la page. A la fin se trouve un glossaire des mots fréquemment utilisés. Il y a également un index où vous pouvez trouver les informations clés et la page à laquelle elles se trouvent.

Comment apprendre la Technique de Tapotement du Trauma

Vous pouvez vous rendre directement au chapitre « S'aider soi-même avec la TTT. » Vous n'avez qu'à suivre les instructions. Cela ne prend que cinq minutes.

Comment utiliser l'auto-assistance

Il est souvent intéressant de se renseigner sur la neurobiologie, c'est-à-dire sur les raisons pour lesquelles le corps et l'esprit réagissent comme ils le font et de connaître les symptômes du stress et des traumatismes. Pour comprendre comment cela s'est passé pour d'autres, consultez les nombreux témoignages.

Comment aider les autres

Dans une situation critique, vous pouvez pratiquer le tapotement de trauma sur quelqu'un qui en a besoin et le faire comme décrit dans « Tapoter quelqu'un pas à pas. » Si vous voulez pouvoir le faire en toute sécurité et être à l'aise, nous vous recommandons de lire tout le chapitre « Proposer une session de TTT. »

Comment obtenir une certification

En vous rendant sur notre page web, vous pourrez vous inscrire gratuitement à une formation et à une certification en ligne, et même obtenir cette certification. Cela vous permettra de vous sentir en confiance et de savoir que ce que vous faites est bien. Vous pouvez utiliser le code QR ci-dessous ou consulter le site peacefulheart.se.

Si vous avez un smartphone

Consultez les codes QR avec votre smartphone pour obtenir des liens directs vers des documents vidéo en rapport avec le texte qu'ils accompagnent.

Faites-nous savoir comment cela fonctionne pour vous,
cela nous intéresse.
Gunilla Hamne et Ulf Sandström

Commençons !

« Pour moi, cela a été la meilleure méthode pour guérir les traumatismes. Ce n'est que lorsque j'ai utilisé le tapotement que mes clients se sont vraiment sortis de leurs traumatismes. Alors, quoi que vous fassiez, continuez à partager cette technique de tapotement. »

Dr Carl Johnson,
Psychologue et mentor initial de Peaceful Heart Network

Préface de l'édition révisée

La première édition de ce livre offrait des outils pratiques et innovants à tous ceux qui cherchent des moyens de régler le problème du stress et des traumatismes, que vous soyez profane ou professionnel de la santé avec des années d'expérience.

Dans cette deuxième édition, nous avons inclus de nouveaux éléments scientifiques et nos expériences de partage de ces outils d'apaisement du stress et des traumatismes dans plus de 30 pays. Le chemin parcouru a été passionnant. Nous nous sommes rendus dans de nombreux endroits, avons rencontré des milliers de personnes et avons formé en direct et en ligne. Nous avons appris de la sagesse et des réactions de chaque personne que nous avons rencontrée. Nous leur sommes profondément reconnaissants pour leurs nombreuses contributions à ce volume.

Nous sommes donc parvenus à des conclusions sur la manière dont nous souhaitons diffuser notre approche et nos techniques ; il semble préférable d'inciter des personnes clés à former leurs communautés plutôt que de construire des centres de traumatologie comme nous l'avons fait par le passé. Notre collègue et ami Placide Nkubito au Rwanda l'a parfaitement exprimé : notre objectif est de construire des centres de traumatologie dans le cœur des gens, où qu'ils soient, afin qu'ils puissent trouver la sérénité et la transmettre en aidant et en enseignant aux autres.

Faites-nous savoir ce qui vous a semblé utile. Nous serions intéressés par toute initiative que vous souhaiteriez mettre en œuvre en coopération avec nous. Partagez tout ce que vous souhaitez ajouter ou commenter à l'adresse info@peacefulheart.se

L'activation de réseau et la collaboration sont au cœur de Peaceful Heart Network.

Nous vivons tous dans ce monde – Turikumwe !

Table des matières

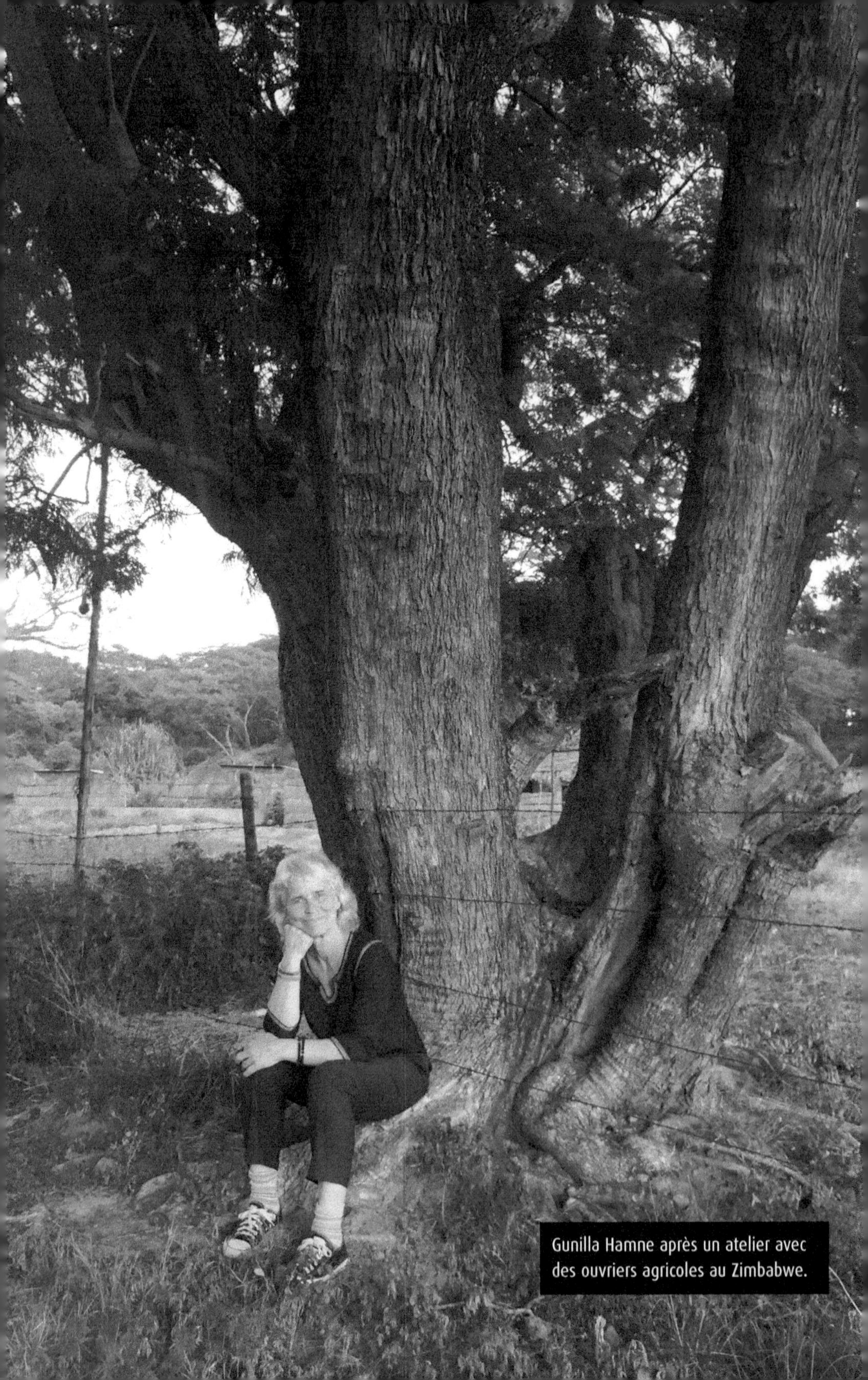

Gunilla Hamne après un atelier avec
des ouvriers agricoles au Zimbabwe.

A propos de nous

Gunilla Hamne :

A une période de ma vie, je travaillais en tant que journaliste et réalisatrice à l'international sur les questions environnementales et les droits de l'homme. J'ai pu me rendre dans de nombreux endroits et interroger des personnes traumatisées par la guerre, le génocide et les catastrophes naturelles.

Je me sentais mal à l'aise. Il manquait quelque chose, mais je ne savais pas quoi. J'ai eu le déclic lorsque j'étais assise à l'ombre d'un manguier avec Ahok, une jeune fille Dinka de 12 ans à Marial Bai, une ville aux allures de village, dans ce qui est maintenant le Soudan du Sud. C'était en 2003 pendant la guerre du Darfour.

Ahok m'a raconté comment elle avait été enlevée quand elle avait huit ans lorsque le village avait été attaqué par les milices du nord du pays. Ils étaient venus à cheval, ils avaient brûlé, pillé, tué et l'avaient forcée à les suivre comme esclave ainsi que d'autres femmes et enfants. Elle était restée esclave pendant trois ans avant d'être délivrée.

Je lui ai demandé les détails nécessaires pour écrire une histoire poignante : « Comment les miliciens étaient-ils habillés ? A quel moment de la journée était-ce ? Quelles étaient les odeurs au marché où ils vous ont vendus ? Que vous ont-ils dit ? Qu'est-il arrivé à tes parents ? Les as-tu vus se faire tuer ? A quoi ressemblait le paysage sur le trajet ? »

Ahok m'a dit tout ce que je voulais savoir. Elle regardait par terre en parlant, dessinant des lignes dans le sable avec un bâton.

J'ai alors ressenti un malaise physique persistant. J'allais avoir mon histoire. Mais autre chose m'a inquiétée : qu'adviendrait-il d'Ahok lorsque je la laisserais avec les souvenirs que j'avais réveillés, lui rappelant son trauma par toutes mes questions ?

Une pensée m'est venue : « Je ne veux plus recueillir l'histoire d'une personne qui souffre et la laisser avec sa douleur. »

Je savais qu'il est important d'écrire sur les atrocités et la souffrance des populations pour sensibiliser à différents problèmes, comme dans ce cas d'esclavage d'enfant. Là n'était pas le problème. Mais pour obtenir les histoires, je devais poser des questions qui réveillaient le trauma sans rien pouvoir offrir pour soulager la douleur que je causais.

Lorsque je suis retournée au Soudan du Sud dix ans plus tard, en 2013,
c'était une nation indépendante, j'ai pu apprendre aux gens comment faire face
à leurs traumatismes de guerre et d'esclavage.

L'outil de mon propre changement et ce qui a rendu tout notre travail possible
aujourd'hui a été une formation à la TCM, Thérapie du Champ Mental. La
TCM est la technique d'origine du tapotement inventée par le Dr Roger Callahan. Dans la documentation, un article a tout particulièrement retenu mon
attention. Il s'agissait d'un article sur cinq psychologues qui avaient utilisé le
tapotement au Kosovo pour venir en aide aux personnes traumatisées lors des
guerres des Balkans à la fin des années 1990. Je me suis dit :

*« C'est ce que je dois faire. Je vais me rendre dans des endroits où le besoin de
secours au trauma est grand mais les recours faibles ou inexistants, et enseigner
le tapotement. »*

Parce que si l'efficacité de cette technique était conforme à sa description, il
fallait la diffuser.

Un courriel audacieux marque le tournant

Gunilla poursuit :

Je ne pouvais pas y arriver seule. J'avais besoin de quelqu'un pour
m'apprendre à travailler sur des traumas graves. Un mentor. J'ai obtenu les noms
des auteurs de l'article sur le Kosovo et ai commencé à les rechercher sur internet.
Au bout d'un certain temps, j'ai réussi à obtenir l'adresse électronique de l'auteur
principal de l'article : M. Carl Johnson, professeur de psychologie et spécialiste
des traumatismes depuis 25 ans, en Virginie aux Etats-Unis. J'ai écrit ce qui est
devenu le courriel qui a changé ma vie ; un courriel audacieux. Le voici :

« Cher Carl,
*je vous écris parce que j'ai lu le travail fantastique que vous accomplissez avec
la TCM au Kosovo. J'ai moi-même achevé tout récemment la formation à la
TCM en Suède. Je pratique maintenant autant que possible.*

*De part mon autre métier (je suis également journaliste), j'ai été en contact
avec de nombreuses organisations, en particulier dans l'hémisphère sud, qui travaillent sur les droits des enfants et avec les victimes de la guerre. Donc, depuis
que j'ai terminé cette formation à la TCM, j'ai l'intention d'utiliser cet outil de
soulagement par les tapotements là où j'avais été journaliste. Je voudrais donner
une certaine tranquillité d'esprit aux enfants qui ont souffert. Et donner l'outil*

TCM aux dirigeants de communautés pour qu'il se répande. Ce serait un plus par rapport à la simple narration des difficultés des personnes. A ce stade, je me demande si vous avez prévu de nouvelles missions, et si je pourrais y participer ? Ou dans le cas contraire, auriez-vous des conseils pour m'aider à aller plus loin ? Je suis habituée à voyager et vivre dans des conditions rudimentaires. Je ressens une profonde empathie envers les gens. Merci beaucoup pour votre aide. Dans l'espoir de votre réponse.

Gunilla Hamne, Stockholm, Suède »

A ma grande surprise, M. Johnson répondit quelques jours plus tard.
Voici sa réponse :

« Chère Gunilla
Ce fut un plaisir de recevoir votre lettre. Je suis très ouvert aux suggestions et à vos idées quant aux régions dans le besoin. Je suis tout disposé à me laisser entraîner vers des lieux d'extrême souffrance. Je n'ai pas de projet de mission, mais si vous avez des suggestions, je suis prêt à partir. Donnez-moi six mois pour gagner le prix du billet et me préparer.

Il y a tant à faire pour soulager la douleur. J'ai travaillé avec des terroristes et vu l'amour remplacer leur haine. Il est possible de développer l'estime de soi chez ceux qui pensent ne rien avoir, et il est possible d'apporter la paix là où elle n'a jamais existé, où que ce soit.

Mais il est essentiel de rester humble et reconnaître les capacités de guérison de chacun... et donc d'accorder tout le crédit du rétablissement au patient.

Je suis sûr que nous devrions aller aux endroits les plus désespérés, monter des projets apparemment impossibles... car rien ne s'avérera impossible si Dieu est avec nous... et il l'est toujours. »

Six mois plus tard, le Dr Johnson et moi-même sommes partis au Rwanda. Au Rwanda, j'ai contacté l'AOCM – une organisation de foyers gérés par des enfants : en fait, des orphelins du génocide qui vivent ensemble, constituant de nouvelles familles depuis que leurs parents ont tous été tués. J'avais rencontré leur président et fondateur, Naphtal Ahishakiye, lorsqu'il a reçu le Prix des Enfants du Monde en Suède en 2006. Ils étaient heureux de recevoir une formation en accompagnement des traumas pour leurs membres. le Dr Carl Johnson était déjà allé au Rwanda et se sentait à l'aise à l'idée d'y retourner.

Nous avons commencé à travailler avec un groupe de 15 jeunes orphelins, d'une vingtaine d'années. Les formations avaient lieu dans la maison d'une des familles d'orphelins dans le projet de logement de Kiyninya, à proximité de Kigali. Kiyninya ressemble à un village de banlieue sur une colline avec 200 maisons identiques construites pour les veuves et les orphelins. Au premier abord, l'endroit semble idyllique, vert et calme. Pins, bananiers et maïs. La vue donne sur la verte colline voisine et la vallée en contrebas. A cette époque, la nuit, la plupart des maisons étaient habitées de cauchemars de souvenirs effrayants.

Une fois que les participants aux formations ont été traités et ont appris la technique du tapotement, ils ont demandé si les voisins voulaient essayer. Beaucoup se sont portés volontaires. Et nous voilà tous partis dans leurs maisons pour pratiquer la technique avec eux.

Des relations profondes se sont développées avec certains participants de ce premier groupe, devenus plus tard nos guides dans la langue, la culture et la société rwandaise. Sans eux, nous n'aurions jamais pu aller si loin ni comprendre autant. C'est particulièrement le cas pour Robert Ntabwoba, Jacques Sezikeye et Murigo Veneranda (vous les rencontrerez dans le livre). Ils font aujourd'hui partie du réseau des praticiens de la TTT, que nous appelons Peaceful Heart Network (Réseau des Cœurs en Paix).

Lorsque le Dr Johnson et moi-même avons rencontré Robert Ntabwoba la première fois, il était très sceptique. « *Cette histoire de tapotement me paraissait stupide, stupide et ridicule. Mais je me suis dit que nous allions être payés pour suivre cette journée de formation* », pensait-il. Après avoir été traité, il a réalisé en se réveillant le lendemain que ses cauchemars avaient disparu. Il n'y avait pas eu de tueurs dans sa chambre cette nuit-là. En revenant à la formation le lendemain, il a déclaré :

« *Je ne savais pas que j'étais traumatisé, mais on dirait que ce tapotement m'a délivré de ces ressentis inconfortables que je pensais faire partie de moi. Je serai là la prochaine fois que vous viendrez. Je tiens à vous aider à diffuser cette méthode.* » Et c'est ce qu'il a fait.

Nous avons beaucoup travaillé ensemble au Rwanda. Par la suite, nous avons été invités dans d'autres pays d'Afrique, en Europe et au Canada. L'apport de nos différents parcours et expériences dans les formations a été un atout majeur pour l'acceptation et la compréhension de la méthode.

Beaucoup se sont ralliés à notre cause, faisant ainsi grandir le Peaceful Heart Network grâce à leurs expériences personnelles de rétablissement.

Ulf Sandström :

Je me suis intéressé à la Technique de Trauma Tapping car je faisais face à une barrière linguistique en tant qu'hypnothérapeute et coach.

A l'époque, j'aidais mes clients à résoudre toutes sortes de déséquilibres émotionnels, souvent dus à des traumatismes d'enfance qui se réveillent ultérieurement dans la vie. J'ai vu de nombreuses personnes cherchant à résoudre les réactions émotionnelles aux souvenirs d'abus sexuels, d'intimidations et d'actes de violence vieux de 10 à 40 ans – et qui leur posaient toujours problème.

Avec les outils d'hypnothérapie et de programmation neuro-linguistique (PNL), il existe de merveilleux moyens de résoudre ces symptômes. Toutefois, ces méthodes reposent entièrement sur le langage et certains de mes clients avaient un très faible niveau de suédois et d'anglais. Je me suis demandé s'il pourrait y avoir une autre façon de calmer le centre *fuir ou combattre* du cerveau sans parler. J'ai commencé à examiner tous les moyens de résoudre les réponses conditionnées au stress que je pouvais trouver. Mes recherches m'ont conduit au blog de Gunilla Hamne qui voyageait en Afrique, aidant les gens souffrant de stress émotionnel et traumatique sans recours au langage. Il indiquait qu'elle enseigne à ceux à ceux dont elle s'occupe comment tapoter d'autres personnes, transmettant la technique. J'avais trouvé le Peaceful Heart Network et le Tapotement du Trauma. Est-ce que cela pouvait être vrai ? Pourquoi n'en avais-je pas entendu parler plus tôt ?

Nouveau courriel, nouveau tournant

« Bonjour Gunilla

J'ai lu votre formidable blog, et je veux apprendre cette technique pour l'enseigner à d'autres. J'ai beaucoup voyagé dans de nombreuses régions du monde, et je suis hypnothérapeute certifié et capable de traiter, par exemple, les phobies et l'anxiété, mais cela ne marche pas à travers les barrières linguistiques. Ce que vous faites semble fonctionner pour des traumatismes et des phobies, indépendamment de la langue ?

Pouvons-nous nous organiser pour que vous m'appreniez ?

Ulf Sandström, Stockholm, Suède »

Quelques mois plus tard, Gunilla et son collègue Robert Ntabwoba sont arrivés à Stockholm et nous avons décidé de nous réunir pour me former, ainsi que ma femme, Melodie.

La première chose que j'ai remarquée tandis que Robert faisait une séance
de TTT à ma femme était la simplicité, l'élégance et l'efficacité de la technique,
au-delà de mes attentes. Pas de souffrance, pas d'exploration détaillée, beaucoup
d'intégrité et de calme : juste un tapotement du bout des doigts sur des points
précis. Le père de ma femme venait de décéder d'un cancer et la session a libéré
une grande partie des tensions en douceur. Etait-ce là l'outil de résolution du
stress émotionnel et post-traumatique sans paroles que j'avais recherché ?

Mon esprit analytique et sceptique préparait une liste de questions :

- Alors, comment cela fonctionne-t-il exactement ?
- Comment savez-vous que les résultats sont définitifs ?
- Quel en est le socle scientifique ?
- Existe-t-il des études cliniques ?
- Comment sait-on que ce n'est pas un effet placebo ?
- Comment le présenter à ceux qui en ont besoin ?
- Pourquoi ne s'agit-il pas d'une intervention de premiers secours normalisée ?

J'ai soumis la TTT à toutes les épreuves auxquelles j'ai pu penser. Je l'ai associée
de différentes façons à l'hypnothérapie, et je l'ai utilisée comme une intervention
à part entière. Je l'ai testée sur des personnes ouvertes aux thérapies alternatives,
ainsi que sur d'autres qui s'en moquaient et la trouvaient ridicule. Les résultats
ont toujours été honnêtement positifs, et au-delà des attentes.

Lorsque Gunilla et Robert sont repartis au Rwanda deux mois plus tard,
ils m'ont proposé de les rejoindre, ce que j'ai fait volontiers. Au Rwanda, en
enseignant la TTT à des groupes de survivants du génocide, j'ai pu constater
que le rétablissement était vraiment possible. J'ai également remarqué que
l'utilisation et l'enseignement de la TTT combinés avec l'intéraction musicale tels
que pratiqués, était une méthode en soi – j'ai alors su que c'était ce qu'il fallait
que je fasse, puisque je suis musicien professionnel depuis l'âge de quinze ans.
J'ai rejoint le Peaceful Heart Network en tant que cofondateur cette même année,
pour apporter cet outil à ceux qui en ont le plus besoin.

Si vous pratiquez déjà une forme de thérapie et cherchez un complément bien
utile, ou si vous souhaitez un seul outil qui puisse aider toute personne souffrant
d'un stress émotionnel ou post-traumatique, en voici un : la TTT !

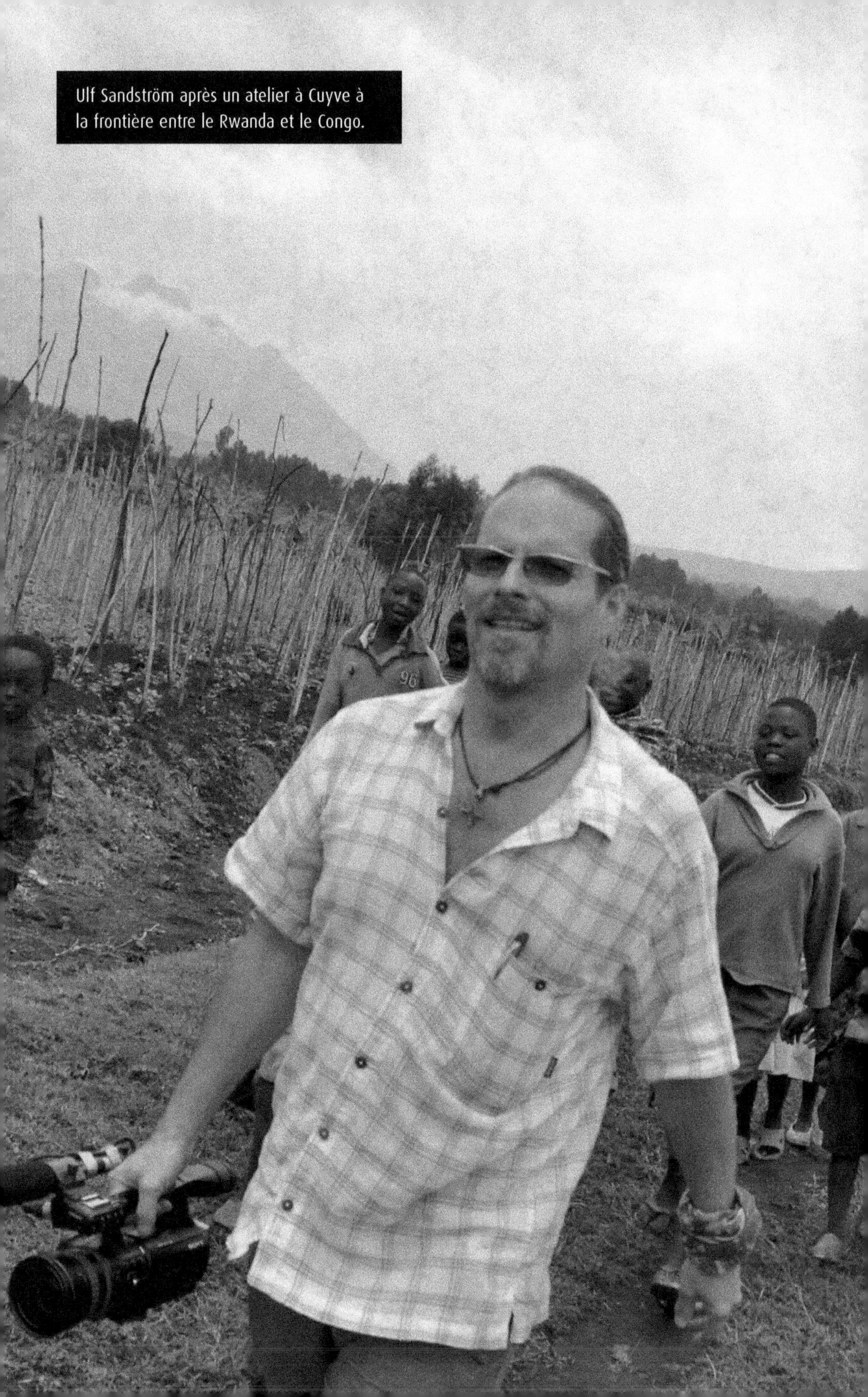

Ulf Sandström après un atelier à Cuyve à la frontière entre le Rwanda et le Congo.

TURIKUMWE!

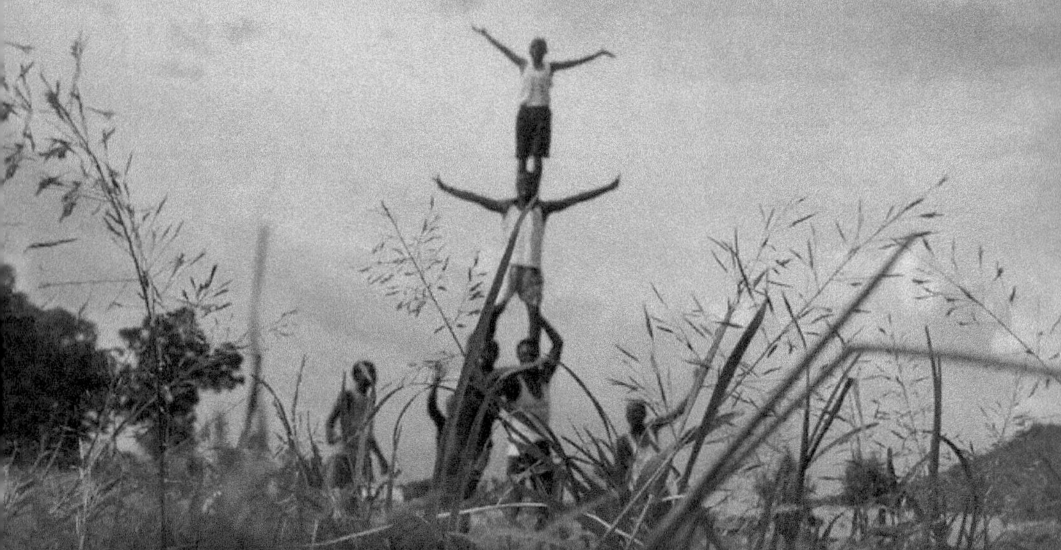

Notre travail est guidé par deux mots de kinyarwanda, la langue du Rwanda, pays où notre réflexion a commencé en 2007. Le premier mot est Turikumwe: « Nous sommes ici ensemble ».

Pour nous, cela signifie que nous partageons et interagissons pour le bien-être de chacun et du reste du monde. Nous partageons des ressources, des expériences et des récits pour créer la paix à l'intérieur de chacun, pour que nous puissions tous être en paix ensemble. Votre âge, votre langue, votre genre, la couleur de votre peau ou votre origine n'ont pas d'importance :

Les éléments de ce livre

Ce livre comporte quatre éléments :

1. Les techniques
    – comment utiliser la TTT et les techniques connexes pour vous-même et les
    autres.

2. Les histoires des survivants
    – pour vous inspirer et vous aider à comprendre les effets de la TTT.

3. Des moyens de diffusion de la technique par démultiplication
    – pour vous montrer comment démarrer vos propres projets de paix avec la
    TTT à peu ou pas de frais.

4. Les mécanismes sous-jacents du stress émotionnel et post-traumatique
    – pour faciliter la compréhension de la façon simple mais efficace dont ils
    peuvent être pris en charge.

Vous trouverez différentes voix dans ce livre. Nous, les auteurs, Gunilla Hamne
et Ulf Sandström, travaillons dans le but de diffuser la TTT au plus grand
nombre possible. Le but est de permettre à l'avenir de traiter le stress émotionnel et post-traumatique avec la même indiscutable simplicité qu'on pratique
aujourd'hui le bouche-à-bouche après une noyade ; une technique de premiers
secours pour toute personne qui se noie dans un stress émotionnel.

L'essentiel du texte est écrit à la première personne du pluriel, « nous » Parfois l'un de nous partage une expérience personnelle au singulier, « je. » Nous
avons une expérience directe de l'utilisation de ces méthodes sur nos propres
questions émotionnelles, ainsi que pour travailler, enseigner et former d'autres
personnes depuis 2007 au Rwanda, au Congo, au Tchad, en Ouganda, en
Sierra Leone, au Soudan du Sud et au Kenya, ainsi qu'en Suède, en Finlande, en
Inde, aux Etats-Unis et au Canada.

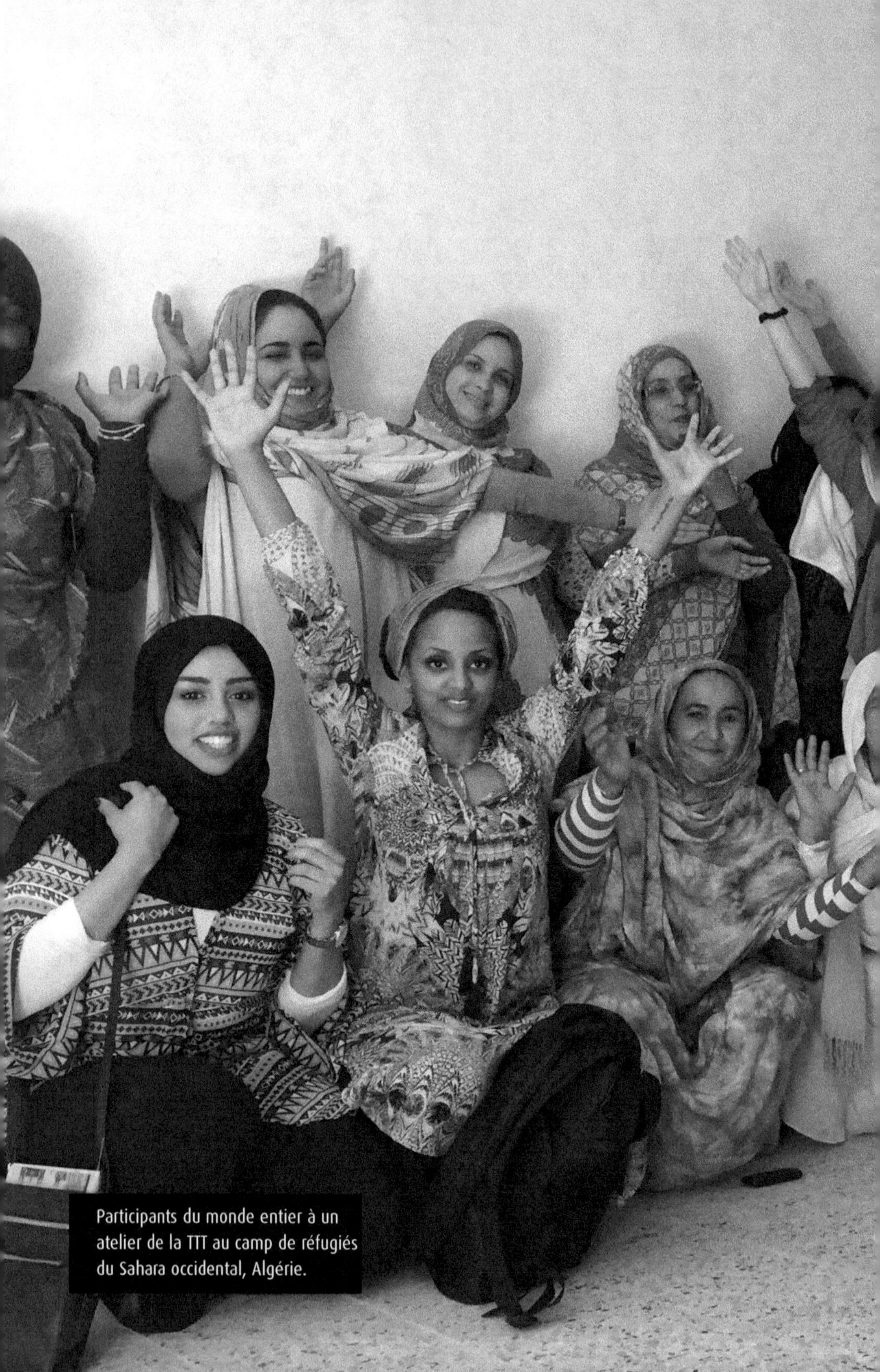

Participants du monde entier à un
atelier de la TTT au camp de réfugiés
du Sahara occidental, Algérie.

QU'EST-CE QUE LA TTT ?

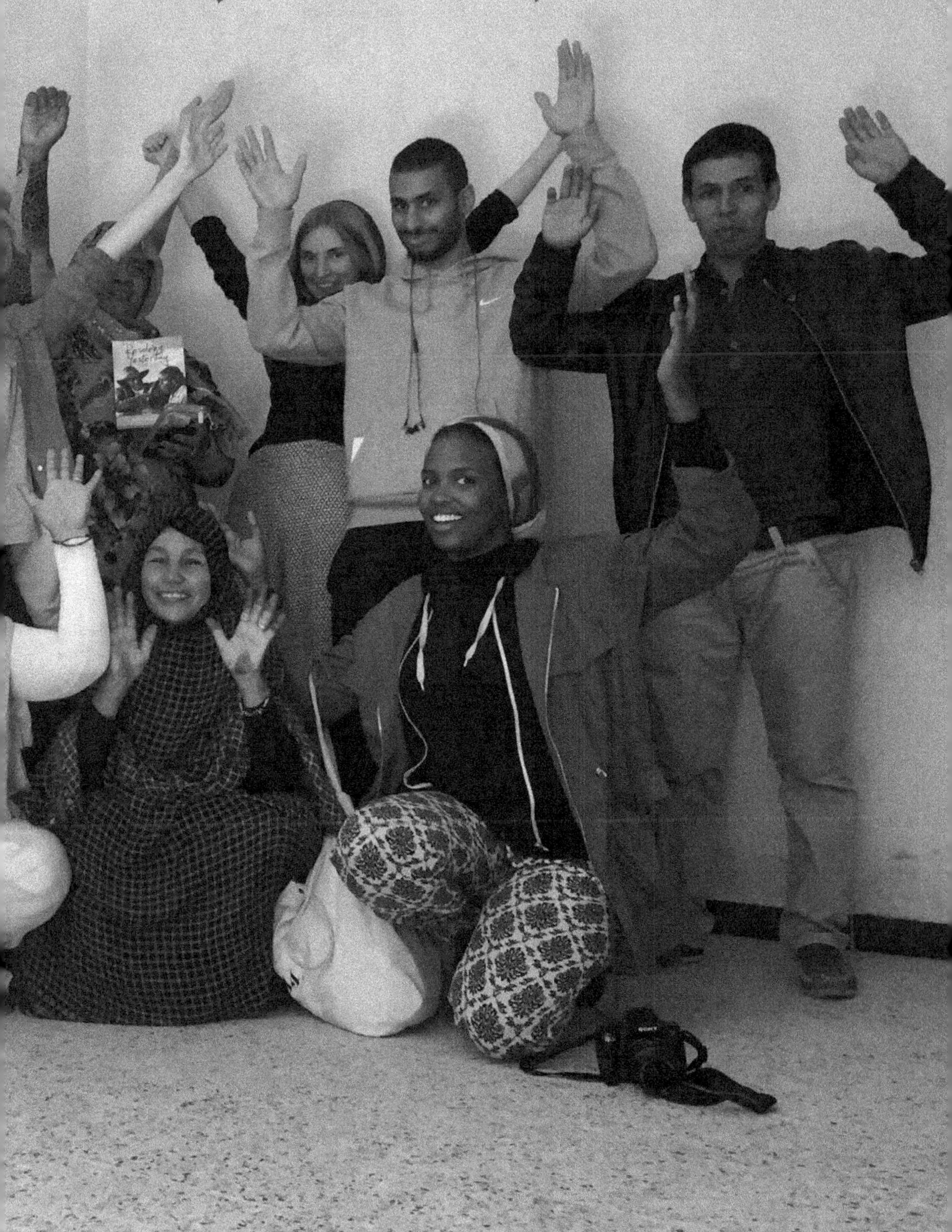

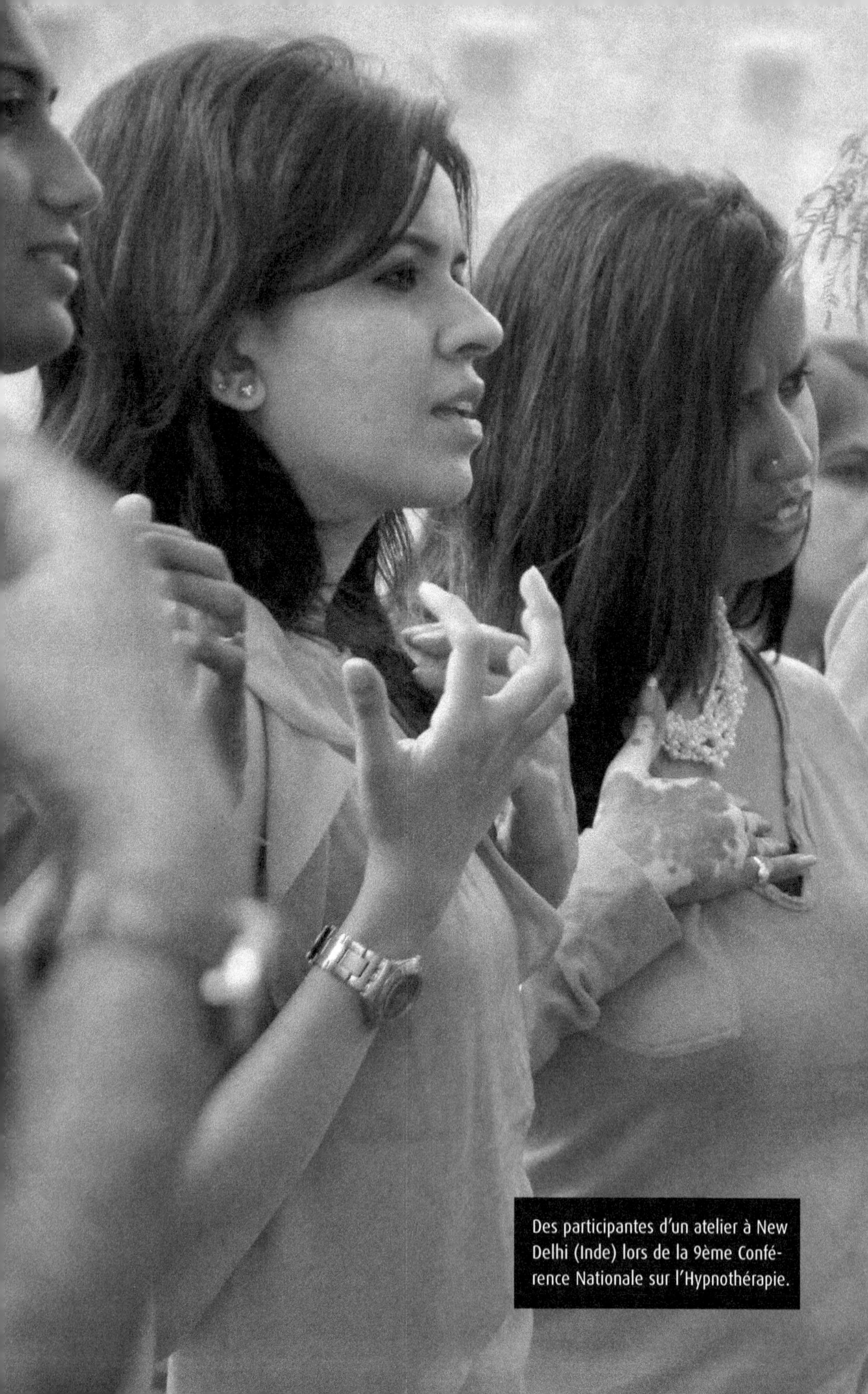

Des participantes d'un atelier à New Delhi (Inde) lors de la 9ème Conférence Nationale sur l'Hypnothérapie.

Premier secours pour le stress émotionnel et traumatique

Ce livre traite de la gestion du stress émotionnel et traumatique au niveau individuel, familial, communautaire et finalement au niveau national et mondial.

Qu'est-ce qu'on considère comme stress émotionnel et traumatique ?

La douleur d'une personne ne peut jamais être pleinement comprise par une autre. Dans notre travail, nous rencontrons des enfants qui ont vu leurs parents mourir violemment devant eux. Des enfants, victimes de sévices sexuels et affectifs, qui ont été privés de leur intégrité, de leur enfance et de leur éducation. Nous rencontrons des jeunes mères qui ont été violées et portent des enfants auxquels elles ne peuvent pas s'attacher.

Des expériences de ce genre peuvent créer une prison invisible qui oblige la personne à revivre les réactions émotionnelles chaque nuit sous forme de cauchemars et flash-back, tous les jours sous forme de peur, d'anxiété ou d'agressivité.

Il est facile de comprendre le stress créé par des traumatismes de cette ampleur, mais il existe un stress émotionnel tout aussi dangereux pour la santé mentale et physique dans la vie quotidienne de nombreuses personnes qui vivent dans des régions du monde où règnent la paix et le confort matériel. C'est traumatisant d'être incompris ou rejeté, d'être différent ou mal aimé, même dans le meilleur des contextes.

Le stress affecte également notre système immunitaire et, à long terme, on pense qu'il ouvre la porte à des maladies physiques telles que le cancer ou les problèmes cardiaques.

La Trauma Tapping Technique et les autres méthodes décrites dans ce livre sont tout aussi utiles pour des formes plus légères de détresse émotionnelle.

Est-ce bien du stress post-traumatique ?

De nombreuses personnes dans les zones de conflit ou d'après conflit ne savent pas qu'elles sont traumatisées. Nous disons parfois qu'un poisson ne peut pas expliquer l'eau, ni même en avoir conscience.

Notre collègue Robert Ntabwoba partage son expérience en la matière.
« Je suis né dans une famille appartenant au groupe ethnique Tutsi, et si vous connaissez le Rwanda et ce qui s'est passé pendant les 100 jours du génocide, à partir d'avril 1994, vous pouvez imaginer quelle période horrible c'était. J'avais

11 ans, et croyez-moi, je sais combien il est difficile de mener une vie normale après avoir survécu à une telle tragédie.

J'étais caché dans les buissons et j'ai passé plusieurs jours et nuits seul sous la pluie sans nourriture et à proximité des tueurs dans un fossé profond. J'ai pu échapper aux tueurs, mais ce n'était pas facile de réaliser à quel point tous ces moments et tout ce que j'avais vu avaient changé et affecté ma vie.

A la fin de 1994, le génocide était officiellement révolu, mais beaucoup d'entre nous ont continué à vivre pendant des années dans le souvenir de ce mauvais moment. Tout ce que j'avais vu revenait sous forme de cauchemars, comme si cela se reproduisait encore et encore, et cela me semblait normal, même si c'était effrayant.

Avant d'être traité et d'apprendre comment aider d'autres personnes à utiliser la TTT, c'était comme si le génocide se reproduisait chaque nuit. Vous pouvez imaginer comment mes journées en étaient affectées, la plupart étaient tristes.

Le rétablissement est possible à condition de vous autoriser à vous faire traiter. Je ne savais pas que j'étais traumatisé. Je pensais qu'avoir tous ces problèmes, c'est ce que j'étais devenu après avoir traversé le génocide. Je manquais d'assurance, faisais des cauchemars et me mettais en colère sans raison. Je pensais : « C'est la vie. » Je n'avais aucune idée que je souffrais d'une sorte de maladie. Maintenant je le sais, parce qu'après avoir reçu un traitement et avoir appris la TTT, je me sens totalement différent. »

Les personnes ont parfois besoin d'exemples de symptômes pour comprendre qu'il peut s'agir de symptômes de stress post-traumatique. Au cours d'une formation à la TTT dans la communauté de Mumosho dans l'est du Congo, nous avons commencé à parler des symptômes des traumatismes, en les répertoriant sur le tableau noir dans la salle de classe, par exemple des troubles du sommeil, de la perte d'espoir, des comportements déments ou de l'agressivité.

Les représentants se sont exclamés :

« Peut-être que c'est pour cela que Mama Rose se comporte si étrangement, elle se promène toute nue. En fait, elle est traumatisée. »

« Aha, c'est pour ça que je dors si mal. »

« C'est pour ça que les enfants de mon voisin crient la nuit. »

Quelqu'un a même dit :

« C'est moi que vous décrivez ? J'ai tous ces symptômes. »

Nous ne mesurons pas le stress post-traumatique ou ne faisons pas de diagnostic en dehors de l'échelle 0-10 des Unités Subjectives de Détresse (SUD), car nous ne l'estimons pas nécessaire dans notre contexte. Notre définition du stress traumatique : une mémoire émotionnellement chargée ou réaction du passé qui resurgit dans des situations que nous ne pouvons pas contrôler et qui provoque un malaise, quelle qu'en soit la forme. Si c'est le cas, la TTT peut contribuer à atténuer ce malaise et les émotions et réactions négatives qui y sont liées.

Nous ne pouvons jamais dire qu'un traumatisme est "plus important" qu'un autre. Nous estimons qu'il n'est pas possible de mesurer la souffrance ou la douleur autrement que subjectivement.

Voici quelques symptômes de stress émotionnel et post-traumatique :

- Cauchemars ou troubles du sommeil
- Flash-back
- Anxiété
- Peur / Colère / Irritation
- Vengeance
- Migraines
- Palpitations (rythme cardiaque)
- Difficulté à respirer
- Tensions musculaires
- Troubles digestifs
- Abus de substances
- Instabilité
- Pertes de mémoire
- Difficulté à faire confiance
- Dissociation du corps
- Hypertension
- Sensation de faiblesse
- Sentiment d'inutilité
- Etre dans une « bulle »
- Difficultés de concentration
- Sentiment d'isolement
- Incapacité à se projeter dans l'avenir
- Revivre sans cesse le passé
- Pensées suicidaires

La ligne de base

Vous sentez-vous émotionnellement mal à l'aise ? Connectez-vous à cette émotion inconfortable et utilisez la TTT.

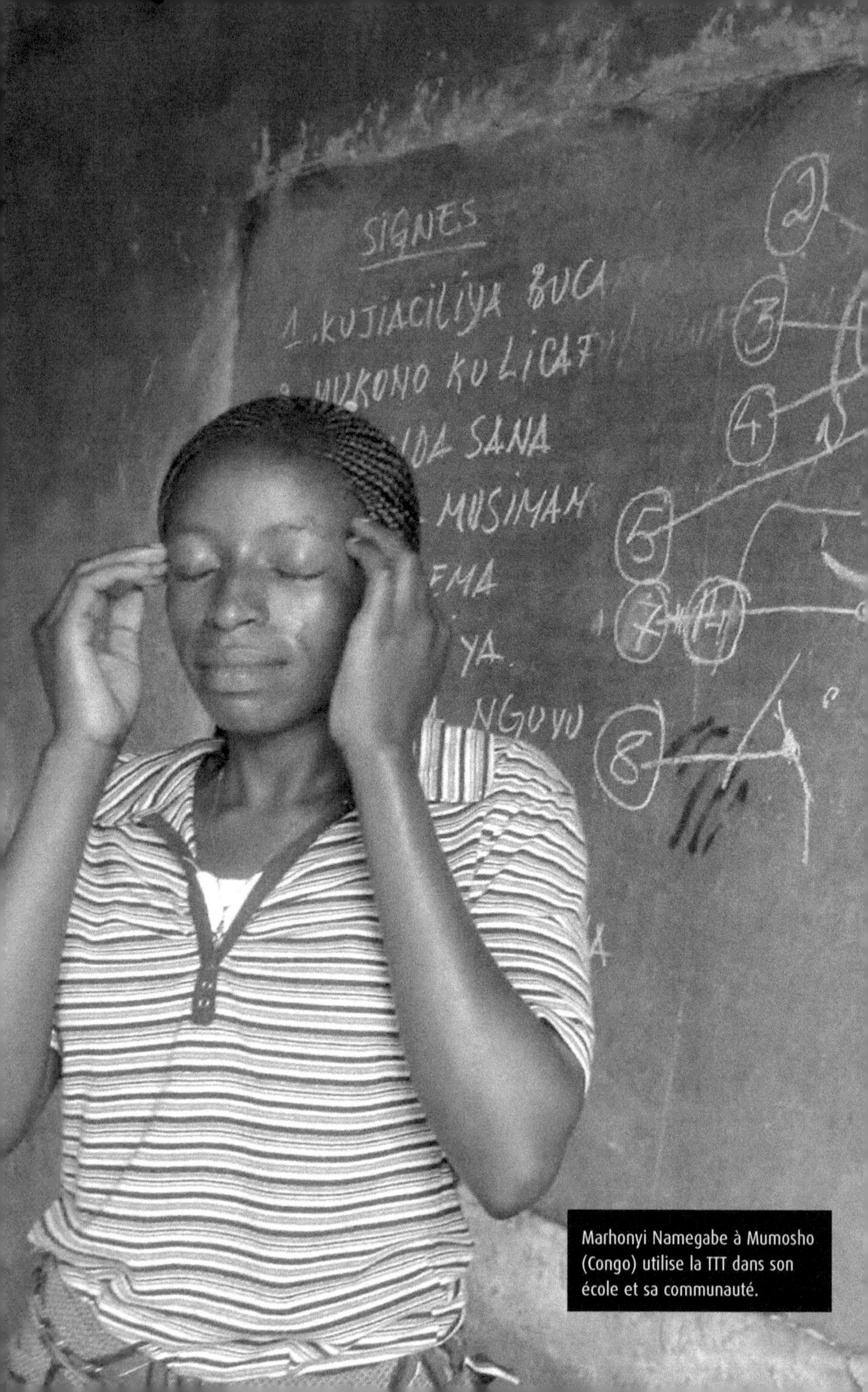

Marhonyi Namegabe à Mumosho (Congo) utilise la TTT dans son école et sa communauté.

L'évolution de la TTT

La première documentation des effets du traitement sensoriel sous forme de tapotements est due au Dr Roger Callahan, qui combinait ses connaissances de psychologue clinicien avec l'acupuncture et la kinésiologie pour trouver un traitement de la phobie de l'eau chez une femme appelée Mary. Mary a été la première personne a avoir été traitée avec succès par le tapotement. Trente ans plus tard, elle a témoigné dans l'émission d'Ophrah Winfrey que sa phobie n'était pas réapparue.

Lorsque le docteur Callahan a commencé à étudier cette question de manière plus systématique, il a créé un système complet, combinant le tapotement de points d'acupuncture avec des tests musculaires pour traiter le stress émotionnel, les phobies et d'autres symptômes. Il a appellé ce traitement Thérapie du Champ Mental, TCM (Thought Field Therapy : TFT).

L'un des étudiants du docteur Callahan, Gary Craig, qui avait un parcours en ingénierie, simplifia la TCM pour en faire l'outil de monsieur tout-le-monde. La principale simplification consistait à tapoter tous les points d'acupuncture utilisés dans la TCM, au lieu d'essayer de trouver lesquels étaient impliqués pour un problème spécifique. La version de Gary Craig est appelée Emotional Freedom Technique (EFT). Depuis, plus de 30 techniques de tapotement différentes ont vu le jour.

Un autre étudiant du docteur Callahan, le Dr Carl Johnson, s'est attaché à aider ses collègues des US Marines lorsqu'ils sont revenus de la guerre du Viêt Nam avec des symptômes de stress. Il s'est particulièrement intéressé au stress post-traumatique. Quand le docteur Carl Johnson a travaillé au Kosovo, il a constaté que la TCM donnait des résultats incroyables avec les survivants du conflit.

Lorsque Gunilla Hamne et Carl Johnson se sont rencontrés au Rwanda pour enseigner et traiter les orphelins en 2007, il utilisait des tests musculaires, la méthode originale de kinésiologie utilisée par le Dr Roger Callahan, pour détecter la combinaison de points à traiter selon le problème. Il utilisait également les mouvements oculaires avec la procédure dite des 9 points de gamme (voir Equilibrer le cerveau).

Les tests musculaires étaient difficiles à transmettre et la procédure des 9 points de gamme était bizarre pour les uns et désagréable pour les autres. Ces défis ont amené Gunilla Hamne à simplifier la procédure et développer la version qui est maintenant appelée TTT en abandonnant les tests musculaires, en utilisant les mêmes points pour tout le monde et en remplaçant les mouvements oculaires par deux respirations profondes. Les résultats ont été très positifs, et la méthode pratique à utiliser, enseigner et diffuser.

Avec la TTT, nous n'utilisons pas de phrases ou d'affirmations, en partie parce qu'elles peuvent être retraumatisantes, et parce que de nombreuses personnes préfèrent traiter leurs expériences traumatisantes intérieurement en silence, laissant de côté l'expression verbale avec des mots et se concentrant plutôt sur le processus en interne.

Et comme indiqué ci-dessus : ne pas utiliser de mots signifie également ne pas devoir mentionner ce que l'on a vécu, qu'il s'agisse de honte, de culpabilité ou d'informations sensibles que l'on préfère garder pour soi, en particulier lorsqu'on travaille en groupe. Si vous faites de la TTT avec des groupes, nous recommandons, par exemple, le Poème Somatique comme moyen de se connecter aux émotions.

Nous avons encore simplifié la technique de tapotement des traumas, en la rendant transmissible et libre de contenu, afin que de grands groupes de personnes puissent en bénéficier sans questions personnelles, abréactions ou paroles. C'est particulièrement utile et important face à des barrières linguistiques, qui peuvent être largement contournées par cette approche qui rend la TTT si pratique.

Nous considérons que les éléments clés de la TTT tel que nous la transmettons sont les suivants :

- Libre de contenu
- Reproductible par tous
- Outil de premiers secours
- Facile à mémoriser
- Capacitant
- Indépendant à 99% du langage
- Suffisamment efficace et puissant pour apporter la paix aux individus et à la société
- Facile à combiner avec d'autres thérapies ou traitements
- Se combine bien à la musique et la danse
- Simple à diffuser

Pourquoi ces points ?

Avec la TTT, nous stimulons 14 points spécifiques sur la partie supérieure du corps. Les mêmes points sont utilisés dans des traitements psycho-sensoriels similaires tels que la TCM et l'EFT. Pourquoi ces points sont-ils utilisés ?

Tout contact cutané crée une entrée sensorielle et génère des signaux électro-chimiques dans le corps, qui seront enregistrés par le cerveau, activant le système nerveux autonome, déclenchant des réponses et la production d'hormones et de neurotransmetteurs.

Certains points du corps sont plus sensibles et enregistrent plus d'informations que d'autres ; vous pouvez comparer le tapotement sous l'œil et sur votre genou pour vous donner une idée. Les points utilisés par la TTT sont corrélés aux points utilisés dans la médecine traditionnelle chinoise qui remonte à plus de 5 000 ans avec des traitements comme l'acupuncture, l'acupressure et le shiatsu.

Il est probable que d'autres points pourraient être utilisés, cependant, nous savons par expérience que les points utilisés par la TTT sont à la fois très fonctionnels et faciles à mémoriser, par conséquent, nous nous y tenons.

Pourquoi deux séquences ?

Un cycle de TTT n'est complet qu'après avoir effectué deux fois la séquence de tapotements.

Notre expérience montre que le changement commence lors de la première séquence de tapotements. La respiration entre les séquences calme également le système nerveux. La seconde séquence de tapotements emmène souvent les émotions, les images ou les symptômes plus loin, ou les dissout complètement.

Après le lavage, le rinçage

Au cours du génocide au Rwanda, les hommes et les garçons, considérés comme des futurs combattants potentiels, ont été tués en premier. De ce fait, nombre de nos ateliers au Rwanda sont organisés à l'intention des veuves du génocide.

Un jour, nous menions un atelier à l'ombre d'un grand manguier à côté de l'école dans un village appelé Ngororero, sur les hauteurs de l'une des mille collines du Rwanda. Tout le monde était assis au sol et les gens se sont rassemblés pour voir ce qui se passait. Certains riaient en nous pointant du doigt, commentant le tapotement. Un groupe d'enfants en uniforme scolaire ricanait.

Après que nous ayons pratiqué plusieurs fois, l'une des veuves a demandé :
« Pourquoi devons-nous faire deux fois la séquence de tapotements ? Cela semble inutile de faire deux fois la même chose. »

Notre collègue Robert Ntabwoba a répondu : *« Vous savez, lorsque vous lavez des vêtements, vous les mettez d'abord dans de l'eau avec du savon et vous les frottez, n'est-ce pas ? »*

Les femmes ont acquiescé de la tête.

« C'est la première séquence, ok ? Puis vous sortez les vêtements de l'eau savonneuse et vous les essorez. L'essorage est comme la respiration entre les séquences. Alors vous mettez de l'eau propre dans votre seau et vous rincez les vêtements, n'est-ce pas ? »

Les femmes ont de nouveau opiné.

« C'est la deuxième séquence. Et vous essorez à nouveau et pendez les vêtements au soleil, c'est bien ça ? »

« Mais » a-t-il ajouté, *« si vous voyez qu'il reste de la saleté sur vos vêtements quand vous les accrochez sur le fil, vous allez les relaver ? C'est exactement la même chose avec le tapotement : si vous ressentez encore une certaine gêne après les deux séquences, alors vous en faites une autre. »*

Rires et applaudissements. Lavage et rinçage. C'est la TTT.

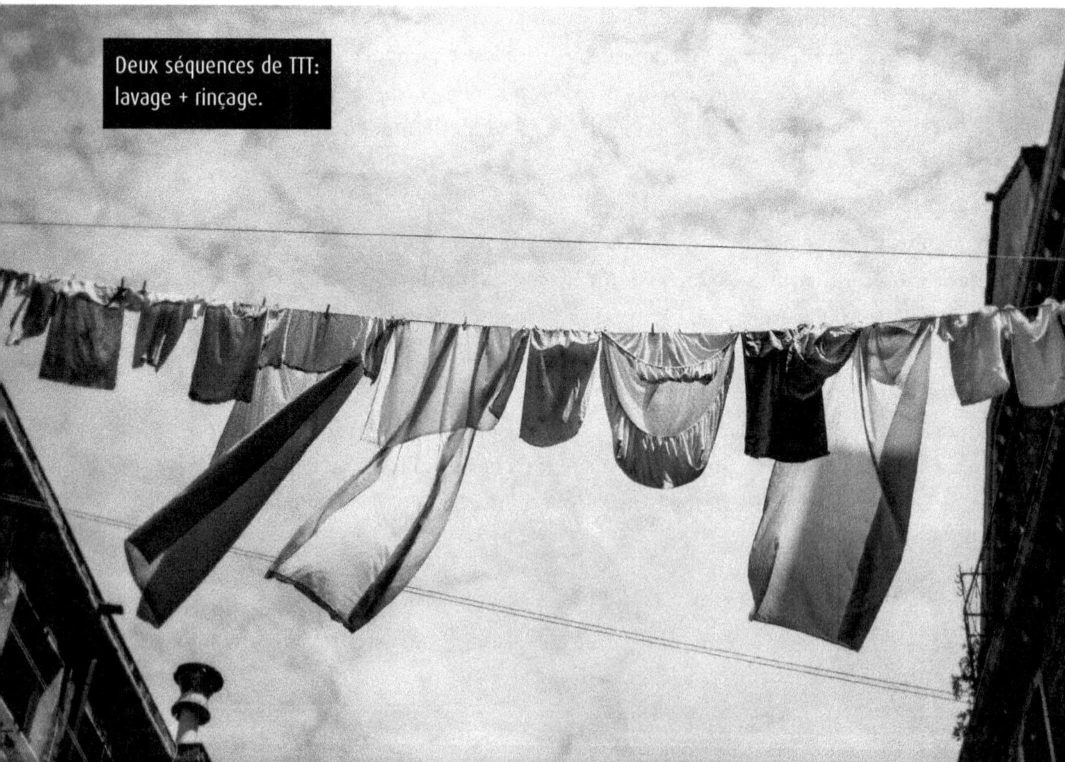

Présentation de la TTT

Il existe différentes façons de présenter la TTT en fonction du contexte. Nous divisons souvent cette présentation en trois catégories :

1. Une méthode de relaxation pour tous les types de stress
Si vous travaillez à l'école, avec des personnes âgées, avec des réfugiés ou sur un lieu de travail similaire, vous pouvez présenter la TTT comme une méthode de relaxation pour tous types de stress, également au-delà des barrières linguistiques. La plupart des personnes utilisant la TTT se sentiront détendues après une session, même si cela se fait en groupe, que ce soit fait par eux-mêmes ou par quelqu'un d'autre, et sans contexte thérapeutique. Dans ce contexte, nous ne mentionnons même pas le mot "thérapie", mais nous discutons plutôt des raisons du stress. Nous présentons la TTT comme une méthode de relaxation. Nous offrons aux gens de la tester pour se sentir plus calmes.

2. Un outil complémentaire à d'autres formes de thérapie ou de traitements physiques
Si vous êtes conseiller, psychothérapeute, coach, masseur ou thérapeute shiatsu par exemple, la TTT est un outil complémentaire efficace. Vous pouvez la présenter comme un moyen de soulager les pensées et les mémoires émotionnellement difficiles si et quand elles apparaissent, puis continuer avec votre principale méthode de changement.

3. Une méthode pour appaiser le stress et le traumatisme
la TTT est un puissant outil de traitement en soi. Une seule session peut libérer de vieilles mémoires émotionnellement chargées, qu'elles soient remémorées en conscience, ressenties physiquement comme une douleur ou une gêne ou un sentiment désagréable général et indéfini. Suivez les instructions du premier chapitre pour commencer à l'utiliser.

Un petit oiseau

Conte raconté selon la tradition africaine. C'est l'histoire de Gazelle qui n'arrive pas à dormir et en parle avec Zèbre au point d'eau. Gazelle se demande si elle ne serait pas insomniaque, parce qu'elle vit dans la crainte constante de Crocodile. Zèbre connaît bien ce sentiment, mais il a ses propres problèmes, ses cauchemars, ses flash-back où il est poursuivi par Lion.

Gazelle et Zèbre sont tous deux très fatigués. Bien que ni Lion ni Crocodile n'aient été vus dans cette vallée depuis des mois, ils vivent dans l'anticipation constante, sursautant au moindre petit bruit et criant sur leur progéniture pour un rien.

Dans cette vallée, il y a un petit oiseau qui nettoie les dents de Crocodile quand il dort, bouche ouverte au soleil.

« *Imagine…* » dit Gazelle à Zèbre « *imagine si un oiseau comme celui-là pouvait venir et enlever nos soucis de nos têtes et de nos corps pendant que nous parlons !* »

Le petit oiseau les a entendus et se pose sur la tête de Zèbre. « *Comment puis-je être utile ?* » demande-t-il.

« *Nous sommes tous les deux très fatigués et nous ne savons pas pourquoi, parce qu'il n'y a pas de danger en ce moment comme il y en avait avant.* » répond Zèbre.

Le petit oiseau s'élève dans les airs, si haut qu'il peut voir le calme de l'eau, le vert de l'herbe et l'énergie de la vie dans Zèbre… et cette énergie est semblable à de petits fleuves de vie pure, coulant des sabots jusqu'à la tête, jusqu'au cœur et tout autour… mais certaines de ces rivières ne semblent pas s'écouler correctement, comme si elles étaient asséchées ou bloquées.

Cette nuit-là, alors que Zèbre regarde les étoiles, le petit oiseau commence à tapoter avec son bec, doucement mais fermement, pour réveiller les fleuves de vie sous les yeux de Zèbre… sur le côté de la tête… au-dessus des lèvres, sous les lèvres… le petit oiseau est comme un percussionniste, jouant du tambour pour que la vie revienne.

A un moment donné Zèbre prend deux respirations très profondes et sent soudain comme si on lui enlevait un fardeau, comme s'il revenait à l'air libre après avoir été enfermé dans une grotte, comme s'il retrouvait la lumière après avoir vécu dans le noir.

« *Qu'est-ce que tu as fait petit oiseau ?* » demande Zèbre. Mais le petit oiseau est déjà loin… Zèbre essaie d'expliquer à Gazelle ce qui s'est passé mais pour Gazelle, cela ressemble à un conte de fées, cela semble tellement fou…

Cette nuit-là, Gazelle essaie de dormir, Zèbre prend la pointe de son sabot et tapote, de manière si douce mais ferme, les mêmes points que le petit oiseau: autour des yeux, des lèvres, du buste et des sabots de Gazelle. La réaction est différente… Gazelle passe de la contrariété aux larmes de tristesse, aux tremblements, pour finalement s'endormir… avec un sourire à faire pâlir le soleil… Et comme le petit oiseau le sait, et comme la rivière de la vie peut le dire, le rétablissement est possible et peut se transmettre…

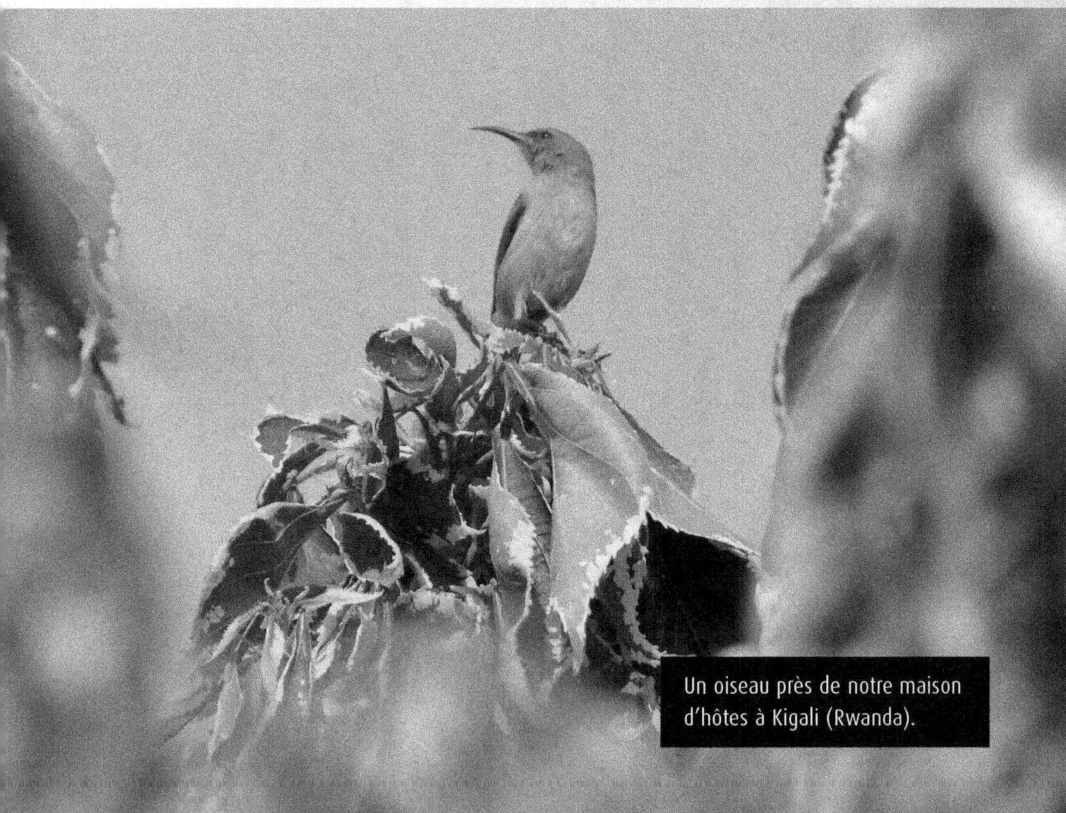

Un oiseau près de notre maison d'hôtes à Kigali (Rwanda).

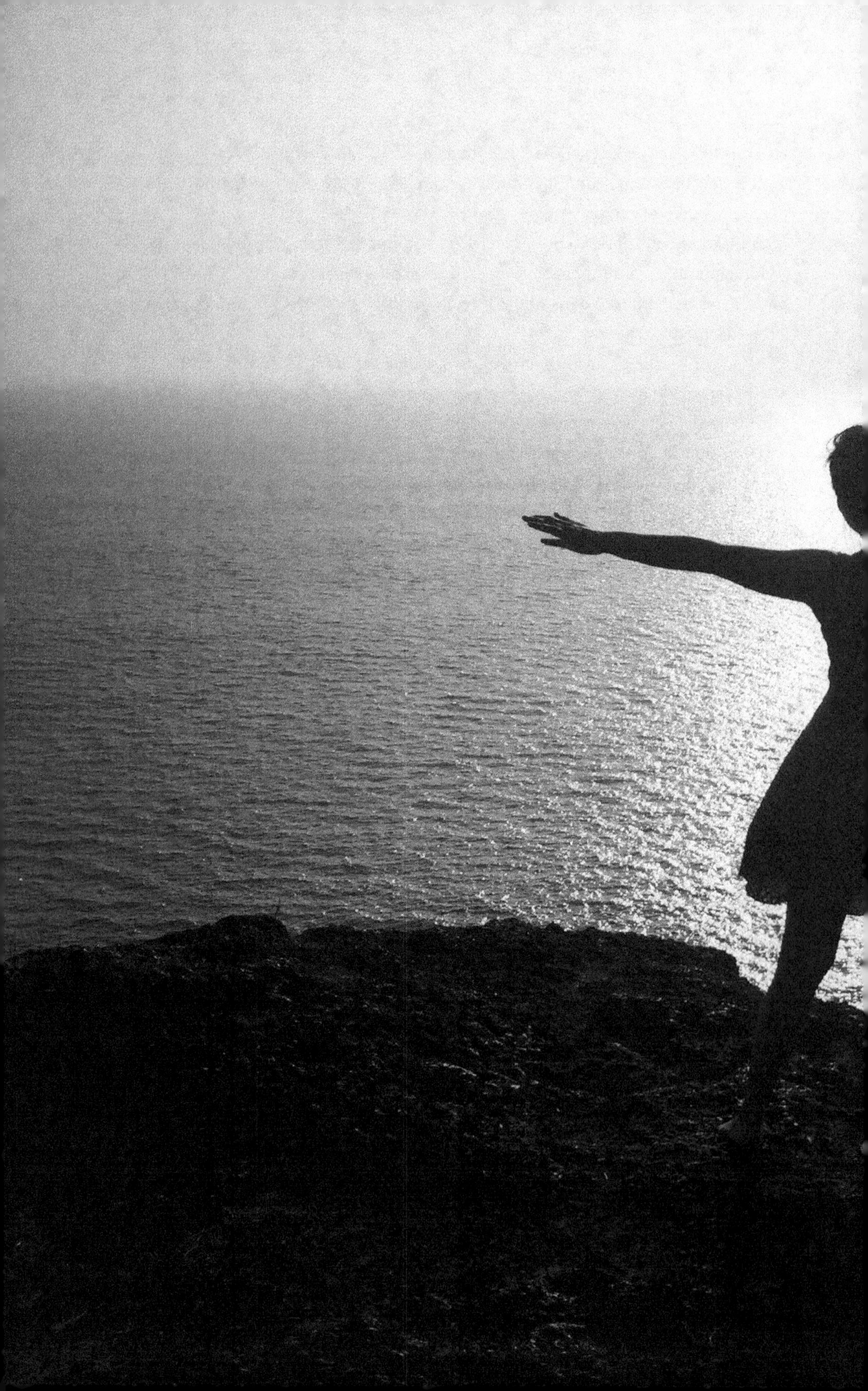

S'AIDER SOI-MEME AVEC LA TTT

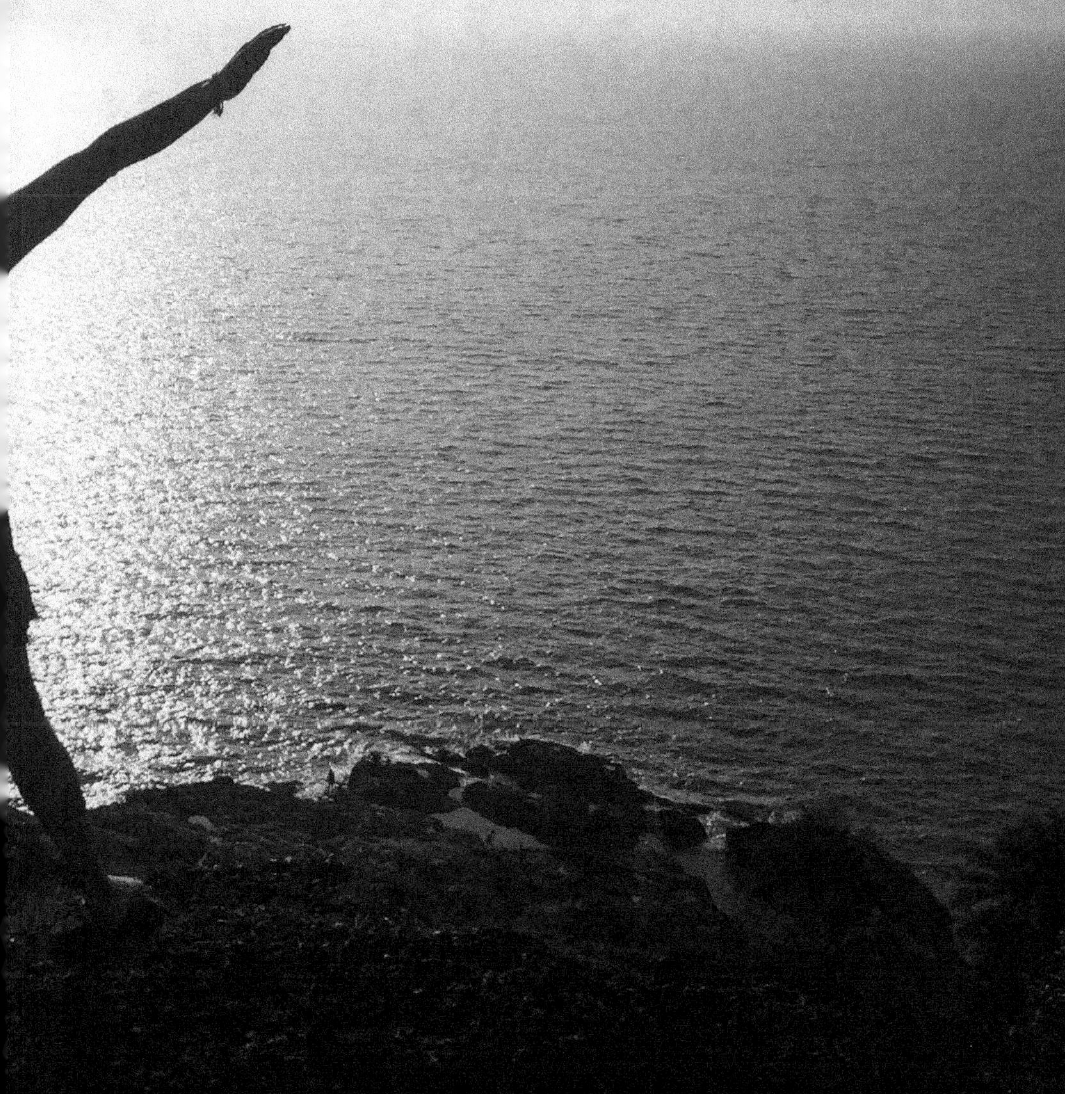

Cette pose de puissance (Power pose)
peut améliorer le bien-être.

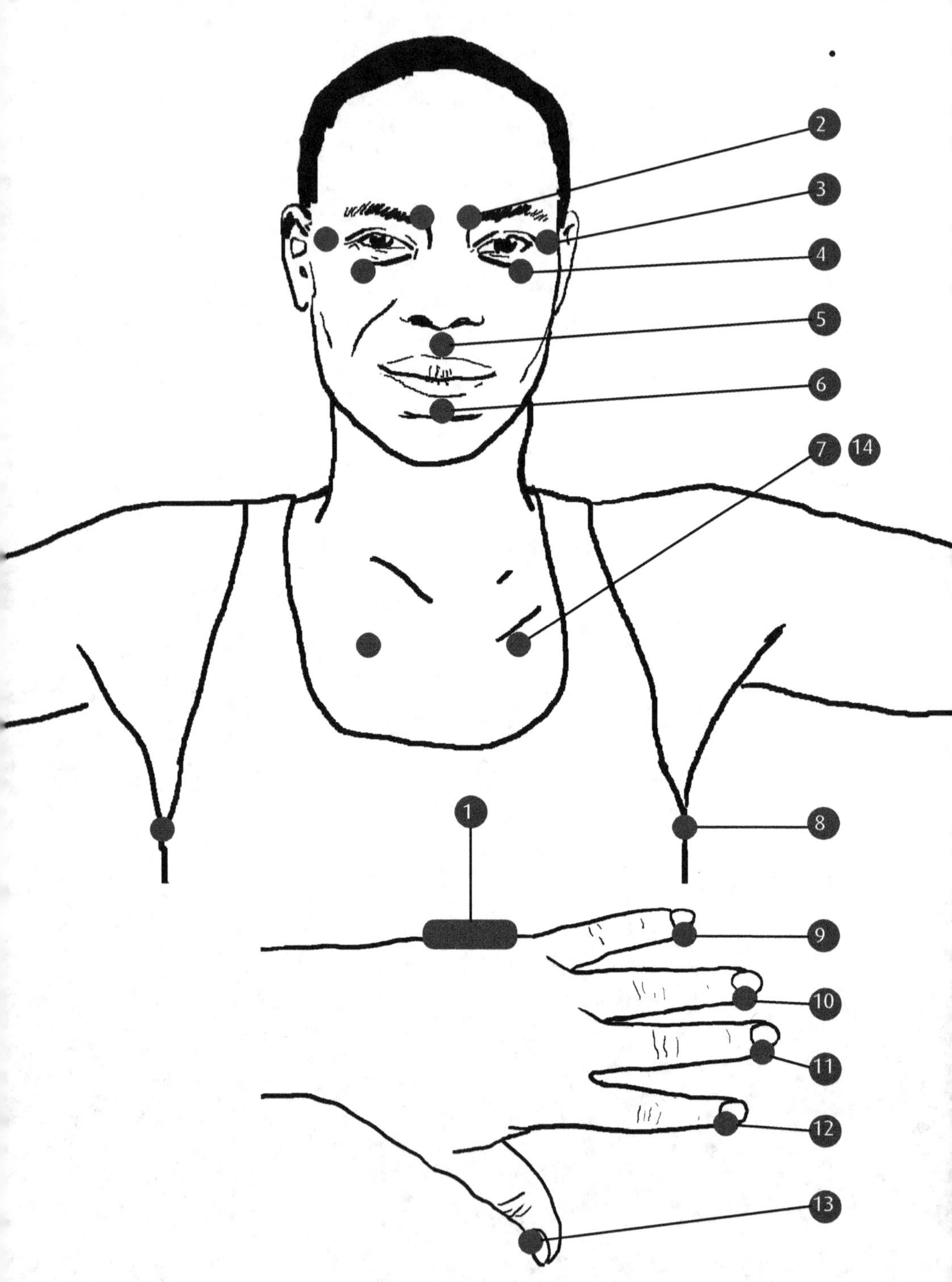

La Technique de Tapotement du Trauma (TTT)

Voici comment on réalise le tapotement du trauma. C'est un peu plus que ça, mais nous voulons que vous connaissiez la technique de base avant d'aller plus loin. Vous pouvez appliquer cette technique à vous-même ou à quelqu'un d'autre.

1. Connectez-vous à l'émotion qui vous gêne, très légèrement
2. Tapotez 15 fois, fermement mais doucement – sur les points du dessin
3. Faites deux respirations profondes – l'inspiration courte, l'expiration longue
4. Répétez la procédure de tapotement décrite ci-dessus
5. Prenez deux respirations profondes – l'inspiration courte, l'expiration longue
6. Détendez-vous et respirez normalement
7. Quand vous tapotez quelqu'un d'autre, terminez en gardant sa main entre les vôtres en attendant qu'il soit prêt. Vous pouvez l'inviter à observer si quelque chose a changé.

Points

1. Côté de la main ("Point du Karaté")
2. Base du sourcil
3. Extérieur de l'œil sur l'os
4. Sous l'œil
5. Sous le nez
6. Sous la bouche
7. Sous les clavicules et sur toute la poitrine, comme sur un tambour
8. Sous le bras, sur le côté de la poitrine
9. Extrémité intérieure du petit doigt
10. Extrémité intérieure de l'annulaire
11. Extrémité intérieure du majeur
12. Extrémité intérieure de l'index
13. Extrémité extérieure du pouce
14. Sous les clavicules et sur toute la poitrine, comme sur un tambour

Auto-tapotement pas à pas

Repensez à ce qui vous dérange, et tapotez fermement et précisément, une quinzaine de fois sur chaque point en utilisant deux doigts, à un rythme assez rapide. Prenez deux respirations profondes et répétez toute la séquence. Prenez à nouveau deux respirations profondes à la fin.

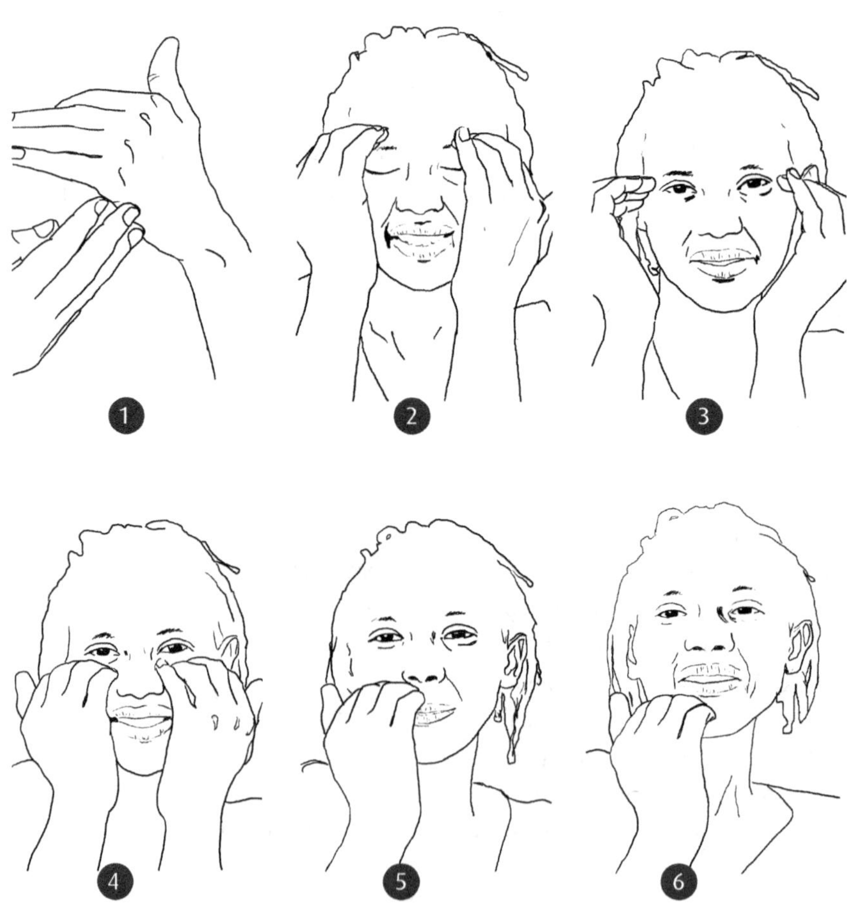

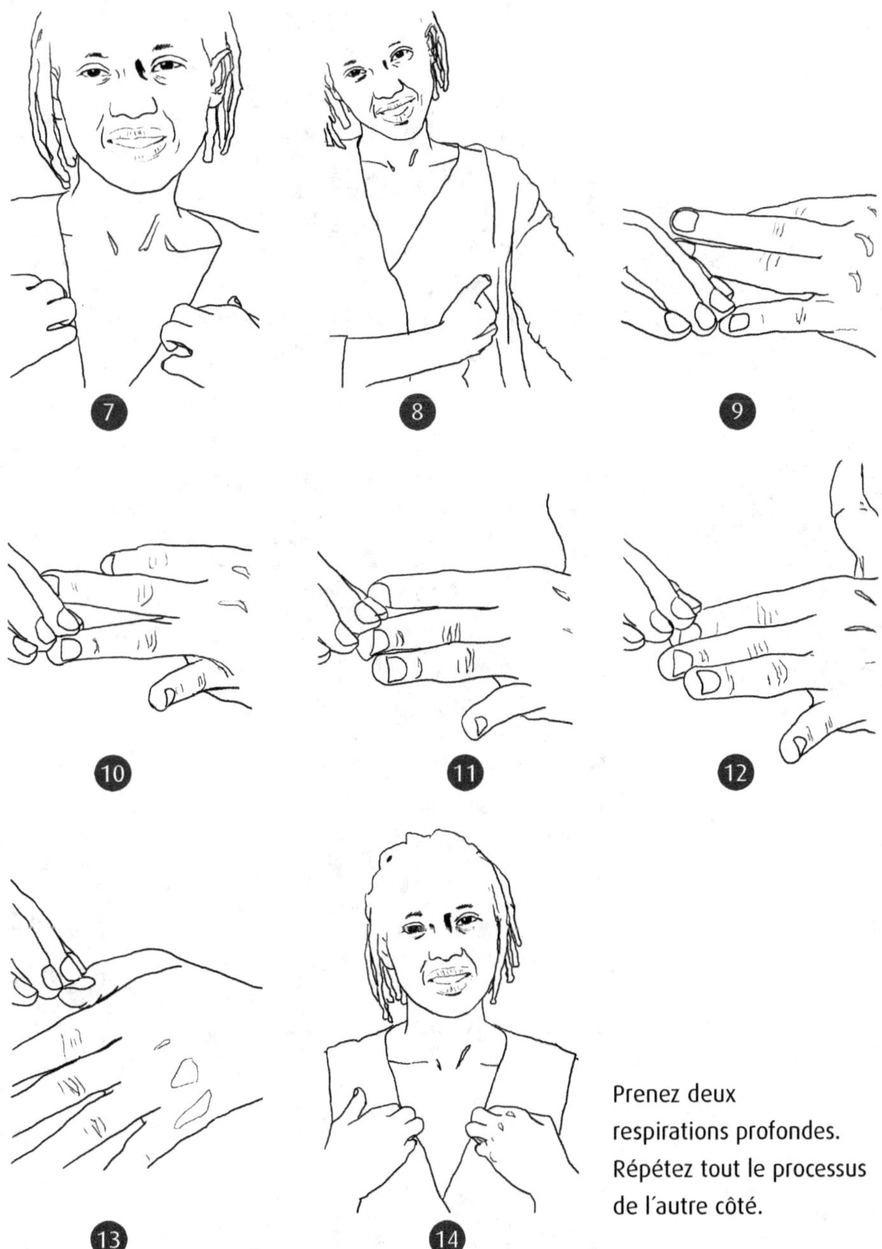

Prenez deux
respirations profondes.
Répétez tout le processus
de l'autre côté.

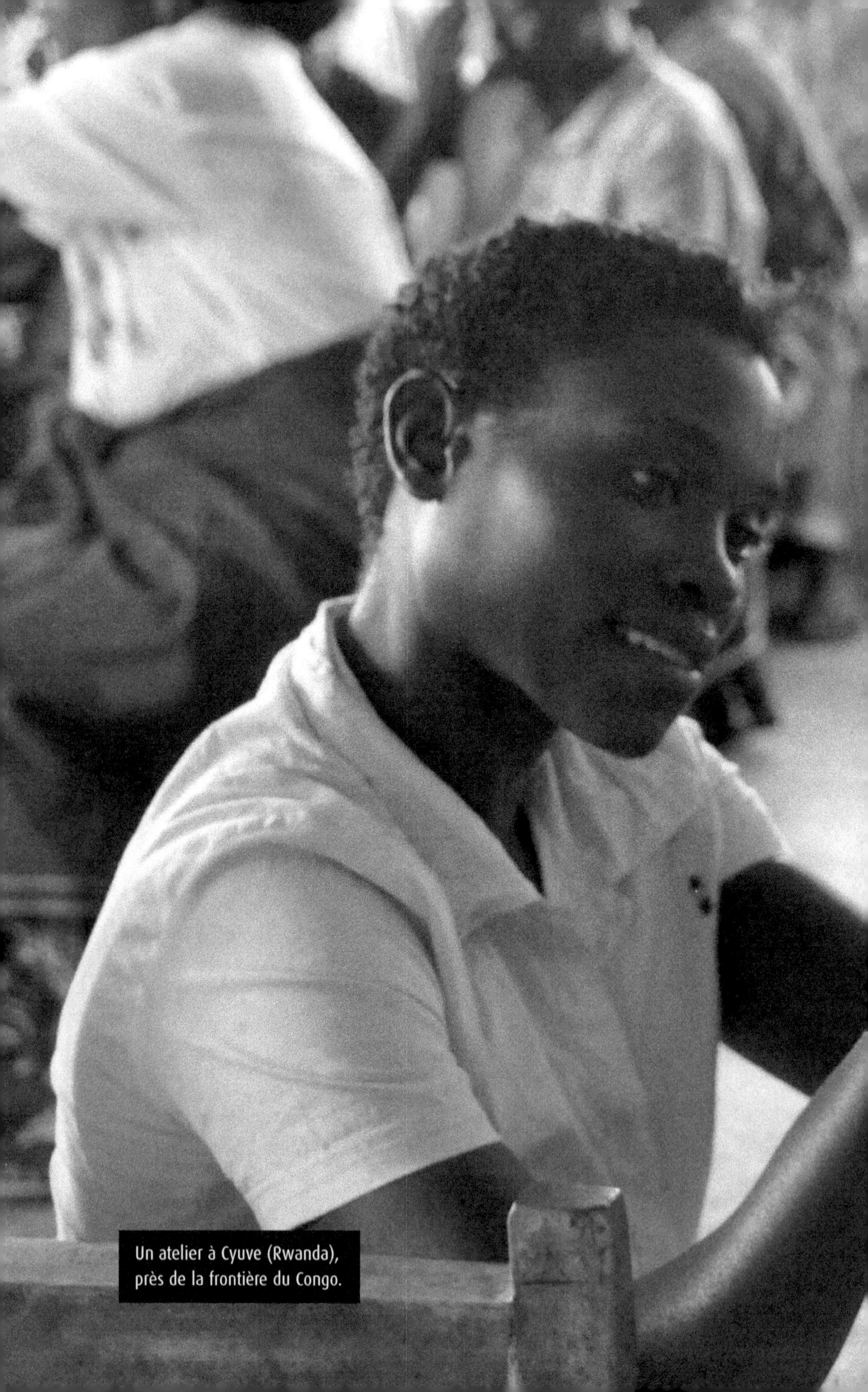

Un atelier à Cyuve (Rwanda),
près de la frontière du Congo.

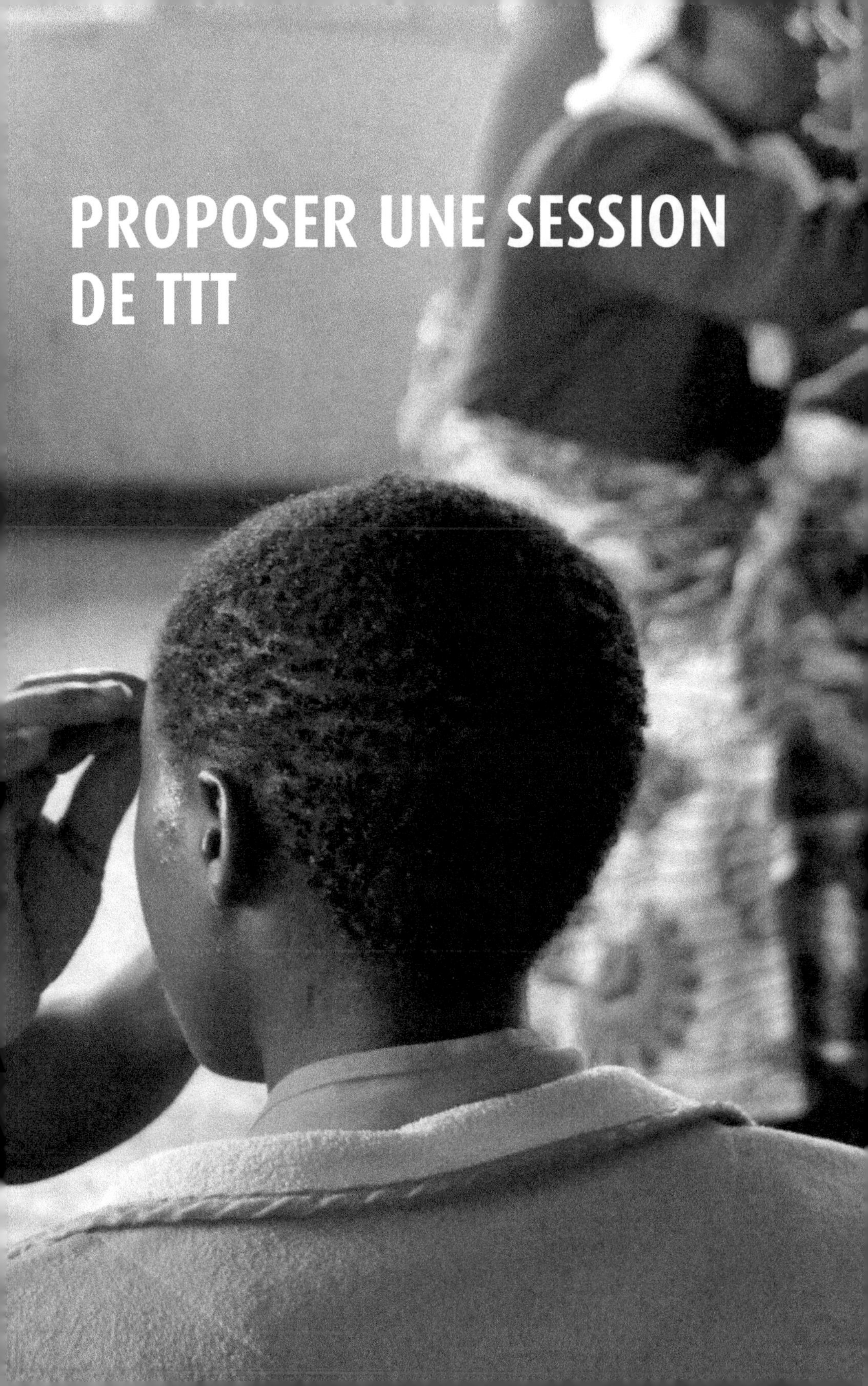

PROPOSER UNE SESSION
DE TTT

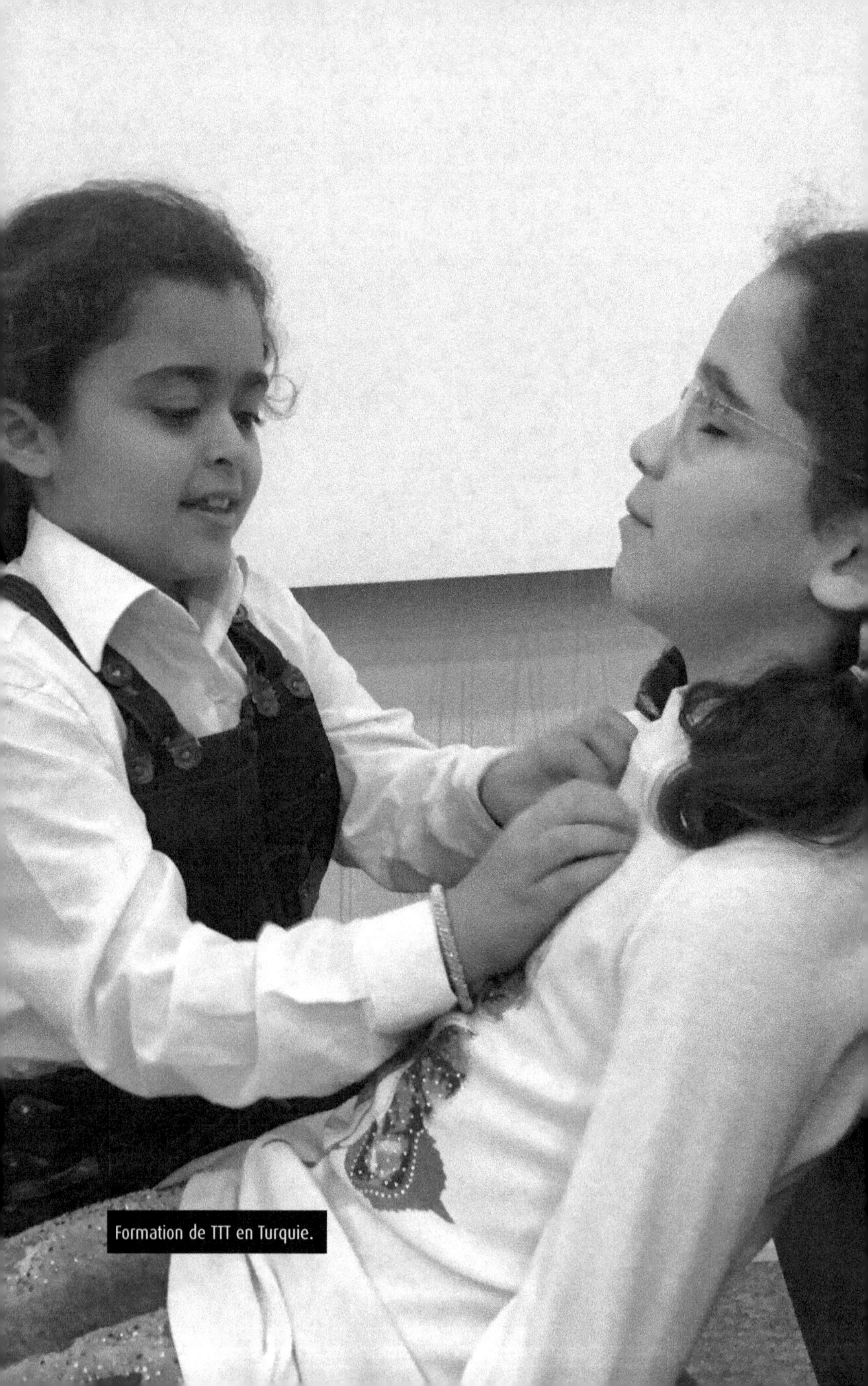

Formation de TTT en Turquie.

Qui peut être tapoté ?

« Contrairement à la croyance populaire, on peut se rétablir du trauma, ce n'est pas une condamnation à vie. »

Dr Peter Levine

Tous les types de stress émotionnels et traumatiques peuvent être abordés avec la TTT. C'est ce que nous avons expérimenté au cours d'années de travail avec la Trauma Tapping Technique au Rwanda, au Congo, au Sénégal, en Sierra Leone, au Tchad, au Kenya, en Ouganda, au Soudan du Sud, en Inde, au Canada, en Suède, au Danemark et en Finlande.

Nous avons travaillé avec les personnes les plus vulnérables de chaque société et les professionnels concernés. Depuis 2007, lorsque nous avons commencé à enseigner le tapotement à des orphelins du génocide au Rwanda avec l'expert en trauma, le Dr Carl Johnson, nous avons travaillé avec des victimes de violences sexuelles et de viols, des survivants de guerre, des réfugiés, d'anciens enfants soldats, des victimes de torture, des veuves, et leurs familles. Ils ont survécu aux plus inimaginables des actes de violence et de guerre, et ils sont incontestablement capables de se rétablir.

Avant une session

Ce que vous devez prendre en considération avant d'offrir une session de TTT à quelqu'un :

Le rétablissement est possible

D'après notre expérience, on peut se rétablir même d'un traumatisme émotionnel incroyablement grave. Il peut toutefois être utile de définir le rétablissement : il ne s'agit pas d'oublier ce qui vous est arrivé. Il s'agit de pouvoir repenser à ce qui s'est passé sans déclencher des réponses émotionnellement chargées qui provoquent un stress excessif. Les réactions de stress à un événement traumatisant peuvent perdurer 15 à 20 ans ou plus, et nous reconnaissons qu'il peut sembler présomptueux de prétendre que cela peut se régler au cours d'une ou deux séances de tapotements, mais c'est un fait avéré. Nous avons personnellement rencontré des milliers de survivants de génocide, guerre, esclavage, mutilation, de viol et de violence, et nous avons assisté à leur processus de rétablissement. Notre message est simple : le rétablissement est possible.

Congruence, confiance et centrage

La congruence et la confiance en ce que vous faites et pourquoi vous le faites sont les atouts les plus importants pour travailler avec des traumatismes émotionnels en utilisant la TTT ou toute autre méthode. Sans ces atouts, la pratique ou la transmission ne progresseront pas.

Il est également important d'être présent et de veiller au bien-être de la personne que vous aidez. C'est tout l'enjeu d'une session. Etre centré en soi s'applique à tout travail thérapeutique, mais aussi à la vie en général. Des exercices comme la méditation, la prière, le qigong, la pleine conscience et la relaxation sont utiles. Nous recommandons également l'auto-tapotement et l'auto-massage Do-In (voir le chapitre « Techniques complémentaires »).

Debout, assis ou allongé

Nous utilisons et enseignons la TTT à la fois debout et assis, et la technique fonctionne aussi bien sur une personne allongée, en particulier une personne malade, qui accouche ou un enfant qui s'endort. Cependant, soyez prudent si vous tapotez une personne sérieusement perturbée qui se tient debout, car l'effet de relaxation peut donner des « jambes molles. »

Asseyez-vous en bateaux croisés

Si vous êtes assis, nous vous recommandons de vous asseoir avec les chaises placées comme deux navires qui se croisent. Cette position vous permet d'atteindre tous les points avec facilité sans envahir l'espace personnel de la personne.

Expliquez avant et pendant

Expliquez toujours ce que vous allez faire et montrez les points sur vous-même, afin d'obtenir un OK de la personne que vous êtes sur le point de tapoter pour toucher ces points. Si elle garde les yeux fermés au cours de la session, prévenez lorsque vous déplacez vos mains en disant par exemple: « *Maintenant, je vais toucher votre front.* » pour qu'elle se sente en sécurité et puisse se détendre sans être surprise par votre contact. Apprenez les données scientifiques sur le stress et le trauma, comme expliqué dans Comprendre le Stress.

Les yeux ouverts ou fermés

Une personne peut très bien recevoir une séance avec les yeux ouverts, mais il peut y avoir un effet supérieur les yeux fermés, car cela lui permet de se détendre et de se concentrer sur ses sensations internes. Vous pouvez également vérifier s'il y a des mouvements des paupières, ce qui est un bon signe de détente.

Soyez humble

Ne promettez jamais de résultats précis avant une session. Chaque personne est unique et parfois les résultats d'une session se révèlent un jour ou une semaine plus tard, selon le stimulus nécessaire pour déclencher la réaction de stress.

Vous pourriez dire :

« *Si vous voulez tester une méthode de relaxation, je peux vous montrer.* »

« *Je connais une méthode de soulagement de la détresse émotionnelle qui peut être utile même avec des expériences sévèrement traumatisantes. Je l'utilise parfois pour moi-même, voulez-vous que je vous montre ?* »

Acceptez de poursuivre jusqu'à la paix

Les émotions peuvent s'empiler les unes sur les autres comme des pelures d'oignon. Si l'anxiété passe pendant une session, elle peut se transformer en colère, puis en chagrin, puis en paix. Si une émotion forte apparaît au cours d'une session de tapotement, nous vous recommandons de faire un cycle supplémentaire sur la nouvelle émotion. Si cela se produit, il est bon d'obtenir l'autorisation de poursuivre avant de recommencer.

Connectez-vous à l'émotion

Pour que la TTT ait un effet, la personne doit être connectée à l'émotion qu'elle souhaite traiter, raison pour laquelle la TTT fonctionne parfaitement si elle est appliquée lors d'une réaction émotionnelle. Si la personne n'est pas connectée à l'émotion qu'elle souhaite soulager, l'effet sera une légère relaxation, un abaissement des niveaux de cortisol et une tranquillité d'esprit, mais la réaction peut refaire surface.

Nous disons souvent que faire de la TTT sans se connecter à l'émotion que vous souhaitez soulager, c'est ouvrir le robinet de la douche sans jamais y entrer.

Evaluez avant et après

L'évaluation avant une session peut être aussi simple que de dire : « *Si vous y réfléchissez maintenant, sur une échelle de 0 à 10, où 0 est l'absence de stress et 10 le maximum, à combien est votre réponse émotionnelle ?* » C'est ce qu'on appelle l'échelle Subjective des Unités de Détresse (échelle SUD).

L'évaluation fait ressortir la différence après la session, pour vous comme pour l'autre personne.

Expliquez que la TTT est une technique de premiers secours

Le tapotement des traumas peut être présenté de différentes manières. Nous l'appelons souvent méthode de premiers secours pour la détresse psychologique ou émotionnelle, méthode de relaxation ou méthode de développement personnel pour clarifier l'esprit.

De cette manière, la TTT devient quelque chose que toute personne est capable d'essayer, mettant le pouvoir du rétablissement entre les mains de l'individu. Un praticien formé aura plus d'expérience et pourra peut-être obtenir de meilleurs résultats qu'un débutant, mais dans de nombreux cas, une méthode simple comme la TTT suffit à faire une grande différence.

Faites confiance à la méthode

La TTT est une méthode généreuse. Nous vous recommandons de la pratiquer comme décrit ici, mais si vous suivez un ordre différent ou oubliez certains points, ne vous inquiétez pas. Même si vous ne la faites pas exactement comme il est décrit dans ce livre, elle apporte généralement des changements. Il n'arrivera rien de pire à cette personne que ce qu'elle a déjà vécu. Faites confiance à la méthode.

Les mots sont superflus

Pour que la TTT fonctionne, il suffit de se connecter à l'émotion concernée, les travaux « d'archéologie verbale » sur sa cause sont superflus. C'est un avantage dans de nombreux cas :

1. Zones de faible confiance

Dans les sociétés où des rumeurs et des informations ont été utilisées pour de fausses accusations, la confiance est faible et les gens ne veulent pas forcément dire haut et fort ce qu'ils ont vécu. Au Tchad, par exemple, pendant la dictature d'Hissein Habré dans les années 1990, l'utilisation d'espions et d'informateurs était très répandue et des personnes ont été arrêtées et torturées.

Au cours d'un atelier avec des victimes de torture à N'Djamena, capitale du Tchad, un des participants a partagé :

« A cette époque, on ne pouvait même pas faire confiance à son ombre. Il y avait des informateurs partout et certains d'entre eux sont toujours au pouvoir. Il n'y a donc pas de confiance dans notre société. Nous apprécions cette TTT qui nous permet de traiter nos souvenirs sans devoir parler de nos expériences. »

2. Quand la honte est là

Lorsqu'il s'agit de viols ou de dommages infligés à autrui, comme ce peut être le cas pour les enfants qui ont été contraints de s'enrôler dans des groupes armés, la plupart ne veulent en pas parler, par honte.

3. La confidentialité

Parfois, les gens préfèrent garder leurs souvenirs et leur histoire pour eux-mêmes pour diverses raisons et ne veulent tout simplement pas parler de leurs problèmes avec autrui.

4. Les barrières linguistiques

Une personne peut être aidée même si son histoire ne peut être comprise verbalement, pour autant qu'elle comprenne suffisamment pour accepter une session et qu'elle soit connectée à son émotion.

Parlez positivement

Lorsqu'un traitement médicalement inefficace a un effet positif sur une maladie, il y a un effet placebo. Il y a un élément de cet effet placebo dans chaque traitement, y compris la TTT.

Chaque mot que vous utilisez compte ! Permettez à la personne de conserver et de maintenir toute croyance qui la soutient dans le rétablissement. Si les gens croient en un Dieu, un monde d'esprits ou en la science : laissez leurs croyances en paix, elles sont des sources d'énergie.

Nocebo est le contraire de placebo ; c'est quand les mots limitent ou arrêtent le processus de guérison. Imaginez l'impact d'un médecin ou d'un thérapeute disant :

« Le traumatisme est grave et chronique. Vous devrez apprendre à vivre avec. »
Imaginez maintenant l'impact si cette personne dit :

« Je connais de nombreux cas de traumatismes similaires au vôtre qui se sont rétablis, parfois même plus rapidement qu'on ne l'aurait imaginé. »

C'est également important d'être honnête. Vous ne pouvez pas demander à une personne de se sentir bien ou d'humeur positive si ce n'est pas le cas. Vous ne pouvez pas demander à une personne de s'accepter si elle ne l'a pas encore fait.

Nous avons trouvé une formulation 100 % honnête et cohérente pour toute personne en toute situation :

« Je souhaite me sentir (bien, calme, détendu, heureux) et je suis prêt à faire tout ce qui est en mon pouvoir pour y parvenir. »

C'est un objectif positif sans illusions et avec une intention claire.

Transformez la souffrance en joie

Le rire possède le plus grand pouvoir guérisseur du monde. Le rire est une réaction naturelle lorsque vous relâchez des tensions et ouvrez une nouvelle perspective sur vos défis. Nous utilisons beaucoup d'humour dans nos ateliers, et nous encourageons l'humour comme l'un des outils de rétablissement les plus importants. Cultivez votre humour et entraînez-vous à sourire.

Traitez – et encore mieux : transmettez !

Enseignez la TTT et vous renforcerez la confiance des gens en leur capacité à se rétablir par eux-mêmes et à aider les autres.

Une question fréquente

Beaucoup pensent que le tapotement est ridicule, que c'est une plaisanterie. Nous avons souvent la question « *Faut-il que je croie en la TTT pour que cela fonctionne ?* » La réponse est négative. La croyance n'a rien à voir là-dedans et même s'il y a un effet placebo dans tous les traitements, la TTT agit sur un plan neurologique au-delà de votre système de croyances. La seule exigence est que vous soyez en contact avec le sentiment ou l'émotion sur laquelle vous voulez tapoter..

Accompagnez l'ensemble de la famille

Lorsqu'une personne est affectée par un stress post-traumatique, il peut être transmis à tous les membres de la famille. L'enseignement de la technique à tous les membres de la famille, de préférence en même temps, leur permet de prendre le contrôle de la situation. Il rompt également toute barrière de confiance ou de hiérarchie existante, car les enfants peuvent tapoter leurs parents et inversement.

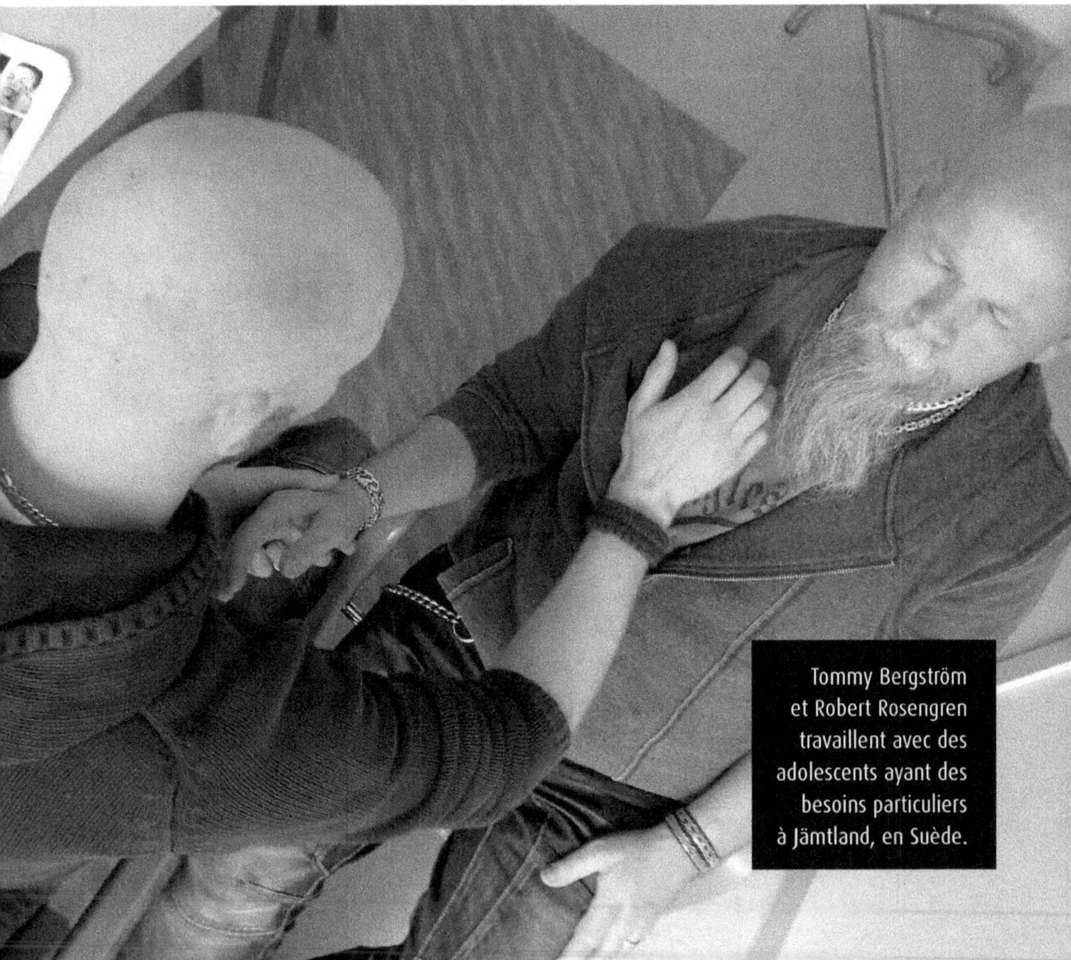

Tommy Bergström et Robert Rosengren travaillent avec des adolescents ayant des besoins particuliers à Jämtland, en Suède.

Au cours d'une session

Lors d'une session, il est souhaitable d'examiner les points suivants :

Pas de souffrance !

Un souvenir ne doit jamais être revisité si profondément que l'émotion en devienne écrasante.

Après avoir travaillé avec la TTT pendant de nombreuses années dans des zones avec de profonds traumas de guerres et génocides, notre expérience est que toute réponse de stress post-traumatique peut être traitée si elle est abordée avec précaution et bon sens, sans jamais se laisser submerger par les émotions ni revivre les souvenirs, en raison du risque de re-traumatisation, renforçant et aggravant les symptômes.

Si la personne se laisse envahir par les émotions ou montre des signes de panique, vous pouvez la distraire en lui demandant simplement d'ouvrir les yeux, en changeant de sujet ou en lui demandant d'effectuer un simple calcul mathématique, comme 7+2, qui l'oblige à utiliser son esprit rationnel.

« Si vous commencez à souffrir, dites-le moi et nous parlerons d'autre chose, comme des fleurs de votre jardin, du football ou de votre nourriture préférée. Je ne veux pas que vous souffriez. Vous avez déjà tant souffert. »

Dr Carl Johnson lors d'une formation initiale au Rwanda

Fermement et précisément

Le tapotement se fait avec deux doigts, du bout des doigts. Faites-le avec fermeté et précision. Pas trop légèrement ni brutalement. Soyez doux, calibrez et ajustez si nécessaire.

Ce sera un peu plus difficile avec des ongles longs parce que vous ne pourrez pas obtenir le même effet. Essayez de trouver une solution ou envisagez de
couper vos ongles sur deux doigts.

Lavez-vous les mains avant une session, non seulement pour des raisons
d'hygiène évidentes, mais aussi parce que l'odeur de ce que vous avez précédemment touché peut être une distraction préjudiciable.

Les bienfaits du toucher

« Tenez la main du patient ! »

Hippocrate, médecin et père de la médecine occidentale

Beaucoup de personnes accompagnées par la TTT ferment les yeux. Assurez-
vous de garder le contact à tout moment : laissez glisser vos doigts sur la peau
d'un point à l'autre sur le visage, cela rassure et renforce le processus.

Entre les deux séquences de tapotement, pendant la respiration profonde et
après la session, nous vous recommandons de garder la main de la personne
entre vos mains, jusqu'à ce qu'elle soit prête à passer à autre chose.

Le relâchement du bras

Chaque fois que vous laissez la main ou le bras de la personne, vous pouvez le
balancer doucement de droite à gauche et le laisser retomber en douceur sur sa
cuisse d'une dizaine de cm. Si la personne est détendue, la main tombe habituellement comme si elle dormait. Quoi qu'il en soit, cela aura souvent pour effet
d'approfondir le processus de relaxation.

Le maintien de la main pour le tapotement des doigts

Lorsque vous arrivez aux points 9 à 13, au bout des doigts, c'est pratique de
poser les doigts sur le genou ou sur une table. Lorsque vous tapotez quelqu'un,
vous pouvez faire une "poignée de main gauche" qui vous permet d'atteindre
les doigts contre votre propre main ou poignet.

Faut-il tapoter les deux côtés du corps ?

Nous avons constaté qu'il n'y a pas d'incidence à tapoter ou non les deux côtés
du corps. Vous pouvez tapoter sur un côté pendant la première séquence et sur
l'autre côté à la seconde, ou sur le même côté pour les deux. L'organisme semble
compenser.

Après une session

Il est important de laisser à la personne un moment de tranquillité pour se recalibrer et s'apaiser après une session.

Vous pouvez lui demander d'évaluer l'émotion ou le ressenti sur l'échelle Subjective des Unités de Détresse (0-10) après le tapotement, lorsqu'elle se rappelle les souvenirs auxquels elle pensait pendant la pré-évaluation. Dans certaines situations, nous disons simplement « *Que remarquez-vous ?* »

A quoi puis-je m'attendre ?
Une session de TTT peut avoir de nombreux effets positifs
- Se sentir détendu
- Se sentir endormi
- Se sentir plein d'énergie
- Changement de sensations
- Nouvelles sensations qui pétillent
- Rire ou larmes
- Déconnecter la douleur des mémoires
- Confusion positive
- Se sentir heureux

Notre expérience montre que toute nouvelle émotion pendant ou après une session est un signe de changement. Si une émotion désagréable émerge lors d'une session de TTT, il y a une solution simple : faites une deuxième session consacrée à cette nouvelle émotion. Par expérience, nous pouvons vous affirmer que si vous suivez cette instruction, la personne se sentira finalement détendue. Les sentiments sont empilés comme les peaux d'un oignon. La douleur peut être suivie de colère, suivie de tristesse, puis de vacuité ou de rire. Convenez toujours de poursuivre jusqu'à ce que la personne retrouve la paix ou le calme.

Réussite immédiate

De nombreuses séances donnent un sentiment immédiat et perceptible d'amélioration du système émotionnel. Nous ne prenons jamais le crédit d'un changement positif, quelle que soit son ampleur. La personne que vous accompagnez doit être capacitée et comprendre que vous avez simplement ajouté une aide extérieure et que le rétablissement est quelque chose qu'elle a créé de l'intérieur. Nous terminons habituellement une session en félicitant la personne.

Changement imprécis

Les gens disent parfois « je ne sais pas » quand on leur demande comment ils se sentent après une session. C'est une bonne réponse car, s'ils vivent une nouvelle émotion, qu'elle n'est pas négative, ils ne savent pas encore ce qu'elle signifie.

Donnez au processus de rétablissement de chaque personne le temps nécessaire. Evitez de sauter à la conclusion que cela a fonctionné ou non. Certains symptômes disparaissent immédiatement alors que d'autres peuvent prendre quelques jours.

Nous demandons à la personne de rechercher la moindre différence dans les ressentis à l'égard du souvenir activé lors de la session de tapotement. Même si la différence semble faible, le moindre rayon de lumière qui entre dans une pièce complètement sombre permettra de voir quand les yeux se seront adaptés.

Proposez une autre session le lendemain après une nuit de sommeil.

Des réactions moins fréquentes

Après une session, la majorité des gens se sent généralement détendue. Il y a parfois des réactions physiques telles que

- Somnolence
- Nausées
- Céphalées
- Sueurs
- Tremblements

Ce sont des signes de changement en cours. Nous demandons toujours l'accord pour pouvoir poursuivre avec une session supplémentaire si cela se produit.

Gunilla :

L'un de mes amis suédois voulait une session pour une expérience traumatisante qu'il gardait en lui. Il connaît très bien la procédure et je n'ai donc rien eu à expliquer. Il s'est assis sur une chaise au milieu de sa cuisine. Il a fermé les yeux et s'est préparé mentalement sur le sujet qu'il voulait traiter.

Après le tapotement, il s'est d'abord senti très détendu, mais il commença ensuite à transpirer abondamment. Il a dû prendre une douche. Le corps relâche les choses de différentes manières. Certains, comme mon ami, trouvent cela naturel. D'autres trouvent cela étrange ou inconfortable. Dans notre société occidentale, nous avons appris que la douleur, les vomissements, la fièvre et la transpiration sont des ressentis et des réactions indésirables.

Chez les guérisseurs traditionnels d'Amazonie et les yogis en Inde, le vomissement est considéré comme un moyen très important de relâcher les tensions et les problèmes.

Sentiment de vacuité

Les émotions traumatisantes peuvent prendre beaucoup de place. Après une séance où les symptômes du traumatisme sont dissouts, certains se sentent vides, presque creux. Vous pouvez les aider en leur suggérant de remplir ce vide avec quelque chose qu'ils aiment : lumière, calme, amour, leur être profond ; d'inspirer tout ce qu'ils souhaitent plutôt ressentir, et ensuite faire une séquence de tapotements sur ce sentiment positif.

L'effet de la TTT est-il durable ?

Nous avons souvent une question très pertinente : « *L'effet de la TTT est-il durable ?* »

Une réponse simple est : « *Oui, pour toujours.* »

Cela peut sembler audacieux et naïf, mais notre expérience le prouve. Nombre d'orphelins que nous avons entraînés lors premières sessions au Rwanda avaient vu leurs parents et leurs frères et sœurs tués sous leurs yeux, ils avaient été couverts par des cadavres dans une église, témoins de meurtres alors qu'ils se cachaient dans un plafond, dans un champ de sorgho ou dans les marécages de papyrus. Ils étaient restés cachés, cernés par les aboiements des chiens et les maisons en feu.

Certains d'entre eux ont survécu en mangeant du manioc cru et d'autres racines ou feuilles, tandis que leurs amis et familles mouraient de faim et de pneumonie, et que d'autres étaient arrêtés à des barrages routiers et tués sur place.

Les symptômes que nous avons traités ne sont pas réapparus depuis 7 ans que nous les connaissons. Les souvenirs sont là, mais pas avec la charge émotionnelle dévastatrice qu'ils portaient avant d'appliquer la TTT.

Voici une réponse plus complexe : « *Oui, si toutes les émotions impliquées, ou une masse critique d'entre elles, étaient exposées au moment de la pratique de la TTT, l'effet va probablement durer pour toujours.* »

Théoriquement, vous pouvez appliquer la TTT à toute personne et induire un état d'esprit détendu, réduire les niveaux de stress et créer un soulagement temporaire. Lorsqu'une personne retourne dans l'environnement où l'expérience traumatisante s'est produite, certains symptômes qui n'ont jamais été traités peuvent être déclenchés. Une personne ayant appris la TTT peut alors se traiter elle-même.

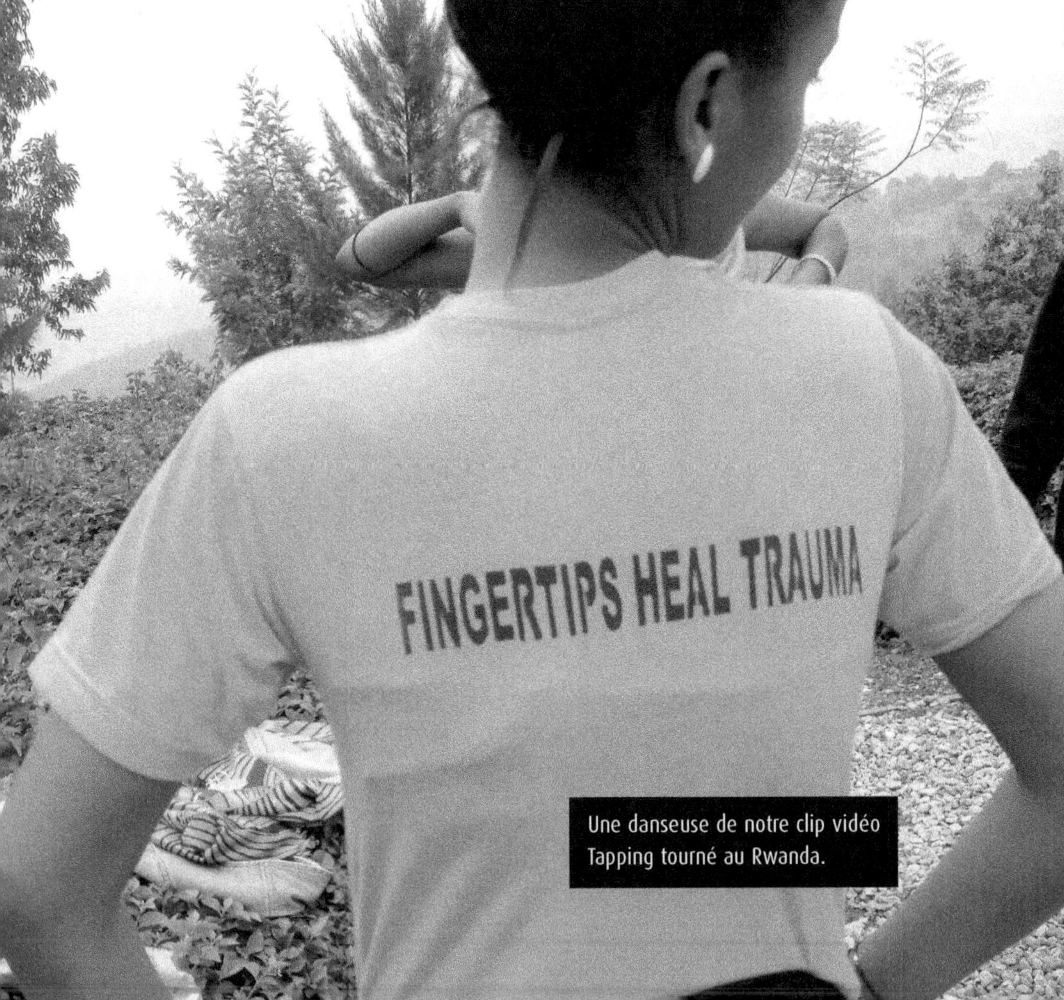

Une danseuse de notre clip vidéo Tapping tourné au Rwanda.

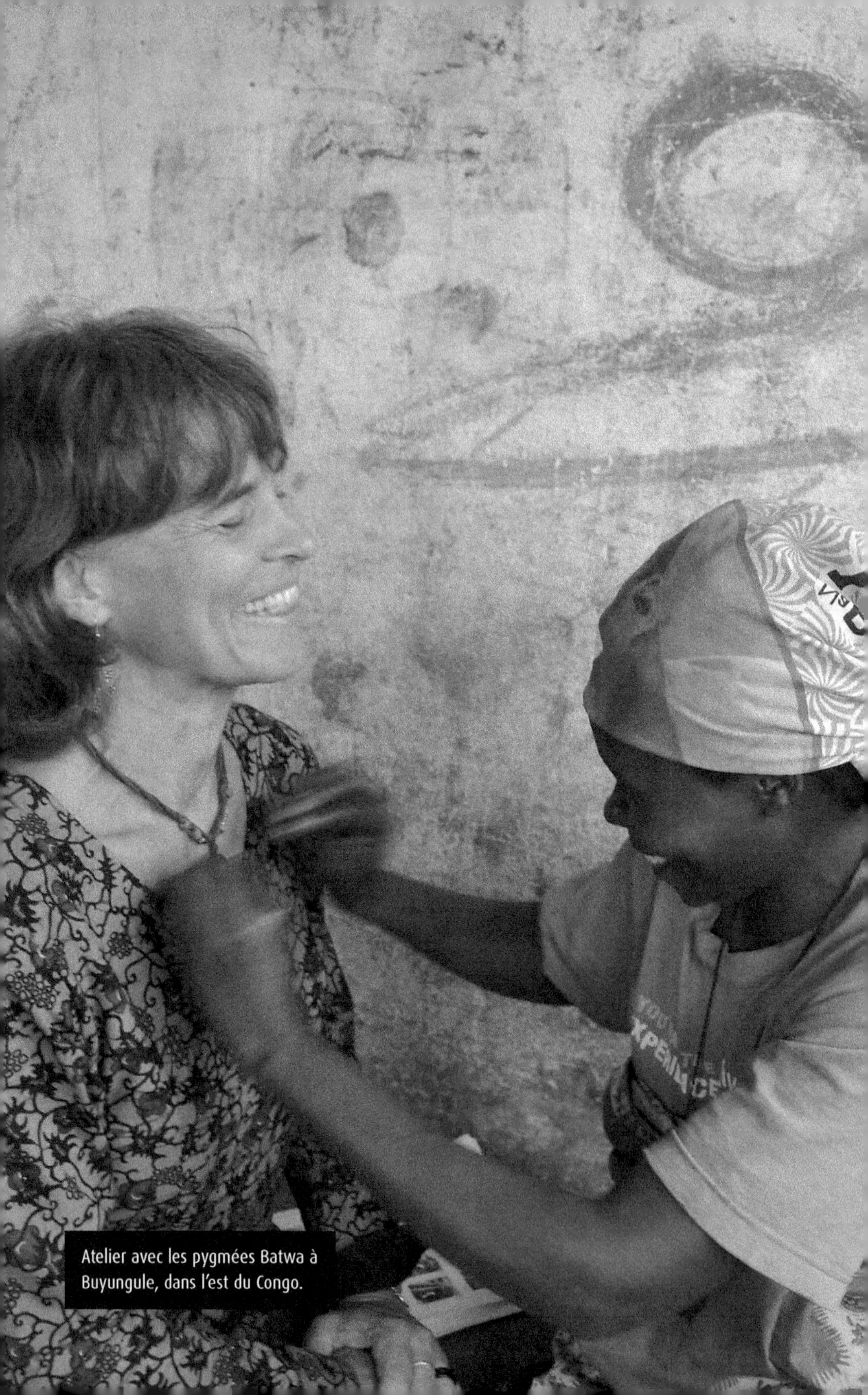

Atelier avec les pygmées Batwa à
Buyungule, dans l'est du Congo.

A vous !

« Je n'ai jamais fait d'erreur. J'ai juste appris par l'expérience. »

Thomas Edison, inventeur de l'ampoule électrique

Si vous avez lu jusqu'ici et n'avez pas encore essayé une session de tapotement, vous êtes maintenant tout à fait prêt.

C'est la même chose pour toutes les méthodes pratiques : vous pouvez lire à leur propos, penser qu'elles peuvent ou non fonctionner, puis mettre cette connaissance dans votre grande bibliothèque interne de "choses à essayer à un moment donné" et passer à autre chose – ou vous pouvez la transformer en expérience concrète et en connaissance réelle.

Si vous êtes seul, trouvez un endroit calme et mettez les instructions avec les points de tapotement devant vous, connectez-vous à l'émotion non désirée et tapotez-vous.

Si vous voulez soulager quelqu'un, asseyez-vous en bateaux qui se croisent comme décrit dans la section "Avant une session" et placez les instructions de façon à voir les points, demandez à l'autre personne de se connecter à l'émotion et tapotez les deux séquences.

Vous trouverez des vidéos d'instructions sur notre site : peacefulheart.se

Tapoter quelqu'un pas à pas

Connectez-vous à l'émotion, puis tapotez fermement et précisément 15 fois sur chaque point en utilisant deux doigts, à un rythme assez rapide. Demandez à la personne de prendre deux respirations profondes et recommencez.

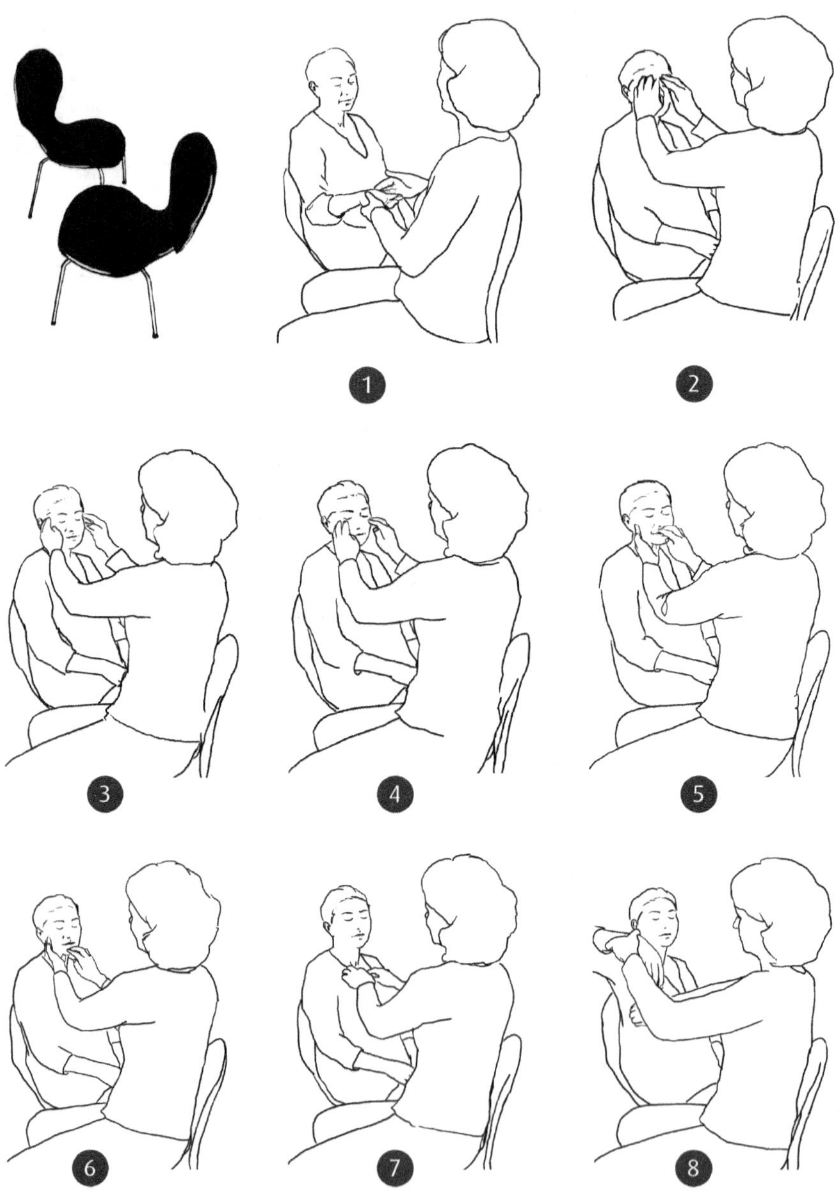

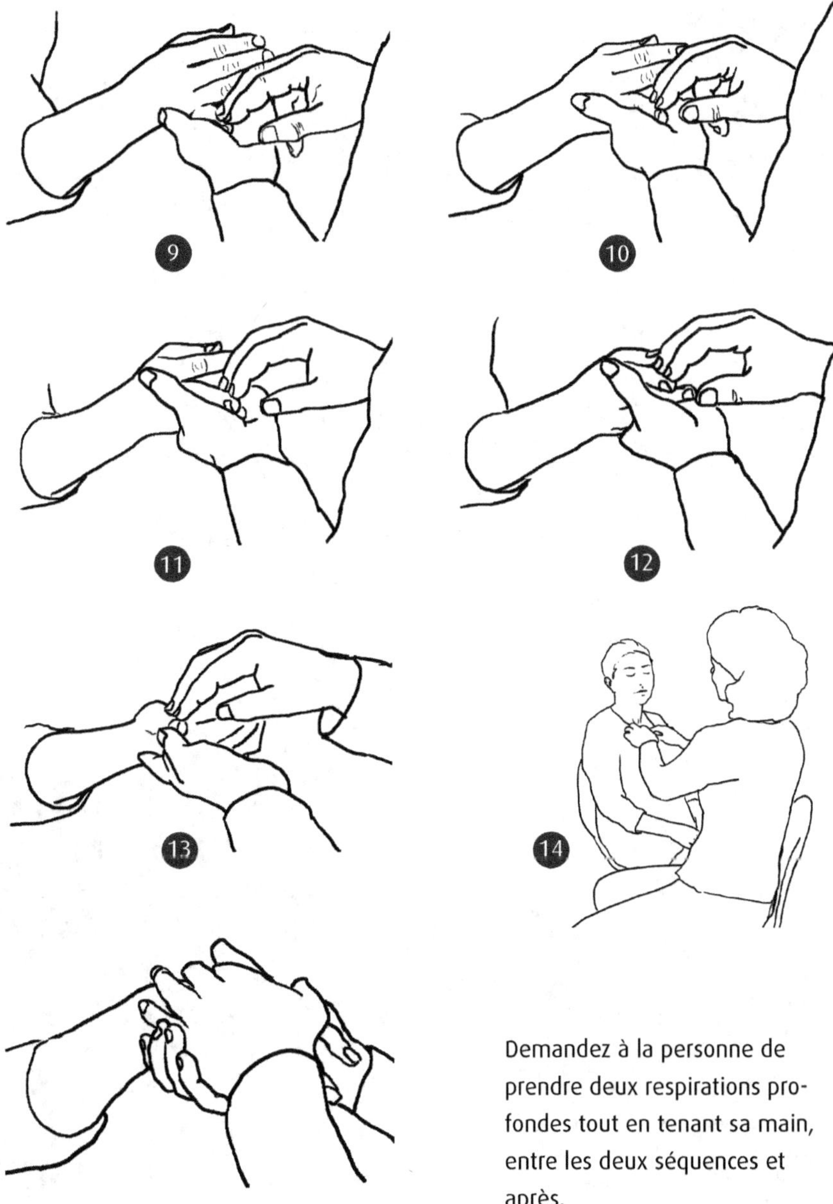

Demandez à la personne de prendre deux respirations profondes tout en tenant sa main, entre les deux séquences et après.

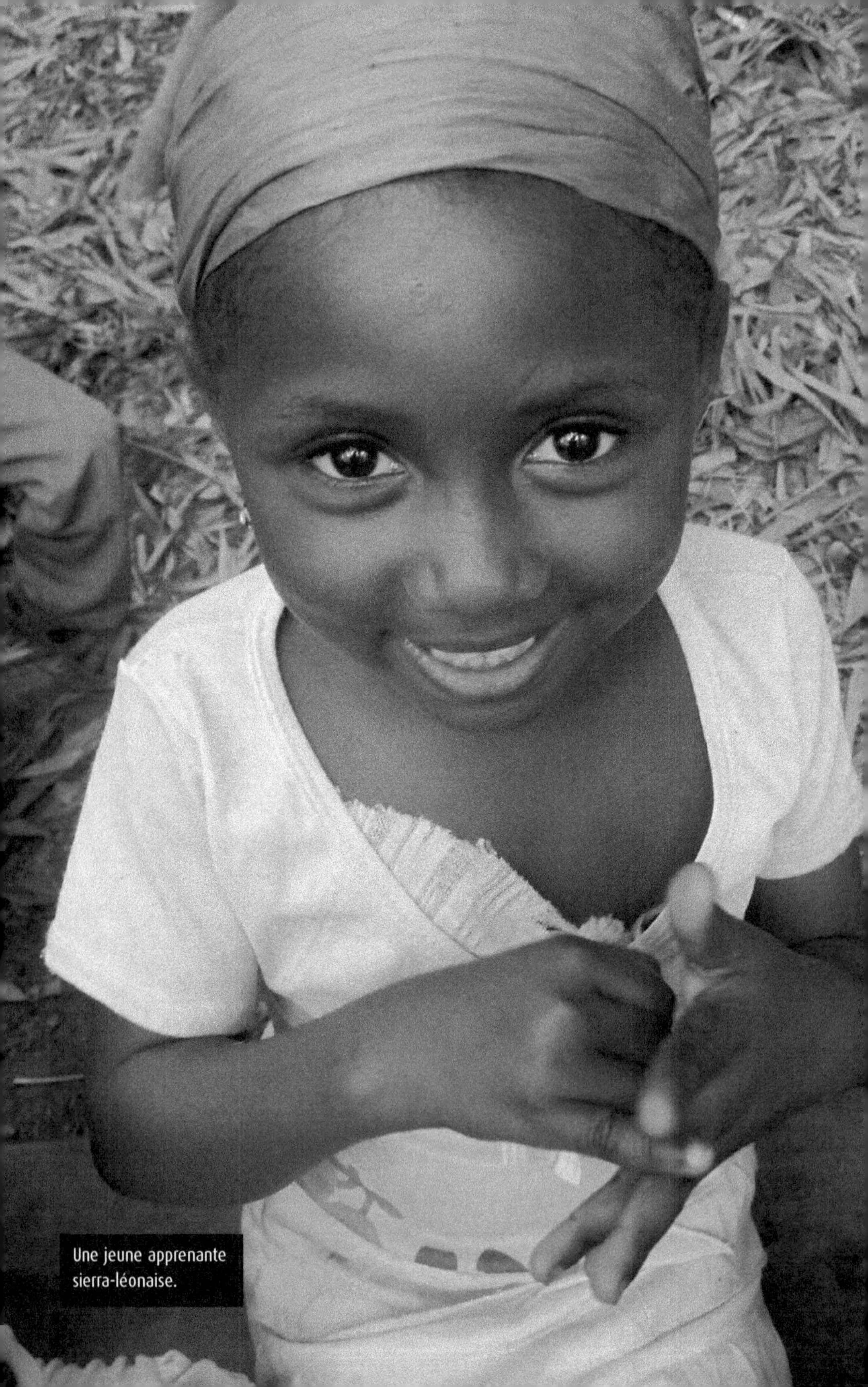

Une jeune apprenante
sierra-léonaise.

Aider les enfants

La mécanique des traumatismes est différente chez les enfants car leurs cerveaux ne sont pas complètement développés. Les traumatismes subis avant l'apprentissage du langage sont codés différemment de ceux subis après.

Le tapotement est un outil précieux avec les enfants. Pour eux, la procédure de tapotement ressemble à un jeu qu'ils apprennent rapidement. C'est simple et cela ressemble à un exercice amusant. Ils découvrent très vite qu'il est apaisant, aussi bien au Congo, qu'en Suède ou en Inde. Les enfants, tout comme les adultes, peuvent pratiquer le tapotement pour eux-mêmes et leurs amis.

Pendant le tapotement, il faut orienter l'esprit de l'enfant vers le sentiment ou la pensée qui le dérange. Avec les enfants, vous pouvez simplement leur demander de vous dire ce qui s'est passé, qu'il s'agisse d'une journée d'école, de la fuite du village ou du début du tremblement de terre. Lorsque les enfants racontent leur histoire, leur esprit s'active automatiquement sur ce qui les perturbe, ce qui permet à la procédure de tapotement de fonctionner. Lorsque les enfants n'ont pas envie d'en parler, vous pouvez simplement leur demander : *« Si quelque chose te dérange, qu'est-ce que ça pourrait être ? »* Cela suffit.

Les traumatismes peuvent être transmis d'une génération à l'autre. Au Rwanda, par exemple, de nombreux enfants nés après le génocide souffrent de stress post-traumatique. Ils héritent de la carte chimique de leur mère, et ils entendent les histoires de parents traumatisés dans une société qui craint une recrudescence de la violence.

Etant donné que le stress post-traumatique peut bloquer notre réflexion logique, nos espoirs d'avenir et notre capacité à apprendre, il est de la plus haute importance de traiter les traumatismes chez les enfants, pour leur permettre de mener une vie saine et digne.

Tapoter Toto

Avant un tapotement, nous partageons parfois cette histoire :

Gunilla :

Il y a quelque temps, en sortant d'un café Internet à Bukavu, dans l'est du Congo, j'ai reconnu quelqu'un de l'autre côté de la rue. "Jambo Louis !" J'ai crié pour me faire entendre dans le bruit des motos-taxis qui passaient entre nous. Louis avait participé à l'une de nos formations à la TTT. Il s'est arrêté et m'a fait un signe avant de traverser la rue à travers la circulation. Voici ce qu'il m'a raconté :

« En septembre dernier, mon plus jeune fils Toto allait commencer l'école. Je suis allé avec lui le premier jour. Tous les nouveaux élèves étaient censés répondre à quelques questions, comme un examen, pour vérifier s'ils étaient prêts pour l'école.

Il y avait beaucoup de monde devant l'école et dans les salles de classe. J'ai senti Toto ralentir et serrer ma main de plus en plus fort. C'était comme s'il se cachait derrière moi.

J'ai dit : « Viens Toto, on va dans ta salle de classe », mais il a continué à traîner.

La salle était bondée d'enfants et de parents. L'enseignante était devant, une grande femme habillée de couleurs vives, dominant la foule.

J'ai senti Toto tirer ma main : « Non, papa, s'il te plaît, je ne peux pas y aller… » a-t-il dit avec un regard terrifié.

« Que se passe-t-il, mon fils ? » lui ai-je demandé.

« Je n'ose pas entrer, s'il te plaît, papa, s'il te plaît, je veux rentrer à la maison », a répondu Toto presque en pleurant.

A ce moment-là, j'ai pensé au « tapotement du gorille » que nous avons appris en formation à la TTT. J'ai dit à Toto : « Allez mon garçon, rendons-nous courageux comme les grands gorilles ! »

J'ai sorti Toto de la salle de classe et commencé à lui montrer le tapotement sur la poitrine. « C'est bien comme ça que font les gorilles, hein ? » J'ai dit : « A toi de faire pareil. »

Il a opiné et commencé à m'imiter. Après avoir tapoté un certain temps, je lui ai demandé : « Comment te sens-tu ? » Il a souri et m'a dit « Je suis okay maintenant. »

*Nous sommes rentrés dans la salle de classe. En passant la porte, Toto
a lâché ma main et a marché sans hésitation à travers la foule, jusqu'à
l'enseignante. Elle lui a demandé quelque chose en français, qui est la langue
des personnes éduquées dans notre pays, mais Toto a répondu en swahili :
« S'il vous plaît, Madame, pourriez-vous me poser les questions en swahili,
le français c'est difficile. »*

*L'enseignante a regardé Toto avec surprise. Puis elle s'est baissée et
l'a soulevé en disant : « Tu es un garçon courageux. Bien sûr que nous pouvons
parler en swahili. »*

Lors d'un tournoi d'échecs junior

Un autre exemple de la TTT avec les enfants vient de Suède :

Ulf :

Lorsque ma fille avait dix ans, toute sa classe a participé à un tournoi d'échecs
annuel pour les enfants. Ils participent en tant que classe, en comptant les points
de chaque partie. Cela signifie que chaque enfant est co-responsable du résultat
de la classe à chaque partie. Imaginez la pression.

Un garçon était si nerveux qu'il a vomi. Il pleurait et voulait rentrer chez lui.
Cette situation exerce une forte pression sur un enfant de cet âge – la prestation
de la classe dépend de sa participation.

Ma femme, Melodie, l'a tapoté alors qu'il se tenait debout en pleurant, en
nettoyant le vomi avec une serviette. Après deux séquences, elle l'a regardé dans
les yeux et lui a demandé *« Est-ce que tu peux essayer ? »*

Il s'est tourné avec un faible sourire, a opiné, joué… et gagné. Après cela, il
a parfois demandé un tapotement avant les parties, mais le plus important c'est
que toute la classe a compris que c'est OK d'être nerveux, et qu'on peut y faire
quelque chose. Des choses simples, comme le tapotement.

Marie – Une session au Rwanda

Gunilla :

Personne ne savait ce qui était arrivé à Marie pendant le génocide, sauf qu'elle avait été frappée plusieurs fois sur la tête avec l'une des lourdes matraques que la milice Interhamwe utilisait pour tuer en l'absence de machettes. Elle avait été frappée si violemment qu'elle avait été laissée pour morte lorsque les autres se sont enfuis dans la panique de l'église où des centaines de personnes avaient trouvé refuge. Les églises étaient auparavant des lieux sûrs, mais pendant le génocide, des massacres ont également eu lieu dans des églises. Aucun endroit n'était sûr à l'époque.

Lorsque le frère de Marie ouvrit la porte 16 ans plus tard, il avait un sourire de bienvenue. Il a retiré de la table les chemises qu'il était en train de repasser dans la petite pièce et nous a invités à nous asseoir.

La tradition veut qu'on offre toujours quelque chose à boire aux visiteurs.

« *Voulez-vous un verre d'eau ?* » a-t-il demandé. Nous étions venus voir Marie. Il nous a dit qu'elle était au lit avec l'une des nombreuses migraines sévères dont elle souffre depuis le génocide.

« *Nous devrions peut-être revenir un jour où elle se sentira mieux ?* » ai-je demandé.

« *Non, pas du tout, elle veut vraiment essayer le traitement dont je lui ai parlé* », a dit son frère en nous indiquant sa chambre.

Sous un drap presque transparent, il y avait la forme d'un petit corps, mince et recroquevillé comme un bébé. Notre collègue Robert Ntabwoba, qui la connaissait auparavant, s'est assis à côté d'elle.

« *Marie, amakuru ? Comment vas-tu ?* »

Elle n'a pas répondu mais a écarté le drap de son visage et nous a regardés.

D'une voix douce, Robert a expliqué ce que nous pourrions faire pour elle et a demandé si elle voulait que nous essayions.

« *Yego* », a-t-elle murmuré. « *Ntakibazo.* » Oui, pas de problème.

Puisque Marie était si manifestement connectée aux émotions de ses souvenirs, souffrant de la migraine due aux pensées et ressentis du génocide, nous n'avions pas besoin de lui demander de penser à ses problèmes. Elle était déjà en contact avec eux.

J'ai fait un tapotement doux. Marie avait les yeux fermés et restait allongée sans bouger. Après la troisième séquence, Robert lui demandé comment elle se sentait. Elle n'a pas répondu par des mots mais elle a ouvert les yeux et nous a souri faiblement en murmurant : « *Nimeza*. » Bien. Elle s'est tournée vers le mur et a semblé s'endormir.

Nous ne savions pas à ce stade si le tapotement avait vraiment aidé Marie, mais elle semblait calme. Nous ne voulions pas la déranger en posant des questions et en évaluant la douleur. La réponse serait de toute façon évidente, tôt ou tard.

Nous nous sommes assis pour discuter un moment avec le frère de Marie. Il était très préoccupé par sa sœur, dont il s'était occupé tout comme de ses quatre autres frères et sœurs depuis leurs retrouvailles après le génocide.

Bien qu'orphelins, ils se sont bien débrouillés dans la vie et les études. Seule Marie n'a pas pu poursuivre ses études. Elle était trop traumatisée, comme si elle n'était pas présente dans sa propre vie.

Quelques jours plus tard, je suis revenue voir Marie. En descendant la pente, je l'ai vue dans le jardin derrière la maison en train d'accrocher du linge. Lorsqu'elle m'a vue arriver, elle a posé le reste du linge dans un seau et m'a donné une chaleureuse accolade.

Elle semblait différente : son visage était ouvert, et quel sourire ! Elle avait natté ses cheveux portait une jolie robe en jean bleu repassée.

J'ai demandé si elle avait encore « des choses à nettoyer. » Elle a dit « *oui* » et nous avons à nouveau fait du tapotement. Cette fois il n'y avait pas besoin d'explications. Elle connaissait la procédure. Elle a fermé les yeux et laissé faire le tapotement.

Le frère est sorti de la maison.

« Nous ne nous attendions pas du tout à ça, a-t-il dit, *Marie va si bien. Elle prend la responsabilité de l'argent du ménage et a commencé à se former pour devenir coiffeuse. C'est stupéfiant. »*

Marie a changé petit à petit. Les migraines ont finalement disparu, et les cauchemars aussi. Elle a même participé aux journées commémoratives organisées chaque année en mémoire du génocide, une immense épreuve de renouvellement du traumatisme pour beaucoup, mais plus pour elle.

Je vois Marie chaque fois que je vais au Rwanda. C'est une jolie jeune femme efficace, elle travaille dans un salon de coiffure. Imaginez.

La TTT par Skype

Vous pouvez transmettre, former et pratiquer la TTT par Skype avec une webcam. Nous recommandons de veiller à ce qu'il y ait quelqu'un avec le client pour l'aider si les émotions deviennent fortes. Dans le cadre de la session, nous expliquons comment ils peuvent, par la suite, continuer à utiliser le tapotement par eux-mêmes par la suite pour leur développement personnel.

Ulf :

J'ai fait deux sessions par Skype avec un client qui avait besoin d'aide après des années de cauchemars depuis le suicide de sa femme. Il s'est avéré que ce n'était peut-être pas la raison des cauchemars, ou du moins pas la seule.

Lors de ces sessions, j'avais une connexion vidéo pour que nous puissions nous voir mutuellement. J'ai demandé au client de se connecter au sentiment d'inconfort et lorsqu'il a dit qu'il pouvait le ressentir à un niveau de 8 sur une échelle de 0 à 10 (sur l'échelle de SUD que nous avons mentionnée auparavant, 0 étant l'absence d'inconfort et 10 l'inconfort maximum), je lui ai demandé de faire comme moi et j'ai appliqué la procédure de tapotement sur moi. Tout en pratiquant, je lui ai rappelé de rester en contact avec le ressenti et je l'ai rassuré sur le fait que c'était OK. S'il plongeait trop profondément dans le ressenti, je le remontais légèrement en demandant un détail, un nom ou un lieu. Nous avons ensuite évalué la force du sentiment, en y pensant exactement comme il l'avait fait avant de commencer. Maintenant, le sentiment était tombé à 2, peut-être 1. J'ai estimé que je pouvais faire confiance au client pour poursuivre le tapotement par lui-même et atteindre 0. Nous avons fait deux sessions et les résultats ont évolué en trois jours, avec un suivi après un semestre.

Après quelques jours, il m'a écrit un courriel :

« Vous souvenez-vous que, bien que je vous aie d'abord appelé à l'aide pour des cauchemars, un sentiment de cauchemar qui se prolongeait dans la journée ou toute la journée, « un mauvais rêve éveillé », des larmes incontrôlées, le tout

semblant lié au suicide de ma femme, des visions de ses horribles derniers mois, son visage à la morgue, mes erreurs concernant sa dépression fatale, etc. Et ensuite, lorsque vous m'avez demandé au début de notre première session quelle image douloureuse me venait en premier à l'esprit, c'était ma terreur d'être « perdu » lors de l'évacuation de Londres à l'âge de cinq ans pendant la seconde guerre mondiale.

Alors, quelles mémoires ont déclenché les cauchemars ? Peut-être le suicide de ma femme, la pire chose qui me soit arrivée, ainsi qu'à elle, a-t-il conjuré le cauchemar dans lequel je vivais, ou peut-être que la terreur de mon enfance l'a rendu insupportable, ou bien les deux traumatismes ont-ils fusionné en un ? Je ne sais pas.

Il y a une vingtaine d'années, alors que je souffrais de saignements intestinaux, j'ai entendu une émission de la BBC sur des personnes souffrant de pathologies similaires qui, comme moi, avaient tous subi un traumatisme 50 ans plus tôt au cours de la guerre ! Mon colon ne saigne plus, principalement grâce à la psychothérapie et la méditation (bien que les gastroentérologues n'aiment pas beaucoup « abandonner » !) mais cela montre combien de temps ces traumatismes de guerre peuvent durer.

A l'époque ma femme se trouvait à l'hôpital et, je pensais, « en sécurité », ils m'ont téléphoné pour me dire qu'elle avait fait une « tentative » de suicide et ont refusé de me dire si elle était morte. Mais après une heure seulement de l'horrible voyage de trois heures vers l'hôpital, je savais qu'elle était morte. »

Comme vous pouvez le constater, il y a beaucoup d'événements traumatiques qui s'empilent ici : le suicide de sa femme, le sentiment qu'il aurait pu l'empêcher, l'horrible voyage de trois heures à l'hôpital sans savoir si elle était morte ou non – plus le traumatisme d'enfance de la guerre 50 ans plus tôt qui aurait pu créer les conditions nécessaires pour que ce traumatisme ultérieur se transforme en stress post-traumatique sous forme de cauchemars de jour comme de nuit.

Voici ses courriels après deux sessions. Ils montrent comment les souvenirs sont restés pendant que les réactions émotionnelles s'en sont progressivement détachées pendant les trois jours suivant l'intervention avec la TTT.

Un jour plus tard

« Je voudrais vous dire comment cela se passe depuis votre aide formidable. Je ne veux pas vous embêter davantage, et ce n'est pas nécessaire de répondre. J'ai

encore les larmes aux yeux quand je regarde un film sur l'amour, la séparation, la réunion, les retrouvailles avec une personne perdue, mais je ne me sens plus coincé dans une impasse – sans issue. Si cela devient trop difficile, tapoter sur mes sourcils m'aide à revenir sur terre. »

Deux jours plus tard

« J'ai fait comme vous avez dit, et la première partie de la nuit, j'ai dormi sans rêve dont je pourrais me souvenir. Malheureusement, je me suis réveillé environ deux heures avant l'aube, sans avoir assez dormi. J'ai donc essayé de me rendormir. Mais chaque fois que je commençais à somnoler, j'étais réveillé par un cauchemar de 2 minutes ou une vision cauchemardesque (ou parfois un rêve de 2 minutes, pas un cauchemar). Stupidement, je n'ai pas pensé tout de suite à faire le tapotement. Je l'ai fait vers 10 heures, sur un ressenti plutôt cauchemardesque puisque je m'étais levé à 6 h35, et cela m'a aidé.
Merci pour votre soutien. »

Quatre jours plus tard

« Je n'ai pas fait de cauchemar cette nuit ! Juste quelques rêves légers ! Merci. »

J'ai demandé si je pouvais citer ses courriels dans ce livre un semestre plus tard, et voici sa réponse :

Six mois plus tard

« J'espère que vous allez bien. Vous pouvez bien sûr me citer !

Je fais encore des cauchemars de temps en temps (je suppose que c'est le cas pour tout le monde), mais ils s'estompent quand je me réveille – rien à voir avec ce que je traversais lorsque vous m'avez aidé, lorsqu'ils étaient continus et durables – se prolongeant après mon réveil et parfois toute la journée.

Et lorsque je ressens parfois trop d'anxiété, ou de panique, je fais le tapotement et je me sens serein à nouveau. Merci encore, infiniment. »

Enseigner la TTT à la sauvette

Nous sommes toujours prêts à enseigner la TTT, n'importe où et à n'importe qui, tant que la personne est disposée à apprendre et à partager.

Lorsque le temps manque, nous pouvons faire une courte formation en une demi-heure seulement, lorsque la personne qui apprend a déjà des connaissances sur la détresse émotionnelle et est prête à poursuivre l'apprentissage et le partage par elle-même.

Cela peut paraître irresponsable, comme si nous ne prenions pas notre mission au sérieux et que nous laissions des personnes peu informées faire face à des problèmes difficiles, comme les traumatismes, et c'est certainement bien mieux si vous pouvez suivre une formation complète avec tout le temps nécessaire, mais la vie ne le permet pas toujours. Vous pouvez sauver une vie en enseignant la TTT ou en la faisant à quelqu'un. N'oublions pas que nous considérons cela comme une technique de premiers secours pour tous, et non comme un substitut à d'autres traitements si ceux-ci sont disponibles.

Certaines de nos formations ont été organisées de façon improvisée, dans un métro à New York ou dans la salle de transit d'un aéroport. Nous voulons partager certaines de ces histoires, espérant que vous serez inspiré par la simplicité et le potentiel de l'enseignement de la TTT à la sauvette.

Dans le métro vers Harlem

Gunilla :

Hjalmar Joffre-Eichhorn travaille avec le théâtre pour la réconciliation dans différentes régions du monde. Depuis plusieurs années, il est basé à Kaboul en Afghanistan. Après une réunion sur la réconciliation à New York, Hjalmar a demandé si je souhaitais m'associer à lui pour une représentation théâtrale dans le quartier latino-américain de la ville.

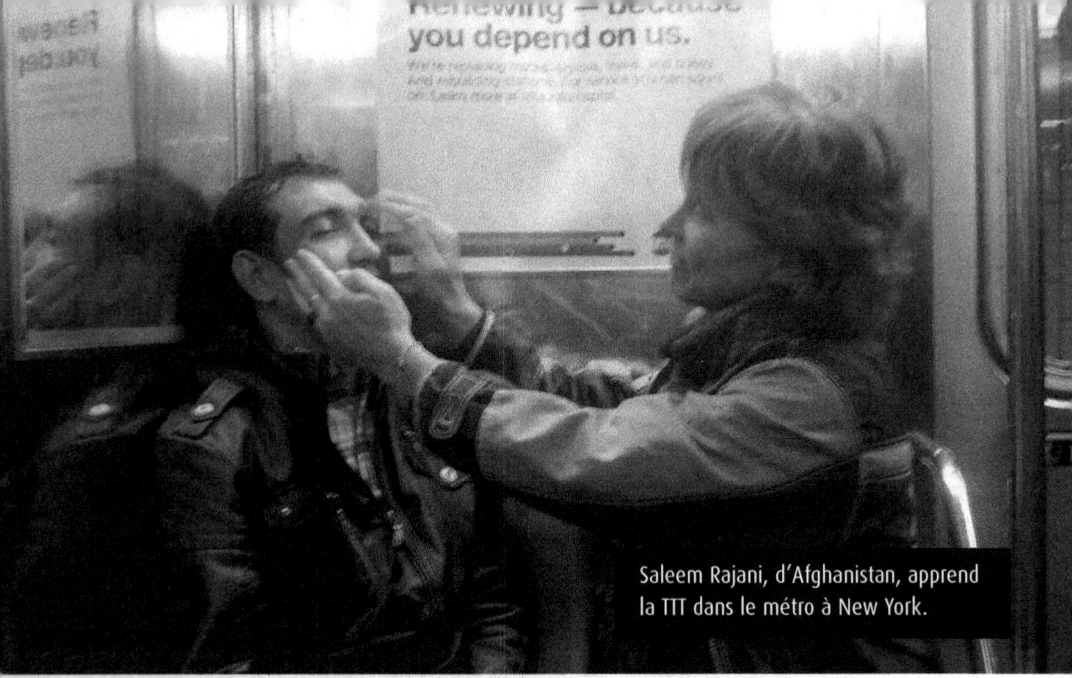

Saleem Rajani, d'Afghanistan, apprend
la TTT dans le métro à New York.

Lorsque nous sommes arrivés au métro, trois collègues afghans du théâtre de Hjalmar nous ont rejoints. L'un d'eux, Salim Rajani, a demandé :

« S'il vous plait, pouvez-vous m'apprendre le Trauma Tapping ? Hjalmar nous a montré une fois à Kaboul, mais je ne sais pas vraiment comment le faire correctement. »

« Bien sûr » , ai-je répondu, *« Mais il faut que ce soit ici, parce que c'est notre seul moment ensemble. » « Pas de problème ! »* a répondu Salim.

C'était l'heure de pointe dans le métro de New York entre la station de Wall Street et le Bronx. Nous avons trouvé un siège près de la fenêtre, et tout en expliquant la théorie, j'ai tapoté les points sur Salim. Juste avant d'arriver à la station Bronx, Salim avait également fini de tapoter sur moi. Nous avions utilisé les 25 minutes du trajet en métro pour faire la formation.

Quelques semaines plus tard, j'ai reçu un courriel de Salim, rentré à Kaboul.
« Chère Gunilla
Merci de m'avoir enseigné la méthode de tapotement et de m'avoir envoyé l'adresse de votre site. Je viens juste de faire une formation à des victimes de la guerre, principalement des veuves, dans l'ouest de l'Afghanistan, et j'ai fait du tapotement du trauma. Nous avons utilisé la TTT lorsqu'elles racontaient leur histoire. C'était formidable et utile !

Voici ce que certaines veuves ont dit :

« Maintenant, après le tapotement, je me sens vraiment détendue, c'est comme si quelque chose s'était libéré de mon cœur. »

« Pendant le tapotement, j'avais envie de dormir et je me suis sentie très proche de mon partenaire qui a été tué. »

Au plaisir de vous revoir
Cordialement, Salim »

Quelques mois plus tard, j'ai écrit à Salim pour demander comment les choses se passaient avec le tapotement :

« Aujourd'hui, nous utilisons systématiquement la TTT après chaque histoire, dans le but de changer les larmes en énergie. La situation en Afghanistan a provoqué tant de drames que les victimes de la guerre sont choquées après avoir partagé leur histoire personnelle. La TTT est la meilleure technique pour la thérapie spirituelle et pour leur montrer de l'empathie. Celle-ci rend l'atmosphère positive et crée une vision forte pour faire entendre leurs voix afin que leurs droits soient respectés. »

Une Expérience militaire de la TTT

Gunilla :

Paul a eu une longue carrière militaire. Il est allé au Liban en tant que soldat des Nations Unies en 1983 et a vécu des situations qui le hantent depuis. Il ne s'est rendu compte qu'il avait été traumatisé que cinq ans plus tard lorsqu'il a commencé à devenir agressif sans raison évidente. Il ne pouvait pas se concentrer sur son travail – des images intrusives de ce qu'il avait vu lui venaient à l'esprit. Paul a commencé une automédication par l'alcool et par voie de conséquence a perdu sa famille, son travail et finalement lui-même.

Après un certain temps, il a réalisé qu'il devait se prendre en main. Il est retourné au Liban pour vérifier que le danger était passé. Cela l'a quelque peu calmé. Nous l'avons rencontré 30 ans après le Liban, et il avait encore des réactions au souvenir d'un village où il était arrivé juste après un massacre, avec du sang et des morceaux de corps partout. Il y avait aussi une exécution publique qui revenait dans ses rêves, et des images d'enfants du même âge que les siens éparpillés dans un champ, tués par des mines terrestres.

J'ai rencontré Paul au café de l'aéroport d'Addis-Abeba en Ethiopie.

« *Vous savez* », dit-il, « *à l'époque on ne parlait pas de ce genre de réactions traumatiques dans l'armée. Nous étions censés « faire face » aux situations qu'on nous envoyait gérer. C'était notre boulot. Mais beaucoup sont rentrés avec de la détresse émotionnelle et des traumas. Et beaucoup ont souffert sans chercher d'aide ni s'en voir proposer. Sur les 15 de ma section, quatre seulement sont encore en vie. Beaucoup se sont suicidés.* »

« *En fait, je me sens en détresse, là, maintenant. Ça va et ça vient. J'ai fait cinq fois le tour de l'aéroport en marchant pour me calmer* », dit-il en commandant une autre bière.

Je lui ai parlé de notre travail sur le trauma et de la méthode que nous utilisons. Il s'est montré intéressé, pour lui-même et pour ses collègues du projet relatif aux mines terrestres sur lequel il travaille, et qui ont également vécu différentes situations de guerre.

Paul semblait dubitatif quand je lui ait dit à quel point la TTT était simple, mais il voulait en savoir plus. Nous avons échangé nos coordonnées. « *Voyons ce que nous pouvons faire…* »

Mon vol a alors été annoncé, et les passagers priés de se présenter au portail.

J'ai payé mon café, pris mon sac et dit au revoir à Paul.

Une idée m'est venue en allant vers le portail :

« *Pourquoi ne pas lui demander s'il veut essayer une session de tapotements ?* »

J'ai vérifié l'heure et me suis précipitée vers le café pour voir s'il était encore là. Je l'ai trouvé au même endroit buvant sa bière.

« *Voulez-vous que je vous montre la technique ?* »

« *Oui, pourquoi pas ?* » répondit-il, « *mais où ?* »

« *Il faut le faire ici, sur l'un des bancs* », j'ai pointé le hall de transit, « *je n'ai pas le temps de chercher un autre endroit.* »

« *Okay, pas de problème.* »

Sur un banc situé au milieu du flux de personnes qui se déplacent d'une porte à l'autre, j'ai commencé à expliquer le Trauma Tapping à Paul. Après une séquence de Tapotement du Trauma, il a réagi comme un ballon percé, et ses épaules se sont relâchées dans un profond soupir. Les larmes sont venues après la deuxième séquence. J'ai poursuivi jusqu'à ce qu'il se soit complètement calmé. Lorsqu'il a ouvert les yeux, il m'a regardée avec étonnement et m'a donné une accolade en disant : « *Merci !* »

Il m'a parlé des images qui lui étaient venues pendant le tapping, des images horribles du massacre et du simulacre d'exécution, et de la manière dont elles ont perdu leur pouvoir sur lui, et sont devenues diffuses et lointaines.

Et j'ai réalisé que je devais filer vers la porte d'embarquement.

« *Je vous enverrai un courriel !* » Paul a crié derrière moi.

Une semaine plus tard, ce courriel est arrivé :

« Salut Gunilla,

C'est incroyable ! Après le tapotement que vous m'avez fait à l'aéroport, j'ai dormi comme un bébé dans l'avion. Je crois que ça ne m'était jamais arrivé auparavant. Et depuis j'ai dormi toutes les nuits sans consommer d'alcool du tout. Je ne me souviens pas de quand date l'époque où c'était possible. Si quelqu'un m'avait annoncé ce genre de réactions après un traitement comme celui-ci, je ne l'aurais pas cru. Mais vous m'avez convaincu. Je vous suis très reconnaissant de ce que vous avez fait pour moi. Je vais en parler avec mes collègues et ma hiérarchie pour voir si nous pouvons intégrer cela dans notre travail. Merci encore. »

J'ai répondu pour le féliciter de sa résilience et de sa force de guérison. Quelque temps après, Paul m'en a dit plus au téléphone :

« J'ai beaucoup plus d'énergie maintenant. J'écris mes rapports si rapidement que mes supérieurs s'étonnent. Les cauchemars, c'est fini. Cela signifie également que ma femme peut dormir maintenant. Avant elle se réveillait quand je me retournais sans cesse en geignant dans mon sommeil.

Mes humeurs sont beaucoup plus équilibrées. Je ne me mets plus en colère aussi facilement qu'avant, ni au travail ni à la maison. Je peux vous dire que ma femme est très heureuse ! Je me sens comme une mine terrestre désarmée. Je ne suis plus dangereux. Ni pour moi-même, ni pour les autres.

Je n'arrête pas de parler de mon expérience dans mon organisation, et beaucoup s'y intéressent aussi après avoir consulté votre site.

Personne ne peut être un meilleur promoteur du sujet que moi. Si je ne l'avais pas expérimenté, je ne croirais pas possible de se rétablir de cette manière. »

Combiner la TTT avec d'autres approches

Soyez créatif et voyez comment vous pouvez intégrer la TTT aux pratiques que vous utilisez régulièrement. Cela devrait être facile à faire.

Utiliser la TTT avec des thérapies verbales

La plupart des thérapies basées sur l'échange verbal ou thérapies cognitives peuvent s'enrichir d'une technique sensorielle comme la TTT lorsqu'une décharge émotionnelle survient, car elle permet de lâcher, en toute sécurité, les réponses de détresse conditionnées. Une fois la réponse émotionnelle gérée, le système cognitif sera prêt à poursuivre le traitement du problème.

Utiliser la TTT avec l'hypnothérapie

L'hypnothérapie est un bon outil pour ouvrir les portes de l'inconscient et permettre à la personne de trouver les stratégies, les connexions et les solutions qu'elle n'a pas identifiées en réflexion consciente. Il existe de nombreuses façons d'utiliser l'état hypnotique de la suggestibilité, mais elles ont toutes une chose en commun : elles atteignent l'esprit à travers le centre du langage du cerveau. Le fait de combiner ce processus avec la TTT permet d'atteindre l'esprit également par le biais du système sensoriel. Voici quelques idées sur l'utilisation de la TTT en association avec l'hypnothérapie :

En tant qu'induction

Cela permet de gagner beaucoup de temps avec les clients analytiques qui veulent garder le contrôle, en disant :

« On va laisser l'induction hypnotique pour l'instant, permettez-moi plutôt de vous montrer une méthode de relaxation que vous pouvez utiliser comme premiers secours pour vous-même lorsque vous voulez réduire votre niveau de stress ou des émotions déplaisantes. »

Ils sont généralement en transe au bout de dix minutes ou moins.

Au cours d'une session

Parfois, la personne peut déclencher une forte réponse de stress en explorant en transe des événements antérieurs ou réprimés. Dire doucement : « *Je vais maintenant tapoter votre front tandis que nous continuons* » et commencer la procédure de TTT à partir de là. Poursuivre en expliquant ce qui va se passer ensuite pour maintenir le sentiment de sécurité, permet à la session de se dérouler sans avoir à traverser une abréaction, et tout en résolvant le mécanisme sous-jacent.

Au cours de l'entretien préliminaire

Si une réponse émotionnelle est activée lors d'un entretien préalable à la séance, c'est une excellente occasion d'appliquer la TTT. De nombreuses questions essentielles peuvent être éclaicies et le client va passer dans une transe détendue et plus légère, permettant une progression naturelle vers la session d'hypnothérapie.

Intégrer la TTT à une séance de massage

Il n'est pas rare que la détresse émotionnelle soit déclenchée pendant le massage. Pour le professionnel, il est facile d'intégrer la TTT comme faisant partie de la séance pour les aspects émotionnels, puis de revenir aux symptômes corporels.

Utiliser la TTT au cours de la grossesse et lors de l'accouchement

La TTT est un excellent outil pour apaiser le système nerveux et aider les mères, les pères et les bébés pendant la grossesse et lors de la naissance. C'est facile pour la sage-femme ou un proche d'apporter la technique.

Utiliser la TTT en dentisterie

Lorsqu'il y a de l'anxiété lors de soins dentaires, utiliser la TTT sur le fauteuil du dentiste avant l'examen oral mettra la personne à l'aise, atténuera l'anxiété et la perception de la douleur ou de l'inconfort.

Utiliser la TTT pour se libérer d'une addiction

« Le problème n'est jamais le problème. C'est le symptôme de quelque chose de plus profond. »

Virginia Satir, thérapeute familiale visionnaire

Quelle que soit l'addiction, ceux qui en souffrent ont pour la plupart des expériences traumatiques non résolues, non traitées, qui peuvent les mener à la consommation de drogues, d'alcool, de nourriture ou de jeux, sous forme d'automédication. Malheureusement, beaucoup de traitements conventionnels de lutte contre l'abus de drogues se focalisent sur l'addiction en tant que telle, et non sur la raison qui pousse les gens à s'automédiquer.

En coopération avec Stefan Sandström, psychologue expert en toxicomanie, nous avons élaboré un modèle selon lequel se libérer d'une addiction passe en premier lieu par la résolution du stress et des traumatismes sous-jacents. Cela repose sur une intervention directe qui combine la technique de tapotement du trauma et l'auto-Havening auxquels s'ajoutent une compréhension fondamentale des relations qui existent entre par exemple l'acting-out et les flash-back, les positions de vie et les troubles de la personnalité, mais aussi la manière d'appréhender la question de l'attachement et les traumatismes qui résultent de l'abus de substances.

Des centaines de professionnels, dont des travailleurs sociaux, des thérapeutes et des psychologues, ont appris à utiliser ce modèle et constatent qu'ils sont maintenant équipés pour aider leurs patients à faire face à la cause profonde de leur addiction.

« Il y a 35 ans que je travaille dans le domaine de la toxicomanie, en Suède et en Finlande. Très tôt, j'ai réalisé que dans la plupart des cas, c'est le traumatisme émotionnel qui est à l'origine de l'addiction. C'est pour cette raison que je commence par traiter le traumatisme. Les méthodes traditionnelles comme la thérapie d'exposition peuvent fonctionner, mais le risque de subir un nouveau traumatisme demeure. Les techniques de tapotement et de Havening accélèrent la résolution des traumatismes », dit Stefan Sandström.

Praticien certifié de TTT

Lorsque nous enseignons la TTT, nous offrons la possibilité de passer une certification, c'est à dire de faire preuve des compétences que, selon nos normes, un praticien devrait posséder. La certification n'est pas une garantie de la qualité des connaissances et des compétences d'une personne, mais c'est un moyen pour vous de savoir ce qui nous semble important.

Nous ne certifions que les personnes qui ont été formées par une personne de notre réseau. Cela signifie que nous avons une calibration de base des compétences sociales et de l'équilibre émotionnel de la personne lorsqu'elle interagit avec d'autres.

Comme toutes les compétences sont en partie théoriques et en partie pratiques, le processus de certification comporte deux étapes :
1. Vérifiez vos connaissances théoriques en répondant aux questions d'évaluation
2. Vérifiez votre expérience pratique en écrivant un rapport sur le nombre requis de séances clients de TTT

Une fois que vous êtes certifié, vous recevrez un certificat et vous serez également enregistré en tant que praticien « Trauma Tapper » certifié sur notre site internet.

Code éthique

Pour devenir un praticien de TTT certifié, vous devez adhérer à ce code éthique.
1. Bien-être des bénéficiaires
   Le bien-être de votre bénéficiaire est votre préoccupation première à tout moment.

2. La séance de TTT peut être gratuite
   En tant que praticien certifié, vous vous engagez à accompagner les personnes qui en ont besoin même si elles n'ont pas de ressources, dans les limites de vos possibilités.

3. Votre service
   Vous proposerez toujours le service de tapotement du trauma en tant qu'approche complémentaire, comme un outil de premiers secours, indépendamment de tout autre traitement que le bénéficiaire reçoit, tel qu'une thérapie ou des médicaments.

4. Vos compétences et certifications

Vous reconnaissez que certaines compétences sont acquises par certification et certaines seulement par l'engagement, le dévouement et la pratique continue. Il est donc nécessaire que :

- Vous vous engagiez à assumer la responsabilité de vos compétences et certifications et à être clair à ce sujet lorsqu'on vous le demande
- Vous aidiez à partager vos expériences et vos outils avec d'autres
- Vous mainteniez une veille sur la recherche et l'évolution dans le domaine des traumatismes et autres domaines connexes avec un esprit ouvert

5. Guerre et abus

Face à des victimes de guerre et de mauvais traitements, gardez à l'esprit que chaque victime a un état d'esprit que vous prendrez la peine de chercher à comprendre et à respecter. On apprend à un soldat à être fort, une femme ou un enfant abusé peut refuser tout contact physique. Adaptez votre approche à chaque bénéficiaire et à sa situation unique. Lorsque vous traitez des bénéficiaires âgés de moins de 18 ans ou ayant des besoins spéciaux, il peut être approprié de le faire avec le consentement éclairé d'un parent ou d'un tuteur légal si possible.

6. Le tapotement du trauma est gratuit

Incitez toutes les personnes intéressées à apprendre le tapotement du trauma. Encouragez-les à visiter notre site peacefulheart.se et à télécharger les documents gratuits. Indiquez clairement qu'il s'agit d'un outil de premiers secours que chacun peut apprendre et utiliser.

7. Questions à propos de la TTT

Si vous-même ou quelqu'un que vous rencontrez avez des questions sur la TTT, n'hésitez pas à nous contacter, nous sommes ici pour servir, parce que votre intérêt est le nôtre.

Pour le processus de certification, veuillez visiter notre site Web :
peacefulheart.se

Avertissement : le code éthique n'implique pas que chacun des membres possède un niveau particulier de compétences dans un domaine précis ; il est donc important que les utilisateurs s'assurent que la personne avec laquelle ils travaillent est suffisamment compétente. Le réseau PHN fera face à toute infraction au code éthique selon sa procédure disciplinaire et de réclamation interne.

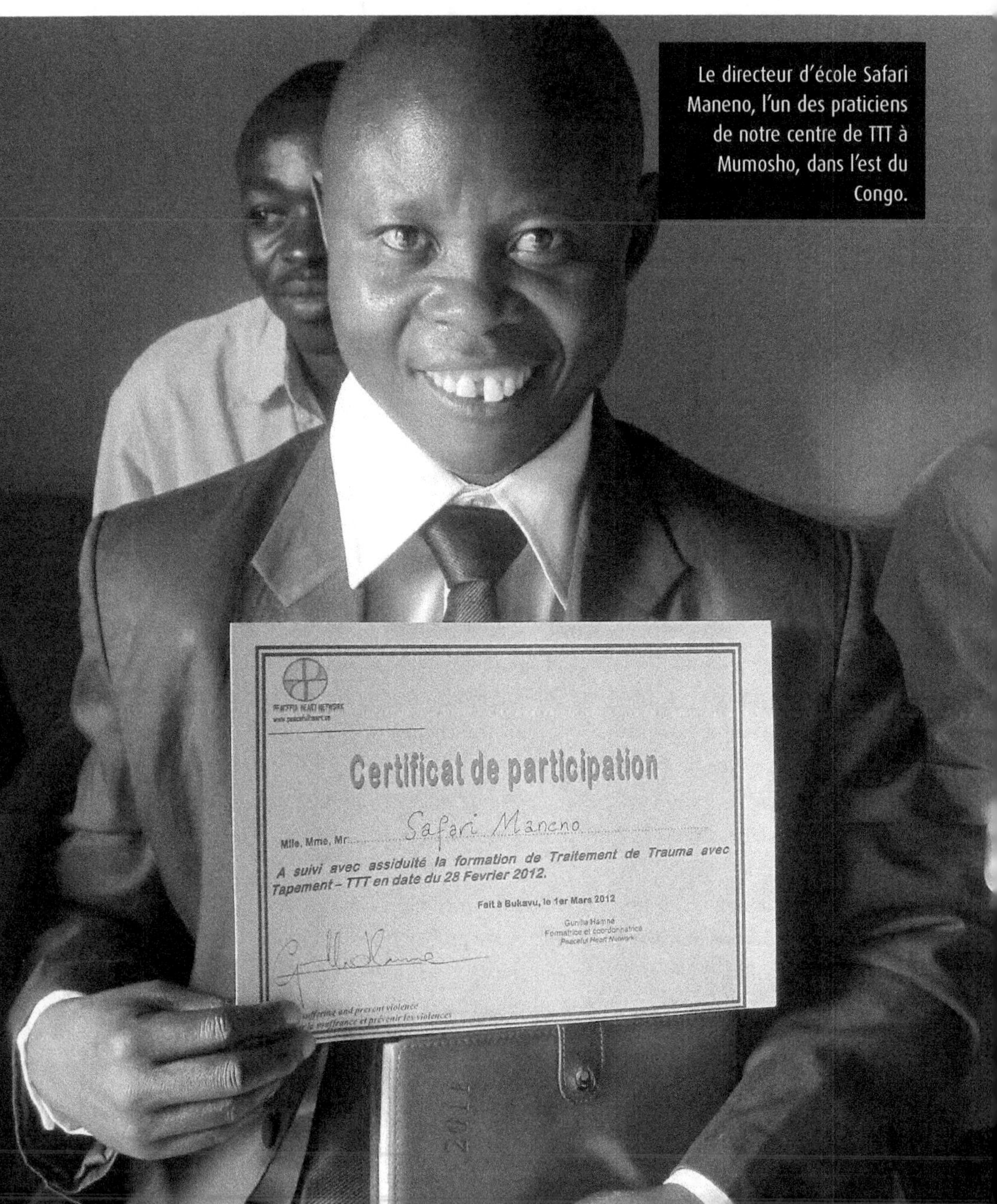

Métaphores de rétablissement

En Afrique et ailleurs, les gens expliquent souvent leur expérience de Trauma Tapping par des mots poétiques. Une de nos métaphores favorites a été racontée par une veuve appelée Marie-Christine lors d'une formation à Kibungo (Rwanda) :

« Je me sens comme si j'avais escaladé une montagne pendant de nombreuses années. Maintenant, je peux enfin m'asseoir et me reposer, et même profiter du paysage en dessous. »

Les métaphores sont très intéressantes du point de vue du rétablissement. Si vous pouvez aider une personne à trouver une métaphore pour ce qui l'inquiète, elle peut parfois trouver une solution aux troubles en modifiant la métaphore.

Par exemple, si une personne dit qu'elle sent sur sa poitrine comme un poids qui l'étouffe, on peut lui demander de quel genre de poids il s'agit. Cela lui permettra de l'explorer et de donner plus de détails, comme *« c'est comme le pied d'un éléphant, mais il ne bouge pas. »* Lui demander *« Imaginez quelque chose qui peut déplacer cet éléphant ! »* peut inciter son esprit créatif à trouver la solution consistant à attirer l'éléphant ailleurs avec un sac d'arachides, puis à imaginer quel sera le ressenti. Cela permettra à son esprit créatif d'imaginer le ressenti du rétablissement d'une manière ludique qui ne peut être arrêtée par des pensées critiques et pragmatiques comme *« Tu ne peux pas simplement éloigner ton anxiété comme si c'était un éléphant, en l'attirant avec des arachides ! »*

Vous serez surpris de la puissance des métaphores dès que vous commencerez à explorer le sujet.

Il existe une métaphore africaine des traumatismes :

« Lorsqu'un homme qui a été chargé par un buffle voit un bœuf noir, il pense que c'est un autre buffle. »

D'autres métaphores que nous avons recueillies auprès de personnes qui expérimentent la TTT :

« C'est comme si un souffle était passé à travers mon esprit. »

« Un fardeau est tombé de mes épaules. »

« C'est comme une anesthésie, je me sens comme si ces problèmes étaient sortis de mon esprit. »

« Je me sens réveillé pour la première fois depuis très longtemps. »

« Si je le fais tous les jours, je pourrai aller jusqu'au ciel sans mourir. »

« J'avais quelque chose de dur dans le cœur. Mais maintenant ça a fondu. »

« Ça fait comme de l'eau coulant dans mon corps maintenant, elle dissout quelque chose qui y était bloqué. »

La métaphore de Jacques

Jacques fut l'un des premiers orphelins à tester le tapotement du trauma au Rwanda. Aujourd'hui il a un master de santé publique. Voici l'histoire de Jacques :

« Avant d'avoir appris le tapotement, je ne pouvais pas penser aux êtres chers que j'ai perdus au cours du génocide. C'était comme d'entrer dans une forêt sombre et redoutable, sans savoir quel type de danger m'y attendait. J'ai évité la forêt parce que c'était trop douloureux. Mais l'éviter signifiait aussi que je ne pouvais pas penser à mes parents et à ma famille. Je me sentais très mal. Parce que vous savez que pour nous, Africains, il est très important de se connecter à nos ancêtres. J'avais donc l'impression de les trahir.

Mais après avoir appris à connaître cette technique de tapotement, les choses ont changé. La forêt est devenue un jardin de fleurs et d'arbres de différentes essences. Dans ce jardin, je peux m'asseoir avec ma famille et avoir le sentiment que nous sommes à nouveau tous ensemble. C'est un véritable soulagement. »

L'agriculteur philosophe

Une autre de nos métaphores de guérison préférées est l'histoire de l'agriculteur taoïste du quatrième siècle av JC, Lao Tseu :

L'agriculteur n'avait qu'une jument, et un jour cet animal s'est sauvé. Les voisins sont venus compatir à sa terrible perte. L'agriculteur a dit : « Qu'est-ce qui vous fait penser que c'est si terrible ? »

Un mois plus tard, la jument est rentrée, cette fois accompagnée de deux beaux chevaux sauvages. Les voisins étaient tout époustouflés par la chance du fermier. « *Des chevaux aussi beaux et forts !* » L'agriculteur a dit : « *Qu'est-ce qui vous fait penser que c'est une chance ?* »

Le fils de l'agriculteur a été désarçonné par l'un des chevaux sauvages et s'est brisé la jambe. Tous les voisins ont été très affligés. Quelle malchance ! L'agriculteur a dit : « *Qu'est-ce qui vous fait penser que c'est mauvais ?* »

Une guerre est arrivée, et tous les hommes valides ont été enrôlés et envoyés se battre. Seul le fils de l'agriculteur, parce qu'il avait une jambe cassée, est resté. Les voisins ont félicité l'agriculteur. « *Qu'est-ce qui vous fait penser que c'est bien ?* » dit l'agriculteur avec un sourire.

Suivre le flux

Une autre histoire taoïste parle d'un vieil homme qui est tombé accidentellement dans les rapides de la rivière conduisant à une chute d'eau élevée et dangereuse. Les témoins craignaient pour sa vie. Miraculeusement, il est ressorti sain et sauf au pied de la chute. Les gens lui ont demandé comment il avait réussi à survivre.

« *Je me suis adapté à l'eau, et non l'eau à moi. Sans y penser, je me suis laissé façonner. Plongeant dans la turbulence, je suis sorti avec la turbulence. C'est comme ça que j'ai survécu.* »

Le diamant en nous

En Kinyarwanda, la langue parlée au Rwanda où notre travail a commencé, *Ikirezi* est une métaphore qui désigne les qualités que nous avons en nous, notre diamant intérieur. Souvent, c'est quelqu'un d'autre qui découvre notre Ikirezi en remarquant une qualité en nous dont nous n'étions pas forcément conscients. L'Ikirezi, ce peut être notre raison d'être. Nous avons souvent besoin du regard des autres pour découvrir ce qu'il y a de plus profond et de plus beau en nous. Il faut dire qu'être réellement vu et entendu est essentiel à nos vies, peut-être le plus important. C'est donc en écoutant les gens qui croisent notre chemin et en recherchant leurs qualités que nous découvrons nos Ikirezis.

Uwembaye Ikirezi Ntamenya Kocyera : nous ne sommes pas nous même conscients de ce qu'il y a de meilleur en nous.

Les vertiges disparaissent

Gunilla :

J'ai traité David, ancien soldat dans le Soudan du Sud. Nous nous sommes rencontrés au cours d'une formation de 200 Militants pour la Paix dans la capitale, Juba. Au cours de la formation, nous avons organisé un atelier sur la TTT, car le traumatisme est un problème énorme au Soudan du Sud après 50 ans de guerre, d'atrocités et d'asservissement.

Après l'atelier, David est venu pour une session individuelle. Nous nous étions déjà rencontrés quelques jours auparavant lorsque je l'avais accompagné au dispensaire parce qu'il souffrait de maux de tête sévères et de vertiges au point qu'il craignait de tomber. En attendant à l'extérieur du dispensaire David a commencé à me faire part de ses expériences durant la guerre : des situations de violence que personne ne devrait subir. Le médecin a finalement reçu David, lui a prescrit du paracétamol et lui a dit de boire plus d'eau. Nous sommes sortis sous un soleil presque brûlant et nous avons traversé la rue pour acheter le médicament à la pharmacie.

Quand David est venu vers moi après l'atelier de TTT, il a dit : *« Lorsque vous parliez des symptômes du traumatisme, je me suis reconnu. J'en ai plusieurs autres. Et honnêtement, j'ai encore une migraine et des vertiges comme l'autre jour. Je pense qu'il s'agit aussi de symptômes liés à mon vécu. Pouvez-vous m'aider ? »*

J'ai demandé à David de s'asseoir sur une chaise dans un bureau où nous pouvions être seuls. Je lui ai demandé de repenser sans insister au pire événement de guerre qui lui revient à l'esprit de façon récurrente. Il a fermé les yeux. Après une séquence de tapotements, sa poitrine s'est dégonflée sur un profond soupir, comme un ballon. Au milieu de la seconde séquence, il a soudainement ouvert les yeux et déclaré : *« C'est parti !!! L'impression de poids dans ma tête est partie. »* Il m'a serré la main avant de partir précipitamment.

Le lendemain, je l'ai vu aller vers la salle de conférence. Il m'a fait signe en criant : *« Fini, les vertiges. Plus de migraines ! Merci ! »*

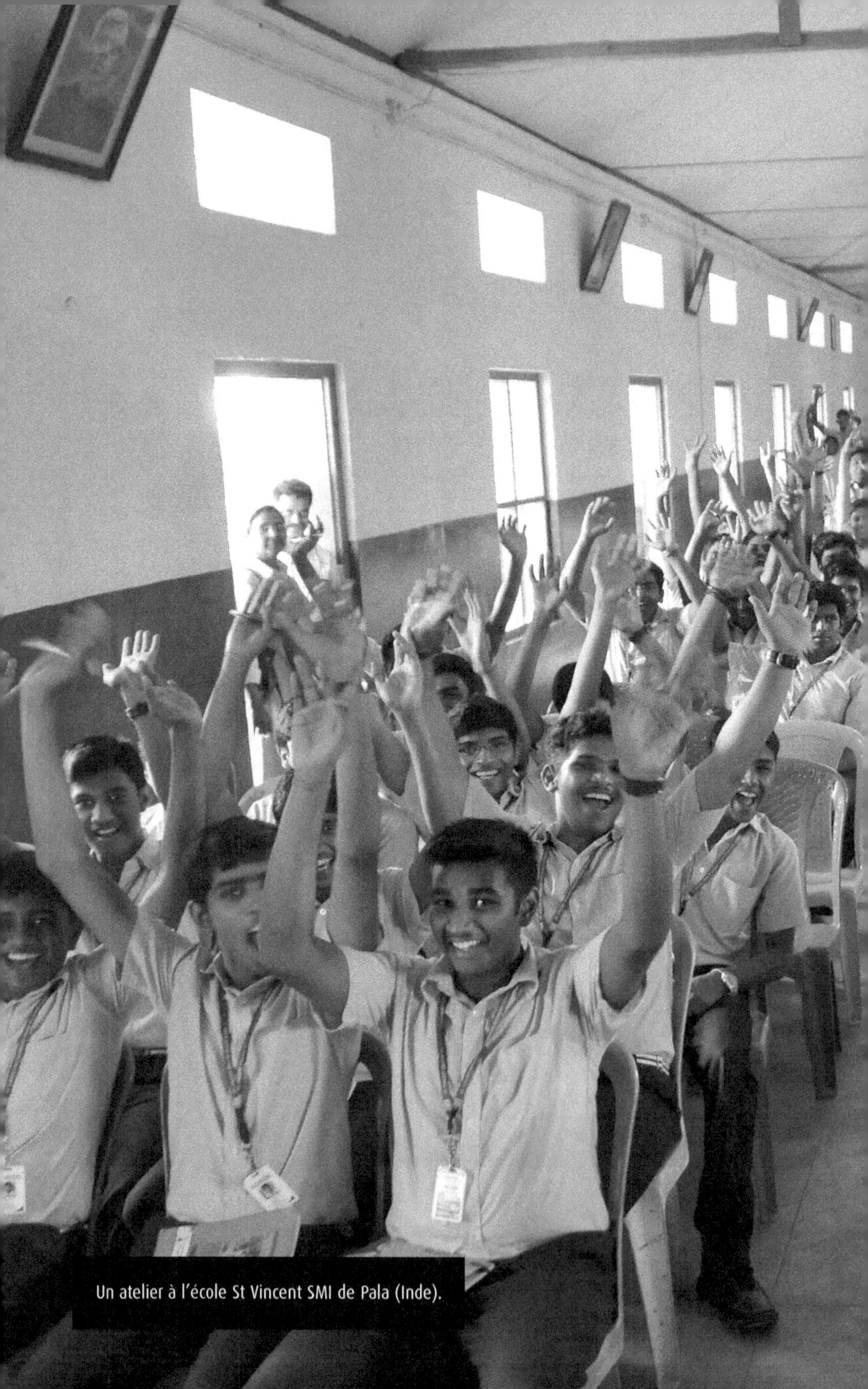

Un atelier à l'école St Vincent SMI de Pala (Inde).

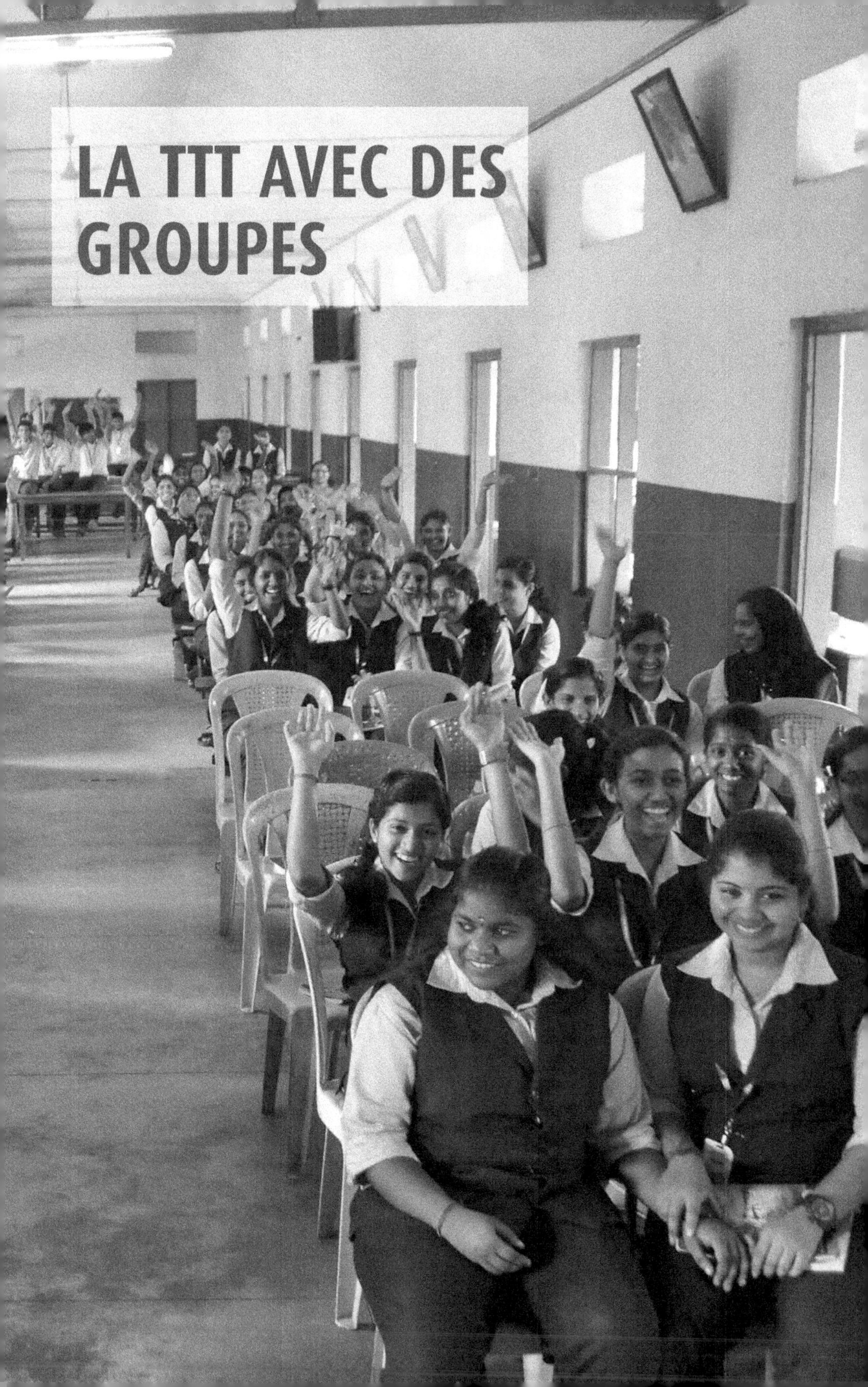

LA TTT AVEC DES GROUPES

La lanceuse d'étoiles de mer

Un matin d'été, une petite fille marche sur une longue plage sinueuse, quand elle voit une étoile de mer échouée qui se tortille en se desséchant au soleil. Elle se baisse, prend délicatement l'étoile par l'une de ses cinq branches et la remet à la mer. La petite fille sourit et poursuit sa promenade sur la plage.

Mais quelques pas plus loin, elle trouve une autre étoile de mer, qui est aussi en train de mourir au soleil. Elle la remet à la mer et elle en trouve une autre, puis encore une autre. Et dès qu'elle en trouve une, elle la remet à la mer.

En arrivant en haut d'une dune, elle reste figée. Ce qu'elle voit en contrebas est aussi stupéfiant que bouleversant. Devant elle s'étalent des centaines, voire des milliers d'étoiles de mer échouées, mourantes. Alors, elle se met à renvoyer à la mer autant d'étoiles que possible, une à une.

Elle est si occupée à sauver les étoiles de mer, qu'elle ne remarque pas que quelqu'un s'est arrêté pour la regarder. Un petit groupe se forme rapidement et certaines personnes la pointent du doigt en riant.

« *Cette petite fille est folle* » dit l'un.

« *Je sais* » dit un autre.

« *Ne sait-elle pas que chaque année des milliers d'étoiles de mer s'échouent sur la plage et meurent ? C'est comme ça !* »

« *Il y a tellement d'étoiles de mer. Elle ne peut rien y changer.* »

La petite fille est tellement occupée à remettre les étoiles à la mer qu'elle ne les remarque même pas. Finalement, l'un des hommes décide que ça suffit et va trouver la petite fille.

« *Fillette* », dit-il, « *il y a des milliers d'étoiles de mer échouées sur la plage. Tu ne peux pas espérer changer les choses. Laisse tomber et va jouer sur la plage avec les autres enfants.* »

La petite fille cesse immédiatement de sourire. Elle prend conscience de l'attroupement et réalise qu'ils se moquent d'elle. Maintenant ils se taisent et attendent sa réponse.

Elle a chaud, elle est fatiguée et elle a envie de pleurer. Elle commence à penser qu'il a peut-être raison. Peut-être qu'ils ont tous raison. Elle a renvoyé des étoiles à la mer pendant ce qui lui a semblé être des heures et pourtant la plage en est toujours recouverte. Comment a-t-elle pu croire qu'elle pourrait changer les choses ? Les bras lui en tombent et l'étoile qu'elle tenait tombe sur le sable brûlant. La petite fille s'en va.

Puis, brusquement, elle s'arrête, revient sur ses pas et ramasse l'étoile de mer qu'elle avait lâchée. D'un grand mouvement du bras, elle la lance aussi loin que possible.

Lorsque l'étoile atterrit avec un plouf, la petite fille se tourne vers l'homme et lui dit avec un grand sourire :

« J'ai fait une différence pour celle-ci ! »

Inspiré par ce geste, un petit garçon sort du groupe et ramasse lui aussi une étoile pour la renvoyer à la mer.

« Et moi, j'ai fait une différence pour celle-là ! » dit-il.

Et petit à petit, toutes les personnes présentes dans la foule, jeunes et vieilles, se mettent à lancer les étoiles mourantes à la mer, criant à chaque lancer : « j'ai fait une différence pour celle-ci ! »

Au bout d'un moment, les voix commencent à s'éteindre. La petite fille en prend conscience et se demande si les gens sont fatigués ou découragés. Alors elle regarde la plage. Et ce qu'elle voit la stupéfie et la bouleverse. Toutes les étoiles ont disparu.

Des années plus tard, une autre petite fille marche sur la même plage. Elle atteint le sommet d'une dune et se fige. Aussi loin qu'elle peut voir, il y a des gens qui lancent des étoiles de mer dans l'eau. Curieuse, elle s'approche d'un homme âgé. *« S'il vous plaît monsieur, pourriez-vous me dire pourquoi tout le monde remet des étoiles à la mer ? »*

L'homme, bien des années auparavant, était ce petit garçon qui, le premier, avait aidé la petite fille à sauver les étoiles de mer. *« Petite fille »* répond-il, *« chaque année, lorsqu'une tempête d'été charrie des milliers d'étoiles sur la plage, toute la ville vient les remettre à la mer. Vois-tu, nous avons appris un été, il y a bien longtemps, que lorsque nous travaillons tous ensemble, nous pouvons réellement faire une énorme différence. »*

Adapté de Loren Eiseley

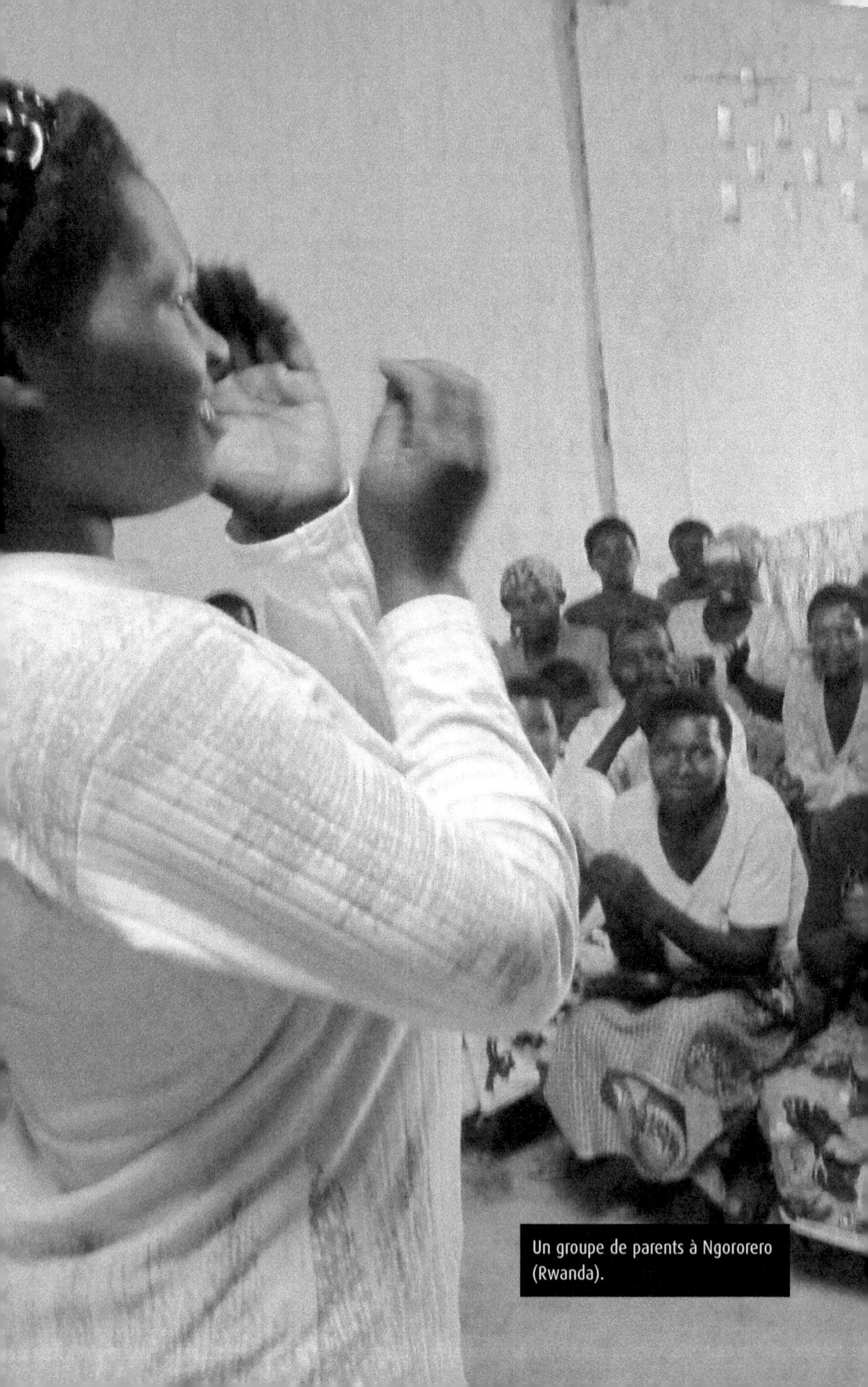

Un groupe de parents à Ngororero
(Rwanda).

Apprentissage et pratique en groupe

« *Assister aux séances de formation dispensées par votre équipe a été une expérience fantastique : l'art de la scène et la musique accompagnent une utilisation simple et judicieuse des techniques de tapotement du trauma.* »

Le révérend José Puthenveed, Kerala, Inde

Dans ce chapitre, vous trouverez des suggestions pour des formations en groupe, y compris des exemples d'explications utiles. Pour être encore mieux préparé, nous vous conseillons, bien sûr, de lire également les autres parties de ce livre. Sur notre site web, vous pouvez télécharger ce manuel et découvrir différentes vidéos sur notre action humanitaire. Il peut paraître étrange qu'il soit possible d'apprendre des techniques de réduction des symptômes des traumatismes en quelques heures seulement. Pourtant, une courte formation peut donner des outils qui permettront de venir en aide à de nombreuses personnes. Nous parlons ici d'une formation de premiers secours contre le stress et les traumatismes émotionnels. Il ne s'agit pas d'une thérapie. Nous pensons qu'il est important qu'un grand nombre de personnes soient en mesure de porter assistance à autrui, comme savoir faire les gestes qui sauvent des vies dans le domaine médical. Ceux qui ont besoin d'une aide supplémentaire pourront l'obtenir auprès de spécialistes lorsque ces ressources seront disponibles. En attendant, la maîtrise de ces techniques simples et efficaces permet de réduire le niveau de stress dans le corps et par là même d'atteindre un état d'esprit plus serein, ancré dans l'ici et maintenant. Encore une fois, il ne s'agit pas de thérapie, mais d'une technique d'ancrage qui, en prime, s'accompagne souvent d'un allègement, parfois très important, de nombreux symptômes du traumatisme.

Notre expérience est qu'après avoir traversé des épreuves dévastatrices, comme des inondations, des guerres ou des incendies, le système nerveux a souvent besoin d'être stabilisé pour pouvoir à nouveau utiliser le plein potentiel du corps et de l'esprit. D'ailleurs très souvent, les sessions individuelles ne sont d'ailleurs pas envisageables.

Voici quelques réflexions de notre collègue américaine Kirstin Miller, qui, avec la TTT et d'autres techniques de gestion du stress, a aidé de nombreuses communautés frappées par les incendies de forêts ravageurs de 2018, chez elle, en Californie. Dans le texte ci-dessous, elle écrit à Festus Adarkwah, travailleur social en Sierra Leone, qui lui demande conseil pour venir en aide aux communautés victimes des inondations et glissements de terrain provoqués par les pluies torrentielles qui se sont abattues sur son pays en 2019.

- « Proposez aux participants la possibilité de faire une expérience de TTT. Cette expérience, à elle seule, leur montrera la puissance et l'efficacité de la technique pour apaiser le système nerveux et évacuer le stress et la souffrance du traumatisme. Faites-en la démonstration à tous ceux que vous rencontrez et demandez-leur de la partager avec tous ceux qu'ils connaissent. Et bientôt, tout le monde aura appris à la pratiquer.
- Soyez présents partout où les gens se rassemblent : dans les écoles, les réunions officielles, les églises, les centres communautaires, les bars, les parcs et chez le coiffeur. La liste est longue. Les actions les plus fortes auxquelles j'ai contribué se sont déroulées sur place, sur un sentier brûlé, dans un parc où les gens déblayaient des décombres calcinés. Bientôt la TTT sera connue de tous et on fera appel à vos services.
- Prenez soin de vous et veillez à la sérénité de votre système nerveux.
- Formez des équipes pour vous soutenir les uns les autres. Attendez-vous à voir et entendre des choses terribles. Libérez-vous de leur impact sur le système nerveux avec la TTT et coopérez avec d'autres équipes. Je ne saurais dire à quel point j'ai apprécié le soutien que j'ai reçu d'Ulf et de Gunilla et de mes autres équipes humanitaires. C'est ce qui me permet de continuer. »

Les avantages de la formation en groupe

La formation en groupe est un très bon moyen de transmettre la TTT. Un groupe peut être constitué de 2, 20, 200 ou même 2 000 personnes. Tout dépend de la situation.

- Apprendre la TTT en groupe permet de ne pas se focaliser sur les problèmes de chaque individu. L'expérience de libération des traumatismes émotionnels est partagée sans que la vie privée de chacun ne soit pour autant exposée.
- La dynamique de groupe permet de voir la réaction des autres et de partager des réflexions. Cela renforce souvent l'apprentissage.
- Former en groupe est aussi un moyen efficace de gérer le temps et les coûts.

De combien de temps disposez-vous ?

L'organisation de l'atelier est fonction du temps dont nous disposons. Enseigner le processus de la TTT en tant que tel prend peu de temps : de 10 à 30 minutes. Mais quand nous avons plusieurs jours, cela nous donne la possibilité de discuter. En même temps, les participants apprennent beaucoup les uns des autres. Dans ce cas, nous nous attardons davantage sur les connaissances théoriques des principes de traitement du stress post-traumatique. Nous enseignons également d'autres techniques comme l'auto-Havening, le Blow Out, le tapotement du gorille et l'auto-massage Do-In (voir Techniques complémentaires). Une formation d'une demi-journée est généralement suffisante pour acquérir des connaissances de base sur les mécanismes du stress et du traumatisme, et maîtriser la TTT pour la pratiquer sur soi et sur les autres.

Informations pratiques pour organiser une formation en groupe

La façon dont nous organisons une formation en groupe dépend bien entendu de l'expérience et des connaissances des participants. Utilisez les connaissances du groupe, demandez aux participants quelles expériences ils ont. Il est essentiel de savoir à quels défis spécifiques le groupe est confronté avant d'offrir des explications ou des suggestions. C'est la raison pour laquelle la deuxième phrase de notre manifeste est : « *Déchaussez-vous et écoutez.* »

Faites en sorte que la formation soit aussi interactive que possible. Encouragez les participants à poser des questions. Nous soulignons que la seule question idiote est celle qui n'a pas été posée. Plus les gens se sentent impliqués, entendus et vus, plus chacun apprendra, y compris vous-même. Rappelez-vous que chaque expérience est légitime pour la personne qui l'a vécue.

Si soignants et soignés participent, assurez-vous que tout le monde soit impliqué dans la formation et dans chaque exercice.

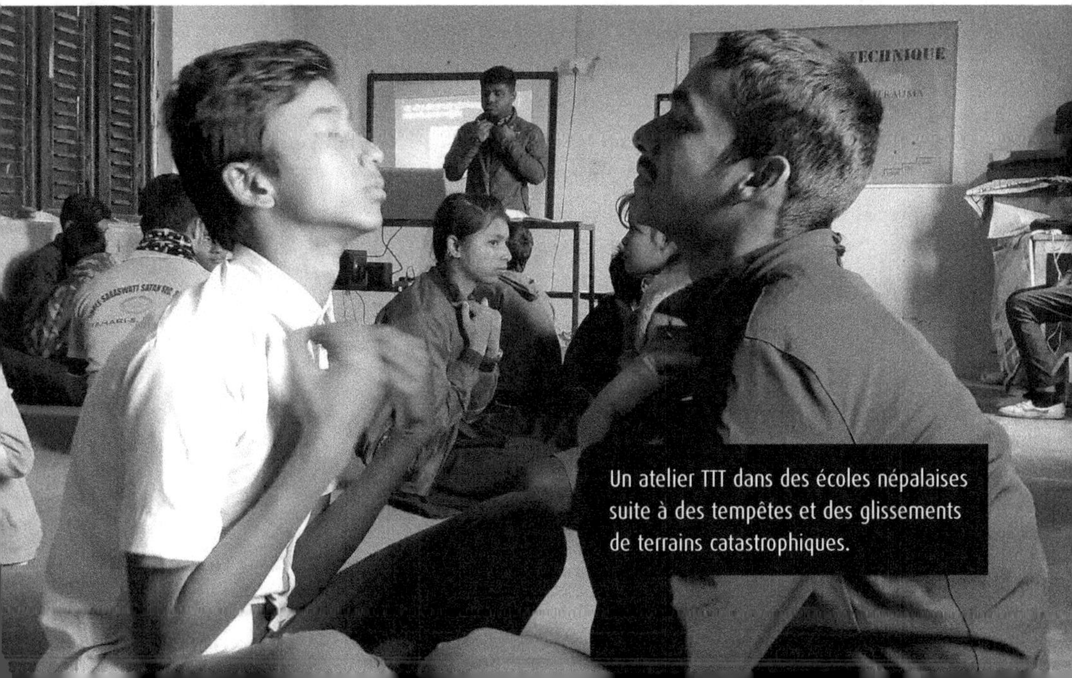

Un atelier TTT dans des écoles népalaises suite à des tempêtes et des glissements de terrains catastrophiques.

N'oubliez pas d'encourager chacun à prendre soin de lui-même. Sauver le monde commence par se « sauver » soi-même. Mahatma Gandhi disait : « Soyez le changement que vous voulez voir dans le monde. » Une partie de ce changement consiste à ériger des barrières saines et prendre soin de soi-même. Quand on oublie son propre bien-être, on risque l'épuisement, le burn-out. Nous utilisons souvent l'expression rwandaise « turikumwe » qui signifie : nous sommes dans ce monde ensemble.

Une formation en groupe peut se dérouler comme suit :
1. Tout le monde se lave les mains ou utilise un gel désinfectant.
2. Les participants et le(s) formateur(s) se présentent.
3. Présentation des techniques de premiers secours pour se libérer des tensions du stress et du traumatisme.
4. Les participants sont invités à partager leurs expériences de stress et de traumatisme émotionnel.
5. Pratiquer la TTT.
        A. TTT en auto-assistance.
        B. TTT pratiquée sur une autre personne, à tour de rôle.
6. Les participants sont invités à partager leur expérience de la TTT.
7. Discussions en petits groupes sur comment mettre ces enseignements en pratique.
8. Evaluation.

1. Les participants et le(s) formateur(s) se présentent

Nous demandons aux participants de se présenter et de dire en quelques mots ce qu'ils attendent du séminaire. Il peut être judicieux de prendre des notes pour vérifier, en fin de formation, si celle-ci a répondu aux attentes. Le démarrage est donc un peu lent, mais cela permet de souder le groupe, et chacun se sent vu et entendu. La présentation et les attentes peuvent être exprimées de façon très simple, comme par exemple : « Je m'appelle Jean. Je travaille avec des enfants dans un centre de soins et je voudrais les aider à retrouver leur calme lorsqu'ils sont stressés ou angoissés. Je voudrais également savoir comment gérer mon propre stress et celui de mes collègues. »

2. Présentation des techniques de premiers secours pour se libérer des tensions du stress et du traumatisme

Voici deux exemples de présentation de la formation :

La version courte :

« Nous partageons ces techniques parce qu'elles sont très efficaces et faciles à apprendre. Elles peuvent vous aider à apaiser votre corps et votre esprit et vous pouvez les utiliser pour vous même et pour aider les autres. Aucune connaissance préalable n'est nécessaire. »

La version longue :

« Le stress et le trauma sont aussi invisibles et contagieux qu'un virus ou une bactérie. Ils peuvent être transmis de la mère à l'enfant, du père à la famille, de la famille à la communauté, de la communauté à la nation. Plus nous sommes stressés, plus nous répandons notre stress sur les autres. D'un autre côté, plus nous sommes sereins, plus nous transmettons notre sérénité aux autres. La bonne nouvelle est qu'il existe des moyens efficaces de réduire le stress et les symptômes de trauma. La TTT (Technique de Tapotement du Traumatisme) est une méthode pour s'aider soi-même que nous avons créée en coopération avec des spécialistes du traumatisme, des psychologues, des psychiatres ainsi que des survivants de stress et de traumatisme. La TTT est issue de la TFT (Thérapie du Champ Mental, en anglais Thought Field Therapy), qui est également basée sur le tapotement. Au fil des années, on estime que plus de 150 000 personnes vivant dans des régions malmenées du monde ont bénéficié de la TTT, à travers des formations dispensées par des collaborateurs du réseau « Peaceful Heart Network », dans plus de trente pays, dont le Rwanda, le Congo, le Soudan du Sud, la Sierra Leone, l'Ouganda, le Kenya, l'Inde, le Cambodge, la Grèce, le Royaume-Uni, l'Allemagne, les États-Unis et la Suède et les pays francophones.

La TTT et les autres techniques que nous présentons ici agissent sur la santé mentale. Elles sont enseignées à des professionnels et à des survivants : elles sont faciles à apprendre, efficaces pour réduire les symptômes du stress et du traumatisme, elles n'ont pas d'effets secondaires, sont gratuites et ne nécessitent pas l'usage de la parole.

Nous voulons que vous réalisiez que vous avez là, au bout de vos doigts, un outil pour aller mieux, un don beaucoup trop précieux pour être relégué aux oubliettes. Transmettez-le. Partagez-le avec d'autres. »

Parlez de vous-même. Racontez votre propre expérience de la TTT, et comment elle vous a aidé, vous et ceux que vous connaissez.

Voici venu le moment du premier exercice. Expliquez que la respiration est un moyen très simple de contrôler le système nerveux et travaillez ensemble la respiration de type alpha et thêta (voir le chapitre « Techniques complémentaires »).

3. Les participants sont invités à partager leur expérience de la TTT

- Que se passe-t-il lorsque vous êtes stressé et comment cela se manifeste-t-il chez vous ?
- Que faites-vous habituellement pour réduire le stress ?

Voilà le type de questions que nous posons pour engager les participants et les amener à réfléchir à leurs propres expériences du stress et du traumatisme, et au fait que le stress peut se manifester de différentes façons. Si l'atelier s'adresse à des professionnels de la santé ou à des intervenants psychosociaux, abordez aussi bien leur expérience que celle de leurs bénéficiaires. Nous réagissons tous différemment. Soyez bref. Si possible, écrivez sur un tableau la liste des symptômes mentionnés par le groupe. Voici quelques exemples de symptômes que donnent généralement les participants : « J'ai souvent mal à la tête », « Je m'isole », « Je me fâche facilement », « Je perds l'appétit », « Je n'arrive pas à dormir. »

Demandez aux participants ce qu'ils font habituellement pour réduire leur stress. Certains évoqueront peut-être la danse, d'autres la marche, la prière, le sommeil, l'amitié, ou bien encore la musique, la natation ou le sport.

Suggérez-leur d'ajouter la TTT à ce qu'ils font déjà. Certains avoueront peut-être qu'ils ont recours à l'alcool et aux drogues, qu'ils fument ou se suralimentent. La TTT est un moyen sûr et efficace d'évacuer le stress face à ces envies irrépressibles.

Il est très utile d'expliquer les mécanismes du stress (voir notre Seau de Résilience). Le stress en tant que tel n'est pas une mauvaise chose. C'est un mécanisme de survie qui nous aide à mobiliser nos forces et nous permet de combattre ou de fuir le danger. A court terme, un stress élevé est une réponse saine face à la menace, et il est supposé disparaître avec elle. Cependant, il arrive que nous restions bloqués dans cette réaction de stress, ce qui peut se traduire par des symptômes négatifs dans notre corps comme dans notre esprit.

4. Pratiquer la TTT

Montrez les points de tapotement sur vous-même, sur un dessin ou un tableau noir, blanc ou un paperboard.

La TTT en auto-assistance

Assurez-vous que tout le monde se lave les mains ou utilise un gel désinfectant.

1. Avant de commencer le tapotement, demandez aux participants de se connecter légèrement à une pensée désagréable et de lui donner une note sur une échelle de 0 à 10, 10 représentant l'intensité la plus forte.
2. Pour guider les participants dans la pratique du tapotement sur soi-même, vous pouvez, soit les accompagner en faisant une démonstration sur vous-même, soit les inviter à suivre l'une des vidéos disponibles sur les sites peacefulheart.se ou selfhelpfortrauma.org.
3. Après les deux séquences, demandez aux participants ce qu'ils ont observé et ressenti. Invitez l'un d'eux à vous rejoindre pour mener avec vous la série suivante, debout face au groupe. Souvent, en voyant que l'un des leurs a déjà appris comment faire, le groupe se sent plus motivé. Là encore, invitez à la réflexion une fois le tapotement terminé.

Effectuer le tapotement sur une autre personne

Pour montrer comment pratiquer la TTT sur une autre personne, demandez un volontaire. Montrez comment s'asseoir, côte à côte, pas l'un en face de l'autre, pour tapoter. Faites comme si vous ne vous connaissiez pas et, un peu comme sur une scène de théâtre, présentez la TTT en expliquant au volontaire ce à quoi il peut s'attendre.

Quand vous proposez la TTT à quelqu'un, vous pouvez commencer par la faire sur vous-même, en lui demandant de vous imiter. Cela lui donne une idée et lui permet de sentir les points. Dites-lui qu'il peut fermer les yeux s'il le souhaite. Pendant la démonstration, demandez aux autres participants de vous accompagner en se tapotant eux-mêmes. Demandez-leur ensuite de pratiquer le tapotement sur un autre participant. S'il y a plusieurs formateurs, ils peuvent circuler entre les participants et proposer leur assistance si nécessaire. Concrètement et simplement, voilà ce que vous pouvez faire :

Assurez-vous que tout le monde se soit lavé les mains ou ait utilisé un gel désinfectant.

1. Demandez aux participants de s'asseoir de manière à ce que la personne qui exécute la TTT puisse suivre vos instructions.

2. Dites-leur que vous allez les guider pas à pas, et demandez-leur de rester silencieux.

3. Dites-leur de se présenter à leur partenaire et de montrer les points sur eux-mêmes comme vous l'avez fait précédemment.

4. Dites-leur de demander à leur partenaire de se connecter légèrement à quelque chose qui le préoccupe, et de donner un nombre de 0 à 10 pour décrire à quel point cela le perturbe (0 = pas du tout et 10 = énormément).

5. Dites-leur d'inviter leur partenaire à fermer les yeux s'il le souhaite.

6. Tapotez-vous et prononcez les points à haute voix pour que ceux qui exécutent la TTT puissent vous suivre.

7. Après deux séquences de tapotement, demandez-leur de rester un moment assis, sans bouger, et de poser à leur partenaire les questions suivantes :

    « Quel changement remarques-tu ? »

    « Est-ce que c'est mieux ou moins bien ? »

    « Quel nombre de 0 à 10 mettrais-tu maintenant sur ce qui te préoccupe ? »

    « Est-ce que tu veux que je continue le tapotement ou est-ce que c'est bon ? »
    S'il est satisfait, serrez la main du partenaire en disant « Félicitations. »

Quand ils ont terminé, demandez-leur d'intervertir les rôles et de recommencer pour que chacun ait pu avoir l'expérience d'être tapoteur et tapoté. Demandez-leur d'attendre que tous soient rassemblés avant de partager ce qu'ils ont vécu.

5. Les participants sont invités à partager leur expérience de la TTT

Quand tout le monde est à nouveau réuni, invitez-les à faire part de leurs observations et réflexions. En général, l'effet est valorisant et dynamisant.

Vous pouvez poser des questions comme :

« Qu'avez-vous remarqué ? »

« Tapoter sur soi-même, être tapoté ou tapoter sur une autre personne, en quoi est-ce différent ? »

6. Discussion en petits groupes sur comment mettre ces enseignements en pratique

Maintenant que les participants savent comment pratiquer la TTT, il est primordial de les aider à l'intégrer dans leur vie de tous les jours et à l'utiliser sans tarder. Pour favoriser l'échange et la réflexion, il nous paraît utile de les répartir en petits groupes de 3 à 5 personnes. Les questions qui leur sont posées sont :

- Comment intégrer la TTT dans leur vie quotidienne ?
- Comment intégrer la TTT au travail et au sein de leur communauté ?
- Est-ce que quelque chose les empêche d'utiliser la TTT ?

Nous leur donnons environ 20 minutes pour explorer ces questions avant de partager leurs conclusions avec le grand groupe.

Suggestions pour utiliser la TTT dans la vie quotidienne :

- Faire un tapotement avant de s'endormir aide à trouver de l'apaisement par rapport aux événements de la journée. Le sommeil en sera probablement plus serein.
- Faire un tapotement au réveil peut nous aider à gérer nos rêves même si nous ne nous en rappelons pas.
- Faire un tapotement quand nous sommes angoissés.
- Faire un tapotement quand nous nous sentons heureux pour renforcer ce bonheur, nous y ancrer.

7. Evaluations

Nous demandons généralement aux participants de nous faire part de leurs réactions pour évaluer la formation et la technique. Il peut s'agir de quelques phrases sur un morceau de papier. Cela nous permet de nous améliorer et il nous arrive de les utiliser pour donner envie à d'autres de participer à nos formations.

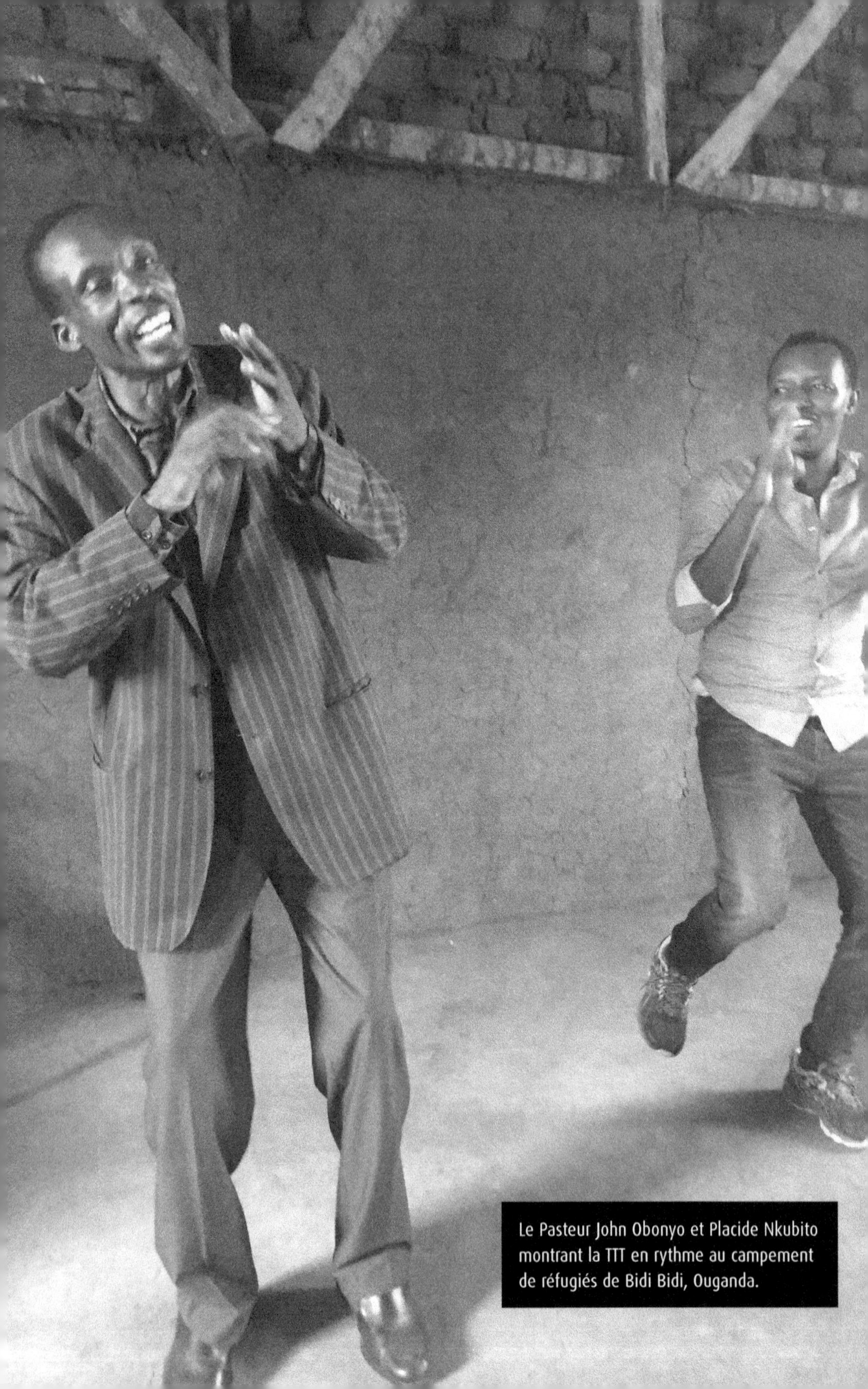

Le Pasteur John Obonyo et Placide Nkubito montrant la TTT en rythme au campement de réfugiés de Bidi Bidi, Ouganda.

Le poème somatique

Ce poème est spécifiquement conçu pour travailler avec des groupes, avec des gestes et des mots soigneusement choisis pour activer un état d'esprit où le changement est possible. Il peut être utile lorsque la TTT est enseignée et appliquée à un groupe.

On le déclame tous ensemble, sous forme d'appel et de réponse. Tout le monde suit le leader.

Imaginez. Imaginez une pluie (les bras vers le ciel)
Imaginez une pluie apaisante qui tombe sur votre tête (on touche sa tête)
Qui lave votre tête, également à l'intérieur (on touche sa tête)
Qui lave vos images (on touche ses yeux)
Vos sons (on touche ses oreilles)
La douleur dans votre cœur (on touche sa poitrine)
Les charges sur vos épaules (on touche ses épaules et les côtés des bras)
Et qui emporte tout au sol (on se penche vers le sol)
Alors… vous faites un pas en avant (on fait une enjambée théâtrale en avant)
Et un autre (encore un grand pas en avant)
Vous laissez les fardeaux derrière vous

la combinaison du mouvement physique et des mots parlés ou chantés constitue une double activation. Le voir faire en est une troisième. En faisant un pas en avant, vous nettoyez votre passé et le laissez physiquement derrière vous avant de commencer le tapotement.

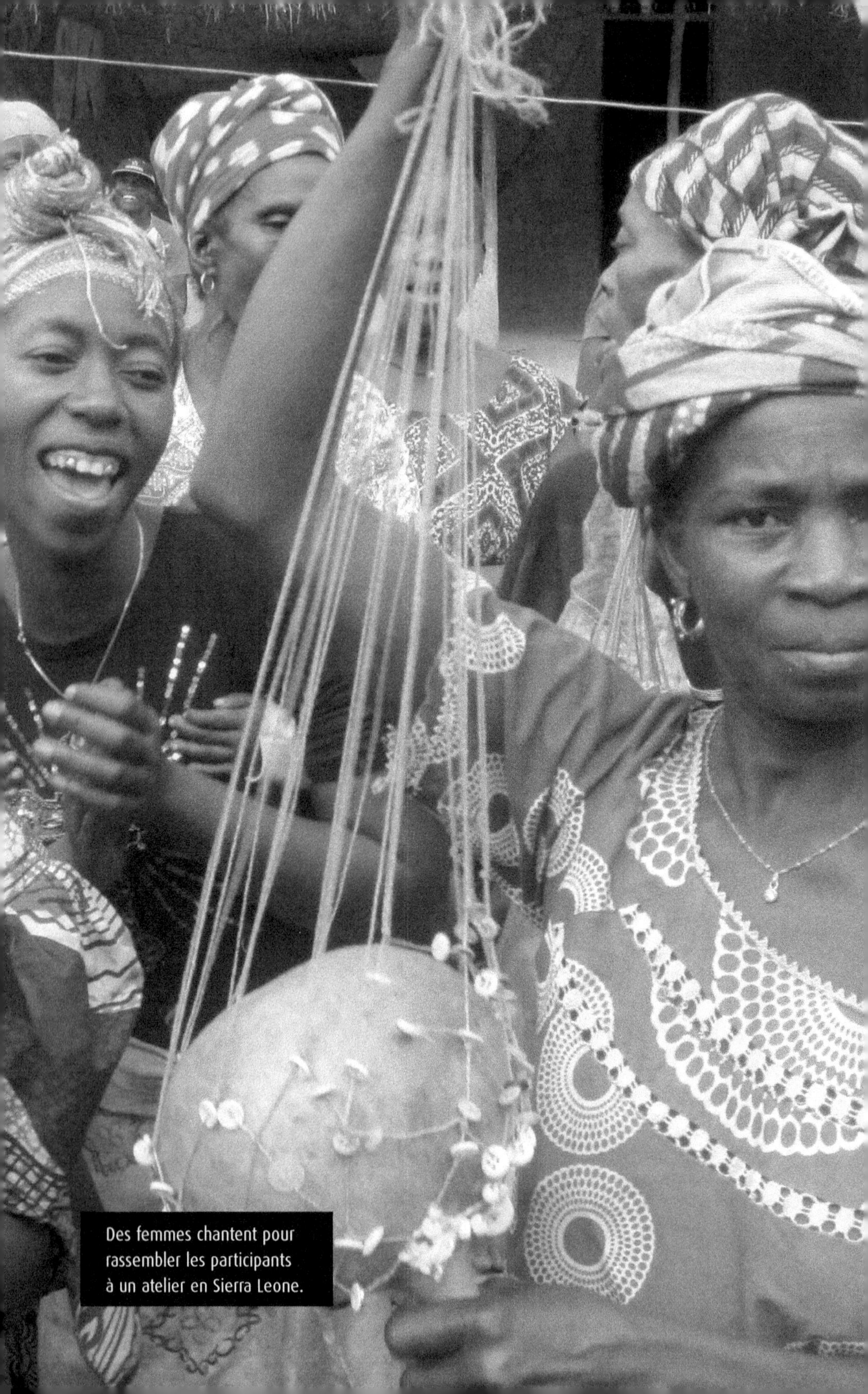

Des femmes chantent pour rassembler les participants à un atelier en Sierra Leone.

La TTT avec le chant et avec la danse

En Sierra Leone, nous avons constaté pour la première fois à quel point le tapotement du trauma pouvait facilement s'adapter aux modes traditionnels de guérison, par la danse et le chant. La combinaison de la TTT avec la musique et la danse rend le tapotement encore plus efficace. La musique et la danse ouvrent la connexion entre les deux hémisphères du cerveau et la « porte » de l'inconscient où les mémoires sont stockées. La danse apporte souvent la transe, et la transe est le chemin vers l'inconscient.

Pour guérir les traumas de guerre, danser et chanter peut ne pas suffire. Mais avec le tapotement ou autres interactions similaires, l'impact est plus profond. Pour beaucoup, la musique et le chant facilitent aussi la mémorisation de la séquence de tapotements. C'est ce qui s'est produit en Sierra Leone :

Une chanson de la TTT de Sierra Leone

Gunilla :

Il est déjà midi et il fait chaud lorsque nous arrivons dans le village de Woama, dans le sud de la Sierra Leone. Nous sommes accueillis par la femme-chef portant une belle robe à fleurs, avec un drapé du même tissu autour de la tête. Elle est grande et fière :

« *How di bodi ?* » elle nous accueille à Kriol avec une poignée de main ferme et demande nos noms en nous regardant droit dans les yeux.

Peu après, tout un groupe de femmes arrive en chantant avec des voix haut perchées en s'accompagnant avec des maracas de calebasses et des crécelles faites de mâchoires animales. Elles nous font faire le tour du village, chantant et dansant pour rassembler les femmes pour la réunion sous un grand noyer de kola. D'autres femmes nous rejoignent, beaucoup ont fait trois à quatre heures de marche pour venir des villages voisins. Elles sont finalement 150. Elles font toutes partie des « Peace Mothers » (Mères de la Paix) initiées par Fambul Tok, une organisation qui rassemble les gens pour la réconciliation par des moyens traditionnels, comme le rassemblement sous l'arbre du village ou autour du feu, pour parler, échanger des idées et régler les conflits.

Nous avons été invités en Sierra Leone à faire du tapotement du trauma parce que le trauma est un problème majeur depuis la « Guerre des diamants de sang » (Blood Diamond War) qui a dévasté le pays et traumatisé la population entre 1991 et 2001. Le nom indique que les revenus tirés des mines de diamants et d'or ont entretenu le conflit. C'est l'équivalent de ce qui se passe aujourd'hui dans l'est du Congo. Selon les statistiques, 80 % de la population a fui son foyer et est devenue réfugiée. De nombreux enfants ont été utilisés comme soldats dans les groupes rebelles.

Les blessures intérieures sont toujours là, mais les gens semblent désirer la réconciliation et des moyens de nettoyer les souvenirs des atrocités passées. Il y a une volonté manifeste de changement.

Le personnel de Fambul Tok nous a présentés aux femmes :

« Nos amis sont venus vous offrir quelque chose pour la paix dans votre cœur. »

Une fois la procédure de tapotement du trauma terminée, quelqu'un a commencé une mélodie et, en quelques minutes, une chanson a été composée pour permettre de mémoriser facilement la séquence des points à tapoter. Un tambour, un bidon et une maraca de calebasse nous ont rejoints et nous avons tous poursuivi le tapotement du trauma en chantant quelque chose comme : *« sous l'œil, sous le nez… nous tapotons… puis nous respirons, respirons… »* dans la langue locale.

Nous étions tous en transe, chantant, dansant, tapotant et riant !

Après cela nous étions tous en nage. Une femme-chef s'est exclamée : *« Je me sens heureuse, heureuse, heureuse ! »* en tendant les bras au ciel. La première chanson de tapotement du trauma était née.

La TTT en chanson au centre de réadaptation des enfants soldats.

Gunilla :

Je marchais dans la rue principale de Bukavu avec notre collègue Germando Barathi. Le soleil brillait et les voitures et les taxis louvoyaient entre les nids de poule de la route de poussière rouge.

« Est-ce que ça ne serait pas bien d'avoir une chanson sur la TTT ? »
a demandé Germando.

« Quelle excellente idée !" ai-je répondu, avec mon expérience toute fraîche de la manière dont la TTT avait été mise en chanson en Sierra Leone.

« Tout le monde aime chanter ici au Congo. Ce sera plus facile de se souvenir du tapotement du trauma. »

« Je vais en écrire une aujourd'hui », promit-il.

Nous avons décidé de nous retrouver le lendemain au centre de réadaptation des enfants soldats où Germando travaillait, pour nous entraîner.

Germando répétait déjà sa chanson de la TTT lorsque j'ouvris le portail de métal rouge et entrai dans l'enceinte du centre de réadaptation. Certains des anciens enfants soldats l'avaient rejoint. La chanson était simple et facile à mémoriser. Nous avons formé un cercle et nous avons commencé à suivre Germando tout en tapotant et chantant encore et encore. L'un des garçons a couru chercher un tambour. Finalement, les jeunes connaissaient suffisamment les paroles et les gestes pour que nous puissions les filmer. Vous pouvez voir le résultat sur notre site internet.

Nous avons utilisé cette chanson à de nombreuses reprises depuis, en particulier pour les formations, mais en utilisant la vidéo lors des conférences afin de montrer des moyens de diffuser la TTT. Nous avons également trouvé de nouveaux moyens de développer la combinaison de tapotement du trauma et de la musique.

Nous avons encouragé les musiciens à composer des chansons de tapotement du trauma, et de nouvelles chansons ont été créées depuis. En Afrique, comme ailleurs, les gens aiment chanter. Nous n'avons jamais entendu personne dire « *Je ne sais pas chanter* » là-bas, contrairement à ce qui arrive souvent en Suède. Par conséquent, les chansons de tapotement du trauma sont attrayantes et donnent de bons résultats. Un autre collègue, Ajing Chol Giir, a fait une chanson pendant une formation que nous faisions au Soudan du Sud. Il l'utilise pour diffuser la TTT dans les communautés de langue Dinka. Après avoir commencé à utiliser la chanson, Ajing a écrit :

« *Tous les enfants chantent la chanson ainsi que les alcooliques dans les bars du coin. Ils sont eux aussi traumatisés.* »

Bien que cela fasse plus de 21 ans à l'heure où nous écrivons, 28 % de la population souffre encore de symptômes de trauma. Au Rwanda, Dieudonné Munyanshoze et John Bizimana ont composé une chanson intitulée *Le bout des doigts guérit le trauma* pour diffuser le message selon lequel le rétablissement est possible. Dieudonné est l'un des chanteurs les plus populaires du Rwanda et participe souvent à différentes cérémonies de commémoration du génocide. Vous trouverez ces chansons sur notre site.

City of Joy (Cité de la Joie) – Un grand moment dans ma vie

Ulf :

Sans aucun doute, j'ai vécu l'un des moments les plus mémorables de ma vie de musicien et praticien de la TTT lors de notre visite à la Cité de la Joie à Bukavu. C'est le projet de l'activiste légendaire, auteure de théâtre et défenseuse des droits de la femme : Eve Ensler. 90 jeunes femmes survivantes de sévices sexuels, dont beaucoup avec des enfants nés du viol, s'y voient accorder l'asile pendant six mois. Durant cette période, elles peuvent guérir physiquement et mentalement, apprendre un métier, recevoir des soins et apprendre à connaître leurs droits.

A l'entrée, il y a un grand vagin peint autour de la porte. L'idée originale d'Eve Ensler lorsqu'elle écrivit les *Monologues du Vagin*, maintenant célèbres, était de se concentrer sur la partie la plus meurtrie de l'anatomie féminine. Elle était convaincue que personne ne les prendrait au sérieux, mais ils comptent maintenant parmi les pièces les plus jouées au monde et ont généré des millions de dollars pour ses projets comme la Cité de la Joie.

Pour une fois, nous n'avons pas pu documenter notre atelier car les caméras ne sont pas autorisées dans la Cité de la Joie, ce qui est bien compréhensible vu la situation et le vécu des femmes qui s'y trouvent.

Nous sommes accueillis par 45 jeunes femmes dans un grand demi-cercle de chaises ; elles font leur salut spécial, claquant les mains six fois au rythme de 3+3, puis les tendant « pour vous », puis 3+3 fois en gardant les mains « pour moi. » Ce salut est si puissant que nous l'avons adopté depuis lors pour tous nos ateliers.

Ce qui a suivi a été l'atelier de tapotement du trauma le plus intense et le plus ouvert d'esprit que j'aie vécu. Nous avons fini en testant notre Poème Somatique comme cadre pour l'enseignement de groupe. Nous avons ajouté à notre répertoire complémentaire de libération des techniques telles que le Blow Out pour la colère refoulée et l'auto-massage Do-In pour l'équilibre corps-esprit. Finalement, j'ai sorti mon piano et nous avons fait une séance d'appel-réponse où elles étaient tellement synchronisées que nous avons fini par appeler et répondre en dansant frénétiquement jusqu'à un état de calme puissant et plein d'énergie. C'était une façon formidable de conduire une formation de groupe, d'autant plus que l'interaction musicale est connue pour activer davantage le cerveau humain que toute autre activité, créant un état d'esprit plein d'énergie.

« Les femmes à la Cité de la Joie pratiquent la Technique de Tapotement du Trauma pour leur rétablissement. L'impact du tapotement du Trauma est efficace, édifiant, et la réalité le prouve. Les résultats se trouvent dans les témoignages de femmes qui se remettent de l'impossible. La TTT, entre autres approches que nous utilisons à la Cité de la Joie, répond aux préoccupations des femmes qui ont vécu l'enfer.

Il ressort des témoignages des femmes de la Cité de la Joie que lorsque cette technique est appliquée "l'espoir et l'énergie reviennent, et de nombreux changements apparaissent". Certaines femmes, épuisées avant la pratique, sont d'avantage prêtes à prendre des initiatives au sein du groupe et sont enthousiastes à l'idée d'administrer la même technique à d'autres personnes traumatisées dans le besoin. »

Christine Shuler Deschryver, directrice de la Cité de la Joie

106

Créer une chanson de TTT

Voici des éléments pour créer une chanson qui peut être utilisée pour enseigner et s'entraîner à la TTT.

La prise en charge de groupes par la TTT est assez unique. Il existe peu, voire pas, d'autres moyens de traiter les traumas avec un grand nombre de personnes simultanément. Faire cette technique en musique la rend plus simple à suivre, simple à mémoriser et agréable. En préparant une chanson de TTT, gardez à l'esprit que la TTT est basée sur une séquence : connecter, tapoter, respirer, tapoter et respirer une deuxième fois.

Voici la séquence que nous proposons pour une session de TTT en chanson.

1. **Connectez-vous**

    Activez un état d'esprit en lien avec les symptômes et / ou à ce qui peut les avoir causés. Il n'est pas nécessaire de plonger profondément dans l'émotion – Connectez-vous juste légèrement.

2. **Tapotez**

    Pratiquez la TTT en tapotant avec deux doigts (sur soi-même ou sur quelqu'un d'autre) sur les 14 points, environ 15 fois par point.

3. **Respirez**

    Prenez deux respirations profondes, avec l'expiration plus longue que l'inspiration.

4. **Répétez le tapotement et respirez**

    Répétez les étapes 2 et 3 une fois. Il est essentiel d'appliquer la technique au moins deux fois.

Lorsque vous mettez la TTT en chanson, vous pouvez choisir si la chanson s'accompagne d'une démonstration visuelle du chanteur montrant les points de tapotement, ou si le texte de la chanson décrit les points au fur et à mesure.

Envisagez également d'intégrer le plus grand nombre possible d'actions d'appel et de réponse, elles créent une synchronisation au sein du groupe qui les répète.

Poème et chant lors d'une session

En quelque sorte, il est nécessaire de se connecter individuellement à chaque émotion destinée à être traitée. Le Poème Somatique que nous avons composé à cet effet s'est montré très efficace (voir Poème Somatique de Connexion). Poème somatique (configuration) + tapotement + respiration + tapotement + respiration.

Nous recommandons un dispositif d'appel et de réponse, où le chanteur / leader se tapote d'abord, puis demande à la foule de le suivre.

Tapotez sur votre point de karaté, ou sur le côté de votre main, en utilisant deux doigts

Maintenant tapotez sur vos sourcils, là où ils rejoignent votre nez, en utilisant deux doigts

Maintenant tapotez sur l'os, sur les côtés de vos yeux

Maintenant tapotez sur l'os, sous vos yeux

Maintenant tapotez sous votre nez

Sur votre menton

Sous les clavicules sur le haut de la poitrine

Sous votre bras

Sur votre petit doigt, au bout de l'ongle, sur le côté

Sur votre annulaire, au bout de l'ongle, sur le côté

Sur votre majeur, au bout de l'ongle, sur le côté

Et votre index, au bout de l'ongle, sur le côté

Et votre pouce, au bout de l'ongle, sur le côté

Et de nouveau sous vos clavicules

Maintenant prenez une inspiration profonde, retenez votre souffle une seconde, et expirez lenteeeement.

Reprenez de nouveau la séquence complète (tous les points).

A la fin, le poème somatique peut être répété pour permettre à chacun de se connecter à la pluie purifiante et de faire deux pas dans le futur.

Des idées qui peuvent être utiles

Montrez les gestes en les faisant. Les mains peuvent être jointes comme dans la prière, à partir de la poitrine, puis inspirez en étirant les bras en l'air, puis abaissez les mains et les bras sur les côtés, comme en nageant.

L'inspiration et l'expiration peuvent être soutenues par la voix ou un instrument qui monte et qui descend la gamme.

Des mots bienvenus à inclure dans la chanson :
- TTT
- Le rétablissement est possible
- Le rétablissement du trauma est possible, peut-être plus facile que vous ne le pensez ?
- Vous pouvez vous aider vous-mêmes
- Vous pouvez aider les vôtres

En évoquant les symptômes, ceux qui ne comprennent pas comment le trauma peut se manifester vont peut-être s'y intéresser. Cela peut également faire partie du Poème Somatique, ou d'une section de rap :
- Lorsque vous avez des maux de tête ou que vous ne pouvez pas dormir
- Lorsque vous vous sentez seul et que vous avez peur
- Lorsque votre cœur bat fort et que votre estomac brûle

Si la chanson est utilisée dans une zone où il y a des conflits, il peut être utile d'inclure des aspects des parties en conflit. Est-il possible d'inclure un artiste invité de chacun des côtés d'un conflit en cours ?

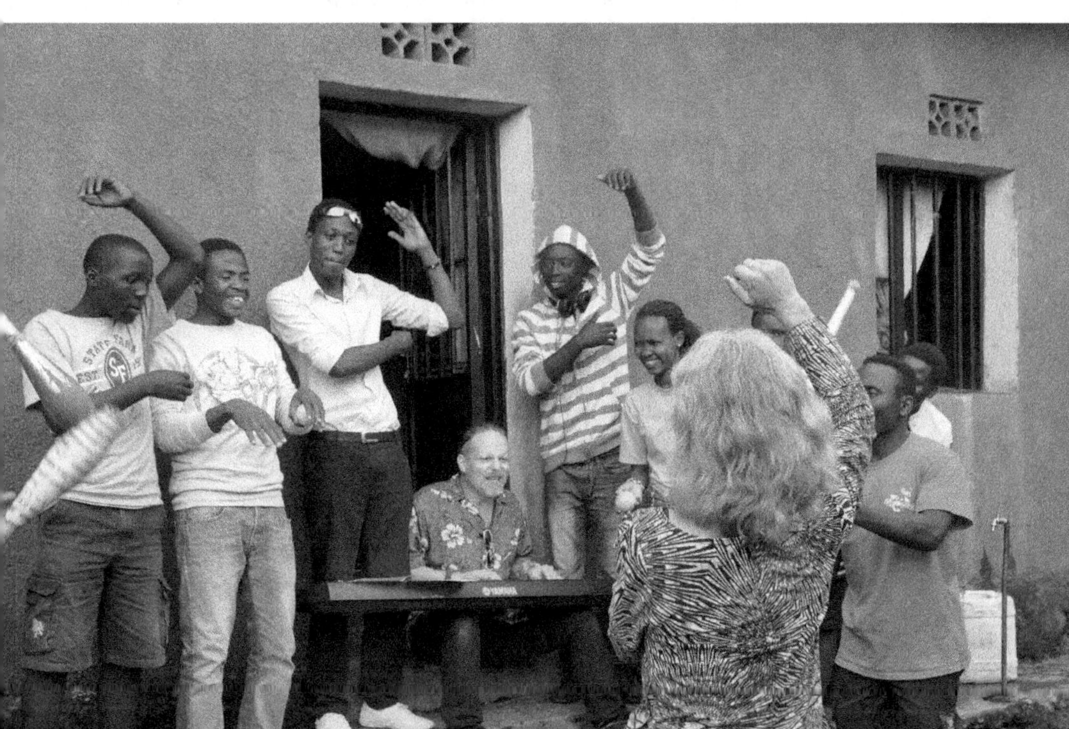

Vocalises et tapotement

Marie Bergman est une musicienne et compositrice suédoise bien connue.
Depuis toujours elle utilise la musique comme instrument de guérison. Au fil des
ans, elle a développé différentes façons de combiner le ton naturel de la voix à
d'autres techniques de guérison, l'une d'entre elles est le tapotement.

Marie Bergman explique :

« Je combine souvent le Tapotement du Trauma aux vocalises, l'effet que
j'obtiens est profond.

La vocalise consiste à faire des sons sans prononcer de mots. Le son, tout
comme le toucher du tapotement, peut nous aider à créer un équilibre dans
notre système nerveux.

La vocalise est plus facile que le chant, elle est spontanée et axée sur la façon
dont la tonalité est ressentie intérieurement, plutôt que sur le son externe. Le
son est de l'air qui se déplace, et les tonalités sont créées par la respiration
naturelle. Vous inspirez activement pendant que l'estomac, l'abdomen et la poitrine se gonflent, puis, lorsque vous expirez, vous dites « Humm » ou « Aaaa »,
sans aucune pression. En quelque sorte, vous surfez sur les sons en expirant.

La vocalise se fait sans effort, et si on se connecte sciemment à la ligne mé-
diane du corps en faisant ressortir la tonalité, on obtient un formidable effet de
résonance. Si vous prononcez un « Aaaa », laissez le menton tomber et détendez
les muscles de la mâchoire. Trouvez un ton qui n'exige aucun effort.

Lorsque je donne un exercice de Tapotement, je trouve qu'il est agréable de
terminer la session par une tonalité calme ou lente tout en tenant la main de la
personne. Parfois, je vocalise en direction du plexus solaire de la personne, ou
je me tiens derrière elle et je vocalise vers sa poitrine, son cou et ses épaules. Le
corps entier peut transmettre des sons : la peau, les tissus, les os et les fluides
transmettent les vibrations. Notre corps est constitué d'au moins 75 pour cent
de fluides.

Lorsque vous vocalisez pour une personne, vous pouvez l'associer à une
bonne intention comme « Je te souhaite bonne chance », cela peut être « Je me
souhaite bonne chance » si je le fais pour moi-même.

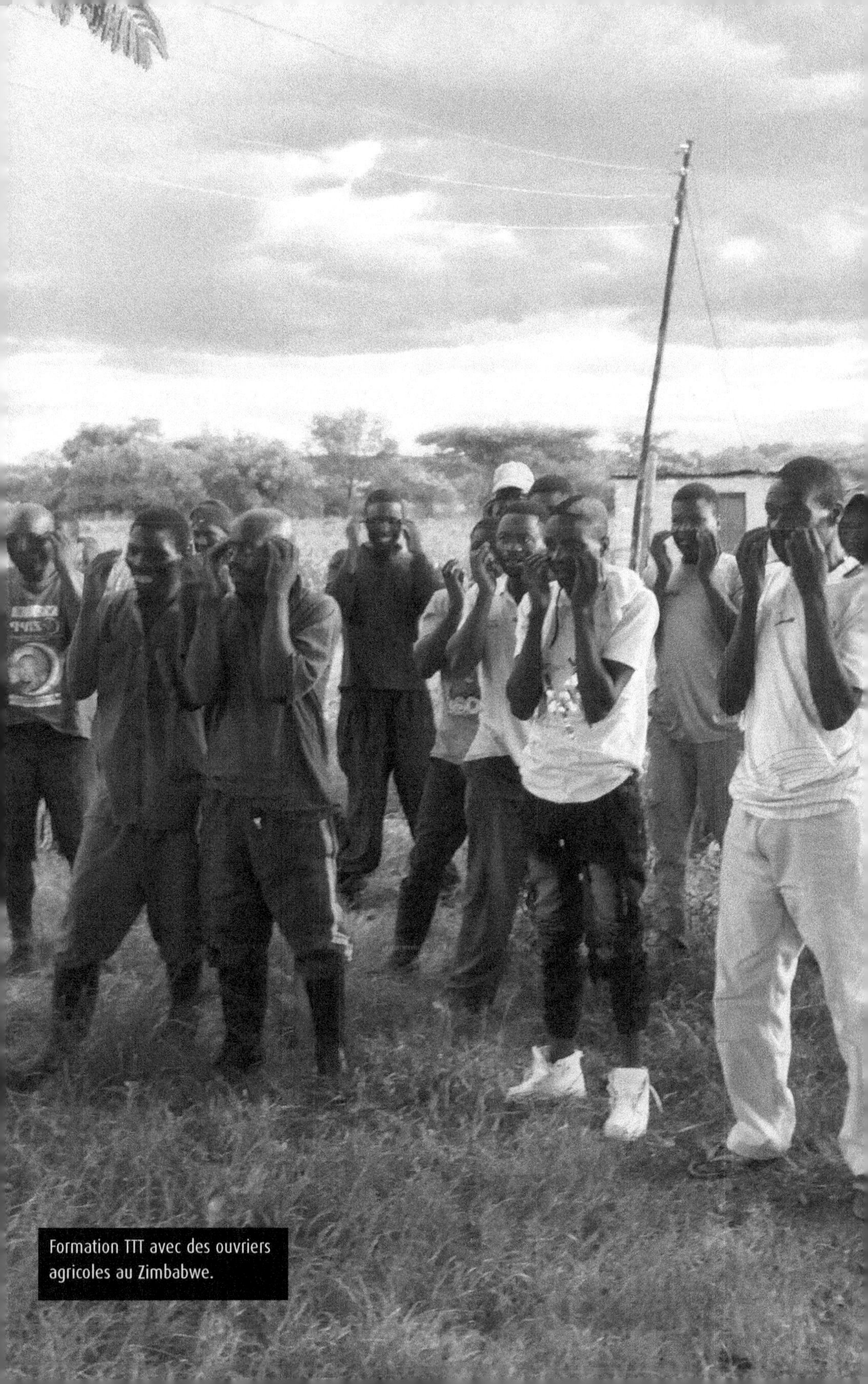

Formation TTT avec des ouvriers agricoles au Zimbabwe.

Fatumeh, une survivante de la violence sexuelle

Fatumeh a participé à la Cité de la Joie à une formation de groupe où une chanson de TTT a été répétée plus de dix fois. La partie remarquable de son histoire, en plus du rétablissement, est qu'elle a été traitée par le processus de répétition de la chanson et de la gestuelle incluant le tapotement du trauma.

« *Tout cela s'est produit il y a dix ans. Nous étions à la maison, mes parents et mes trois plus jeunes sœurs. J'avais alors 14 ans. Après le diner, nous sommes allés dormir comme d'habitude, mais cette nuit-là, le village a été attaqué par des soldats. Ils sont venus chez nous et ont tué ma mère, mon père et mes trois sœurs sous mes yeux. Ils ne m'ont pas tuée, mais ils m'ont emmenée dans la forêt et m'y ont gardée quatre nuits. Ils m'ont violée, et lorsqu'ils ont eu fini ils m'ont juste laissée là, inconsciente.*

J'ai a été sauvée par un berger qui est venu faire paître ses vaches là où j'étais. Il m'a amenée dans un centre de santé au village voisin. Ils ont essayé de me soigner, mais j'avais perdu la raison. Je vivais dans mes souvenirs comme une folle. Ils m'ont envoyée à la clinique psychiatrique de Goma. J'ai eu des médicaments pour me calmer et je me suis sentie un peu mieux pendant un certain temps. Mais peu après je suis redevenue folle. Ils ont également constaté que j'étais enceinte. Après la naissance de l'enfant, j'étais vraiment mal en point. Je ne pouvais pas allaiter. En fait, je ne voulais pas voir l'enfant, je détestais ce bébé né de la violence.

Pendant plusieurs années, j'ai fait des séjours intermittents en clinique. Avec et sans traitements, mais les cauchemars se poursuivaient. J'ai fait tellement de crises de démence. Je ne m'en remettais pas.

Un jour, mon enfant est rentré de l'école en disant que les enfants l'avaient maltraité parce qu'il avait un père ennemi et une mère violée. Je me suis mise dans une telle colère que je lui ai jeté une grosse pierre à la tête. Vous savez, j'aurais pu le tuer lorsque je l'ai entendu dire ça. Je pensais que ce que je ressentais était la faute de l'enfant. Je me suis dit :

« Cet enfant est de l'homme qui a tué mes parents et mes sœurs. Je ne veux pas de lui ! »

Il me rappelait tout ce qui était arrivé de mauvais. J'étais pleine de haine envers lui, envers moi-même et le monde entier. Vous savez, j'étais malade depuis si longtemps. Je vivais dans le cauchemar de ce qui s'était produit quelque soit le traitement que je suivais.

Même samedi dernier, ici à la Cité de la Joie, je courais à travers le complexe, en déchirant mes vêtements, en criant et en battant les autres. Je ne savais pas ce que je faisais.

Mais hier, pendant cette formation à la TTT quand vous avez dit :

« Avec cette technique, vous pouvez vous aider vous-même », j'ai pensé : « J'ai reçu tant de traitements et rien ne m'a aidée. Si avec cette technique je peux m'aider, j'essaie ! Et sérieusement ! »

C'est ce que j'ai fait. Après avoir fait le tapotement et appris la chanson de tapotement, c'était comme si un vent me traversait et enlevait toutes les mauvaises choses à l'intérieur de moi. Ce qui était gelé en moi a commencé à fondre.

La nuit qui a suivi la formation, j'ai bien dormi, si bien que quelqu'un a dû me réveiller le matin. J'ai eu l'impression de me réveiller dans un monde nouveau. Maintenant je me sens bien pour la première fois depuis très longtemps. La lourd poids que je portais dans ma tête est parti. Je vois les choses avec d'autres yeux maintenant.

Je sens même que je peux aimer mon enfant. Je me battrai pour le droit de ces enfants, comme mon fils qui n'a pas de père, à être acceptés comme n'importe quel autre enfant dans notre société. Je veux travailler à l'instauration de la paix dans notre pays. Je vous remercie de nous avoir apporté cette technique ! Nous l'offrirons aux autres. »

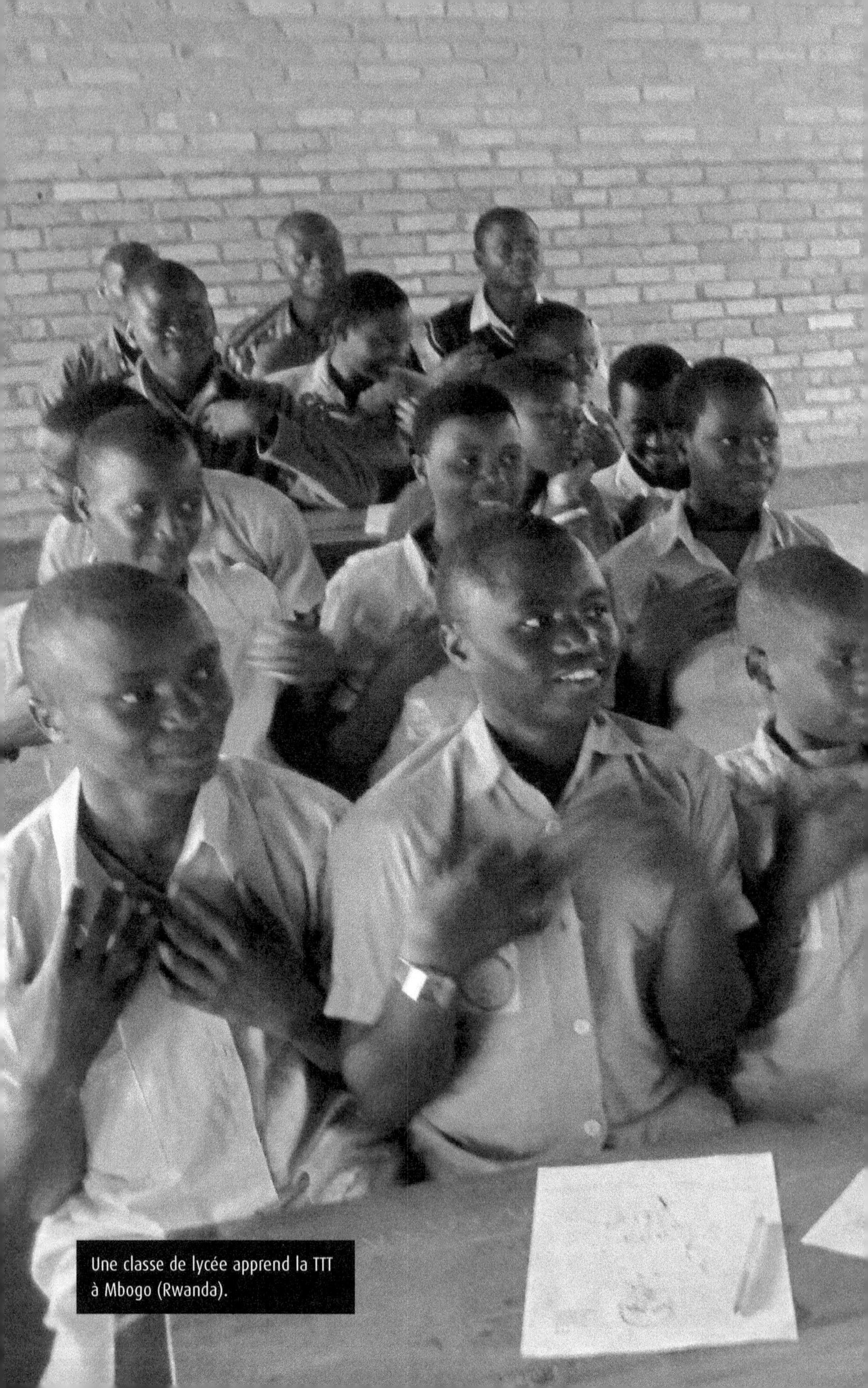

Une classe de lycée apprend la TTT à Mbogo (Rwanda).

La beauté invisible de la TTT

La plus grande ignorance est de rejeter quelque chose que vous ne connaissez pas.

Notre expérience est que de nombreuses organisations humanitaires et institutions de santé pensent que le stress post-traumatique est difficile à guérir et demande un traitement au long cours ou une médication individuelle.

Nous voyons une réalité différente où le pouvoir de sortir des traumas d'une manière simple et efficace, même avec un grand nombre de personnes à un niveau national, est pleinement possible et peut être géré par les membres de cette communauté ou nation.

Jusqu'à présent, nous n'avons pas trouvé de méthode qui puisse remplacer ce que nous avons pu faire avec la TTT – tant individuellement qu'avec de grands groupes, au-delà des barrières linguistiques et en musique. Il existe d'autres méthodes qui permettent de se rétablir du stress post-traumatique, et certaines sont plus étroitement liées à la TTT que d'autres (voir : Les Traitements de l'Etat de Stress Post-Traumatique). Elles ont toutes beaucoup en commun, même s'il existe des différences importantes, principalement la manière dont la technique est mise en place, enseignée et diffusée. La plupart de ces différences sont expliquées dans le chapitre « L'évolution de la TTT. »

Voici les principales raisons pour lesquelles nous préférons enseigner et former à la TTT :

- **La capacitation :** nous voulons donner un outil aux personnes qui en ont besoin et leur faire comprendre qu'elles peuvent s'aider elles-mêmes, et aider leur famille, leurs amis et leur communauté. Elles peuvent transmettre la TTT. Elles peuvent devenir la personne qui aide au lieu de rester la victime qui attend une aide qui n'arrivera peut-être jamais.
- **La simplicité :** la TTT est assez simple à mémoriser, même pour une personne traumatisée. Même pour une personne qui n'est peut-être jamais allée à l'école. C'est pourquoi nous maintenons la simplicité. Peut-être pourrions-nous la rendre encore plus efficace pour certaines personnes, mais au risque d'atteindre moins de personnes qui en ont besoin. La simplicité est une bonne chose. Nous obtenons des résultats plus que suffisants.
- **La communication :** dans des pays comme le Congo, où il y a plus de 450 dialectes, tout élément de thérapie verbale doit passer par ce goulet d'étranglement. Les réfugiés qui arrivent dans d'autres pays avec un vécu traumatisant ont du mal à trouver un soutien psychologique dans leur propre

langue. Ce n'est pas le cas avec la TTT. La quantité de traduction nécessaire pour communiquer la technique et /ou conduire un atelier de groupe est minime. Elle est si minime qu'un artiste mime peut le faire. Imaginez.

- **La démultiplication** : vous pouvez facilement atteindre de nombreuses personnes. Nous avons simulé une situation où nous formons 40 personnes dans un camp de réfugiés et leur demandons de former et tapoter 5 personnes chacune, en en atteignant ainsi des centaines en très peu de temps.

- **La formation et la pratique en groupes** : imaginez-vous être capable de proposer une session et une formation à un groupe de 10 à 200, ou autant que dans un stade, peut-être des milliers, en même temps. C'est possible avec la TTT parce qu'il n'y a pas de contenu : La méthode ne nécessite pas de parler de l'expérience et du traumatisme spécifiques de chaque personne – elle est axée sur l'accès aux sentiments et leur résolution.

- **Des exigences minimales** : les seuls coûts liés à la diffusion de la TTT sont le transport, la nourriture et l'eau. C'est une technique qu'on peut transmettre dans n'importe quel environnement. La TTT a été enseignée à des arrêts d'autobus, dans le métro, sous les arbres, dans des écoles, en salles de conférence, sur des bateaux et dans des restaurants.

- **La transférabilité** : la TTT est simple, demande un faible niveau d'instruction, d'expérience et de langue et il n'y a pas de coûts ou d'autres exigences, ce qui nous permet de diffuser la TTT à l'aide de calendriers imprimés, de vidéos (par exemple sur Youtube), d'affiches, de dépliants, de chansons, de danse et même en utilisant un mégaphone.

La magie de la capacitation

« Le meilleur moyen de vous retrouver est de vous perdre au service des autres. »
Mahatma Gandhi

Nous avons enseigné la technique du tapotement des traumas à de nombreuses personnes qui étaient auparavant considérées comme des victimes : par exemple, les femmes survivantes de violences sexuelles dans l'est du Congo où le viol est utilisé comme arme de guerre.

Etre traitée comme une victime et intérioriser ce concept peut être dévastateur pour l'estime de soi d'une personne. Lorsqu'on cherche de l'aide auprès d'une organisation locale ou internationale ou d'un hôpital, il est souvent nécessaire de répéter l'histoire de ce qui s'est passé, à maintes reprises, en approfondissant les voies neurologiques de cette identité. Finalement, l'identité de la victime devient juste ça : être victime.

Quand on apprend une technique comme la TTT, ces choses peuvent changer radicalement. Soudainement, les victimes peuvent non seulement se prendre en charge elles-mêmes, mais aussi aider d'autres personnes qui ont besoin de soulager leur système nerveux des douleurs de certains souvenirs. La possibilité d'aider les victimes à prendre en charge les autres est l'une des principales raisons pour lesquelles nous faisons ce travail. La capacitation à aider les autres renforce souvent votre propre processus de guérison. Aider les autres, c'est s'aider !

Lors d'un atelier de TTT à Bukavu, dans l'est du Congo, Chantal, une des femmes participant à un projet de microcrédit, nous a raconté son histoire : elle avait fui son village vers Bukavu lorsque son mari avait été tué. Bukavu était devenu une sorte de camp urbain de réfugiés : tous les jours des gens arrivaient avec l'espoir de trouver un lieu plus sûr. Différents groupes armés rendaient la vie insupportable aux habitants des campagnes. Par la force des armes, les rebelles et les soldats pillaient et tuaient et, surtout, ils violaient les femmes et les filles pour désintégrer la société.

Après l'atelier de TTT, Chantal a déclaré :

« Nous qui n'avons rien, qui vivons comme des rats dans des maisons avec des toits percés et à peine assez de nourriture pour nos enfants – nous sommes devenus des guérisseurs ! Pas même à l'hôpital nous n'avons trouvé cette sorte de traitement. Nous sommes fiers de pouvoir nous aider nous-mêmes, et d'autres, à régler les problèmes que tant d'entre nous portent en soi. »

Faire de la TTT une routine quotidienne

Essayez d'intégrer la paix du coeur au quotidien. Nous suggérons d'inclure la TTT dans les réunions. Ajoutez-la en pratique collective ! La technique ne prends que dix minutes et les résultats toucheront toutes les personnes présentes. Elle peut être proposée à la messe, comme routine du matin à l'école ou à tout moment dans une réunion habituelle.

Au Kenya, notre collègue John Njoroge a commencé à faire de la TTT avant les répétitions de sa chorale et a remarqué que la qualité du chant s'était améliorée.

Nabino Bahamanywa est le directeur d'un établissement universitaire de Bukavu. Après avoir personnellement expérimenté la façon dont la TTT a libéré le stress post-traumatique de son vécu dans la zone de conflit du Congo, il l'a ajoutée à l'emploi du temps des élèves et des enseignants en tant qu'exercice quotidien le matin. Au bout de trois semaines, ils ont remarqué que les niveaux de bruit et d'agression avaient considérablement diminué, tandis que les niveaux d'apprentissage s'étaient améliorés.

La technique du pasteur John

John Obonyo est un pasteur originaire du Sud-Soudan, déchiré par les conflits. En 2016, des rebelles ont attaqué son village et tué un grand nombre de ses voisins. Les gens ont fui par centaines jusqu'à ce qu'il ne reste plus que quatre personnes, dont le pasteur John. Il prit sa moto et traversa la frontière vers l'Ouganda.

« Je suis maintenant coordinateur des églises pentecôtistes du Soudan dans le camp de réfugiés de Palorinya, en Ouganda. Après une formation de TTT à Koboko, ma femme m'a demandé pourquoi j'avais l'air si différent. Je lui ai demandé si c'était un impact positif ou négatif qu'elle voyait. Elle a dit que j'avais l'air plus paisible que jamais. Elle se plaignait depuis longtemps que j'avais toujours l'air en colère. Pour la première fois, j'avais un visage paisible, m'a-t-elle dit. Je lui ai dit que j'avais découvert un secret. J'ai commencé à lui parler de la TTT. Je lui ai demandé de me suivre pendant que je me tapotais. En réalisant le tapotement, des larmes coulèrent de ses yeux. Comme nous continuâmes, elle commença à bailler constamment. Je lui ai demandé pourquoi elle pleurait et baillait autant. Elle a eu l'air étonnée et m'a dit qu'elle ne savait pas. Je lui ai demandé comment elle se sentait, elle me répondit qu'elle avait ressenti un grand changement pendant ces courts instants. Elle avait l'impression que son cœur était serré auparavant, mais maintenant elle se sentait très bien, son cœur était serein et apaisé.

Maintenant, nous considérons la TTT comme un divertissement, comme un jeu. Même mes enfants de cinq ans la pratiquent très bien. Ma famille ne souffre plus de traumatismes grâce à la TTT.

A la suite de ces bonnes expériences en famille, j'ai voulu étendre ces services dans mon église. Pour minimiser les frais de déplacement, j'ai choisi d'utiliser la messe du dimanche car, en fait, nous nous retrouvions à l'église. J'ai enseigné la TTT à tous mes paroissiens et il y a eu beaucoup de témoignages. Dorénavant, j'utilise le dernier dimanche de chaque mois pour enseigner la TTT. Je l'ai apportée à d'autres églises, et il y a eu beaucoup de témoignages touchants. »

La radio est un excellent moyen de toucher les gens dans les zones où le transport est un réel défi en raison du mauvais état des routes et de l'accès limité aux transports publics ainsi qu'aux voitures. Le pasteur John a pu lancer une émission de radio pour diffuser la TTT dans le camp de réfugiés de BidiBidi, où séjournent plus de 800 000 Sud-Soudanais.

La TTT dans les prisons rwandaises

Des milliers de responsables du génocide de 1994 se trouvent en prison. Ces prisonniers souffrent de traumatismes, tout comme leurs victimes, ce qui engendre des problèmes pour leur réadaptation et leurs possibilités de réintégration dans la société. Beaucoup de survivants et d'agresseurs ressentent encore des sentiments de haine et de rancœur. Le soutien a été orienté vers les survivants, car rares sont ceux qui veulent travailler avec les assassins se trouvant en prison. Ces prisonniers sont enfermés ensemble avec les cauchemars et les visions obsédantes de ce qu'ils ont fait. Pour certains, il leur est même difficile de reconnaître leurs crimes lors des procès, ce qui entraîne des peines encore plus longues et un sentiment de désespoir.

Le personnel des services pénitentiaires rwandais a indiqué qu'il ne disposait d'aucun outil pour atténuer les symptômes de traumatisme des détenus avant leur retour dans la société. Au milieu de l'année 2013, il a été demandé à l'ONG Peaceful Heart Network de faire des formations de TTT pour voir si cela pouvait apporter un changement dans le bien-être des détenus et améliorer leur coopération en prison.

Dès lors, cette organisation a dispensé des formations dans les 14 prisons que compte le Rwanda. Le personnel a même trouvé que l'ambiance entre ceux qui avaient participé avait changé. Ils parlent plus et sont plus coopératifs.

Olivier Ndabaramiye porte son bracelet orange de la TTT avec fierté. Il est psychologue et chargé de coordonner les activités psychosociales dans les prisons rwandaises. Il recherche des outils susceptibles d'apporter un changement positif aux détenus avant qu'ils ne soient relâchés dans la société.

Olivier Ndabaramiye raconte :

« Au cours de ces dernières années où la Technique du Tapotement du Trauma a été introduite dans plusieurs prisons, j'ai pu constater sa simplicité et qu'elle pouvait aider beaucoup de personnes en peu de temps. Avec la TTT, nous offrons aux gens une aide qui peut concerner beaucoup de monde. Dans

de nombreuses prisons, ils prennent un peu la TTT à la rigolade, comme un jeu, jusqu'à ce qu'ils remarquent qu'elle les aide à gérer le stress et les traumatismes. L'avantage est qu'elle se propage d'elle-même, car ceux qui l'ont pratiquée peuvent répandre directement leur savoir aux autres en les aidant. Un effet secondaire important de la TTT est le rire, qui est l'une des meilleures thérapies. Lorsque les gens ne veulent pas parler de leurs problèmes, le traumatisme les ayant même plongés dans un certain mutisme, l'une des meilleures techniques est la TTT, car elle ne requiert pas de communication orale.

Lorsque les travailleurs sociaux des prisons se sont aperçus que la TTT contribuait à la guérison du SSPT et de la dépression, ils ont commencé à utiliser cette technique au quotidien. Beaucoup de travailleurs sociaux qui ont entendu parler de la TTT m'ont d'ailleurs demandé de venir pour les former. Mon souhait est de faire connaître la TTT à autant de détenus que possible.

Dans la prison de Nyanganze, nous avons assisté à des choses incroyables. Les détenus continuent à pratiquer la TTT sur eux-mêmes, parce qu'ils le veulent, et l'utilisent plus que nous n'aurions pu l'imaginer. Quand nous sommes arrivés, ils ont demandé où était Gunilla et quand revenait-elle. Nous recevons les témoignages de nombreux détenus qui disent avoir pu se remettre de mauvais souvenirs et de sentiments stressants.

A la prison de Bugasera, cela a été encore plus incroyable. Ils ont écrit des chansons sur la TTT, en jouant de la guitare et en réalisant des performances d'artistes. Ils nous ont montré comment la TTT les a aidés depuis 2014 jusqu'à aujourd'hui. Les enseignants de la prison pour adolescents de Nyagatare l'ont intégrée à leur programme. Dans cette prison, nous avons vu que la TTT a grandement contribué à améliorer la vie des jeunes prisonniers. »

Voici quelques commentaires de détenus qui ont participé aux formations :

« Je m'appelle Dismas, je purge une peine de 25 ans pour génocide. J'avais un problème, je m'endormais en lisant. Après avoir pratiqué la TTT, il est devenu plus facile pour moi de rester éveillé. J'ai montré la TTT à un ami qui s'était isolé et dormait beaucoup à cause de nombreux problèmes. Après deux semaines de TTT, il a été en mesure de se déplacer et de discuter avec les autres. »

« Je m'appelle Savimbi. Je purge une peine de prison à vie pour le génocide de 1994. J'ai pratiqué la TTT de nombreuses fois. Cela m'a aidé à guérir de mes traumatismes. J'ai commencé à me pardonner et à demander pardon aux personnes à qui j'ai fait du mal. Maintenant, j'arrive plus facilement à interagir

avec les autres personnes. J'ai aidé beaucoup de mes codétenus avec la TTT et nous avons même composé une chanson dessus, que nous chantons ici dans la prison. La TTT est une bonne thérapie. »

« Je m'appelle Salvatore. Est-ce que cette méthode est vraiment bonne pour moi ? Cela me donne envie de parler de ce que j'ai fait à cette époque. Pourriez-vous s'il vous plaît demander à mon avocat de venir pour que je puisse raconter ma véritable histoire ? »

Le responsable social de la prison de Nyamagabe, Dancille Muntu, a commenté :
« Le fait que les détenus continuent à pratiquer la TTT est la meilleure évaluation que l'on puisse en faire. »

Aide émotionnelle pour les premiers intervenants

Au cours de notre travail avec les premiers intervenants, tant aux Etats-Unis qu'en Europe, nous avons pu constater que la panoplie de techniques permettant de créer de la résilience, de rester calme pendant l'action et de désenvenimer certaines situations difficiles afin qu'elles ne s'aggravent pas, varie selon les lieux de satisfaisante à inexistante.

Les facteurs de stress varient selon les professions des premiers intervenants. Les techniques d'autorégulation comme la respiration tactique, la respiration circulaire, la TTT et le Self-havening se sont avérés très utiles, efficaces et rapides. Savoir quoi dire est également un excellent complément à la panoplie des premiers intervenants.

- Un opérateur de premier secours peut être exposé à la violence et aux accidents en cours via le téléphone, et ne saura que rarement, voire jamais, comment, et si, la situation a été résolue. C'est comme s'il vivait constamment le début d'un film à suspense ou d'un drame sans jamais en voir la fin. L'autorégulation peut lui être d'une grande aide pour évacuer le stress et laisser aller les émotions, dès l'instant où il quitte le travail.
- Un pompier, exposé à des produits chimiques et des matériaux toxiques tout en étant soumis à un stress élevé, doit garder le contrôle et prendre des décisions en une fraction de seconde pour assurer sa sécurité. Il peut rencontrer des personnes en proie à la peur, à la douleur et à de graves blessures dues aux brûlures ; tout cela peut créer en lui des images qui restent « gravées à l'esprit » et des odeurs difficiles à oublier.

- Un policier est constamment confronté à la nécessité d'évaluer quelle intervention choisir dans une situation où sa propre sécurité, celle de ses collègues et celle des passants est menacée. Les appels concernant les violences domestiques sont particulièrement stressants pour beaucoup, car la situation peut dégénérer très rapidement et de manière imprévisible.

- Un personnel du SAMU arrive sur les lieux d'un accident ou d'une situation violente avec des personnes en proie à de fortes douleurs ou à la panique, il doit prendre rapidement des décisions de vie ou de mort, entraînant une constante vigilance.

Nous conseillons d'apprendre à comprendre et à créer de la résilience avant chaque journée de travail: comment utiliser la respiration tactique pendant les incidents, et comment utiliser les techniques de ce livre après une journée de travail ou pendant un débriefing qui peut déclencher des souvenirs et des réactions traumatiques.

Un autre facteur important est de réaliser que la prise en charge du stress implique de prendre soin de soi et d'être capable d'informer ses collègues en cas de problème émotionnel, afin qu'ils en soient conscients et puissent aider à le gérer. Cela signifie également que vous serez en mesure de veiller sur vos collègues et d'accompagner les civils et les soignants avec la TTT pour éviter une panique inutile pouvant aggraver la situation.

La TTT à l'école

Nous avons des collègues suédois enseignants dans une école primaire. Ils ont introduit la procédure de tapotement dans leurs classes comme un exercice « pour détendre le corps et l'esprit et se sentir heureux. »

Après avoir pratiqué le tapotement pendant un certain temps, ils ont demandé aux élèves à quel moment ils trouvaient utile de le faire.

« Lorsque vous avez un moment de libre. »

« Lorsque vous êtes nerveux, par exemple lorsque vous devez passer un examen ou un contrôle. »

« Lorsque vous avez « la bougeotte » dans les jambes. »

« Quand quelque chose fait peur. »

« Quand vous vous sentez mal. »

« Lorsque vous voulez être courageux. »

Un exercice similaire est réalisé par de nombreux écoliers chinois jusqu'en cours moyen. Il est appelé « gymnastique des yeux » et est présenté comme une méthode naturelle permettant aux yeux de rester en bonne forme.

Implantez localement !

Notre travail a débuté au Rwanda et dans l'est du Congo en 2007. Le Rwanda est un petit pays et l'est du Congo un voisin proche, à seulement quelques heures d'autobus de Kigali, la capitale rwandaise. Les deux régions ont besoin de soulagement des traumas : le Rwanda après le génocide de 1994 et l'est du Congo, en raison du conflit continu alimenté par la cupidité et la volonté de pouvoir qui affecte fortement la population civile. De plus, ce qui se passe dans un pays affecte l'autre.

Nous sommes allés au Rwanda et dans l'est du Congo de nombreuses fois, et notre réseau de contacts s'est développé. Nous avons touché des milliers de personnes en travaillant avec les organisations et les groupes locaux qui nous ont invités à faire des formations. Notre compétence en réseautage et l'expérience acquise au Rwanda et au Congo nous ont conduits vers des pays tels que la Sierra Leone, le Kenya, l'Ouganda, le Tchad, le Soudan du Sud et récemment l'Inde. L'initiative vient souvent de quelqu'un qui a expérimenté et/ou appris la technique et pris conscience de ses potentialités, lu sur notre site internet ou entendu parler de notre travail et de ses résultats.

Avant de commencer à travailler où que ce soit, nous avons établi de bonnes relations avec les personnes ou l'organisation sur place, et nous avons gagné la confiance de la population par leur intermédiaire. Cela permet à une méthode assez nouvelle, comme la TTT, d'être acceptée dans un nouvel environnement.

« Personne ne nous a proposé de solution »

Gunilla :
Ahmat A. avait 17 ans lorsqu'il a été emprisonné pour la première fois. Il avait entendu à la radio que quatre « rebelles » avaient été capturés par l'armée et pouvaient être vus à l'hôpital. Ahmat, comme beaucoup d'autres, était curieux de savoir à quoi ressemblait un « ennemi », car on parlait beaucoup de menaces contre le président Hissein Habré et son gouvernement. Quand Ahmat est arrivé à l'hôpital, il s'est avéré que les quatre "rebelles" étaient exposés dans la maternité sur des bancs séparés – décapités. Les têtes étaient placées face à ceux qui venaient, les yeux ouverts. Ahmat a vu qu'il s'agissait de jeunes hommes. En regardant les visages, il a réalisé que cela aurait pu être lui et il s'est mis à pleurer. Les gardiens ont vu son chagrin et sont venus directement vers lui : « *Aha, vous connaissiez ces rebelles !* »

Ils l'ont embarqué de force et Ahmat s'est retrouvé emprisonné pour rébellion dans l'une des infâmes prisons de N'Djamena où la torture était plus une habitude qu'une exception. Sa vie de douleur et d'opposition a commencé à laisser d'énormes traces de traumatismes. Cela allait se produire plusieurs fois dans sa vie même s'il l'ignorait à l'époque, et même s'il ne s'était jamais imaginé activiste ou politicien, ce que les circonstances ont fait de lui par la suite.

Des années plus tard, lors d'une conférence sur la sécurité humaine, on a demandé à Ahmat, aujourd'hui parlementaire, pourquoi il n'avait pas écrit de livre sur ses expériences des terreurs de la guerre. Il a répondu :

« *Cela me fait trop souffrir de repenser à cette époque, je ne peux pas l'évoquer sans éprouver une migraine sévère et une vision brouillée.* »

Une Canadienne à qui j'avais précédemment expliqué la TTT a suggéré :
« *Vous devriez demander à Gunilla, elle pourrait peut-être vous aider.* »

« Vraiment ? Ce serait formidable ! »

Nous nous sommes assis et j'ai expliqué comment nous allions procéder.

« Pas de problème » a-t-il dit, fermant les yeux, permettant à ses pensées de revenir doucement aux souvenirs de l'époque de la dictature.

Le lendemain, lorsque notre groupe de discussion s'est retrouvé, Ahmat a raconté sans hésitation son histoire de poursuites et de souffrances. Nous avons tous écouté, stupéfaits. Il a terminé en disant :

« J'ose aujourd'hui penser à mon passé. Je n'ai plus de migraine ni de vision brouillée. Je n'avais jamais imaginé que cela arriverait. Je remercie sincèrement notre sœur suédoise. »

Il a ajouté : *« Personne n'a jamais offert de solution à ceux d'entre nous qui souffrent de traumas au Tchad. Viendriez-vous ? »*

Six mois plus tard, nous étions au Tchad en train de dispenser des formations à la TTT, répandant des vagues d'apaisement.

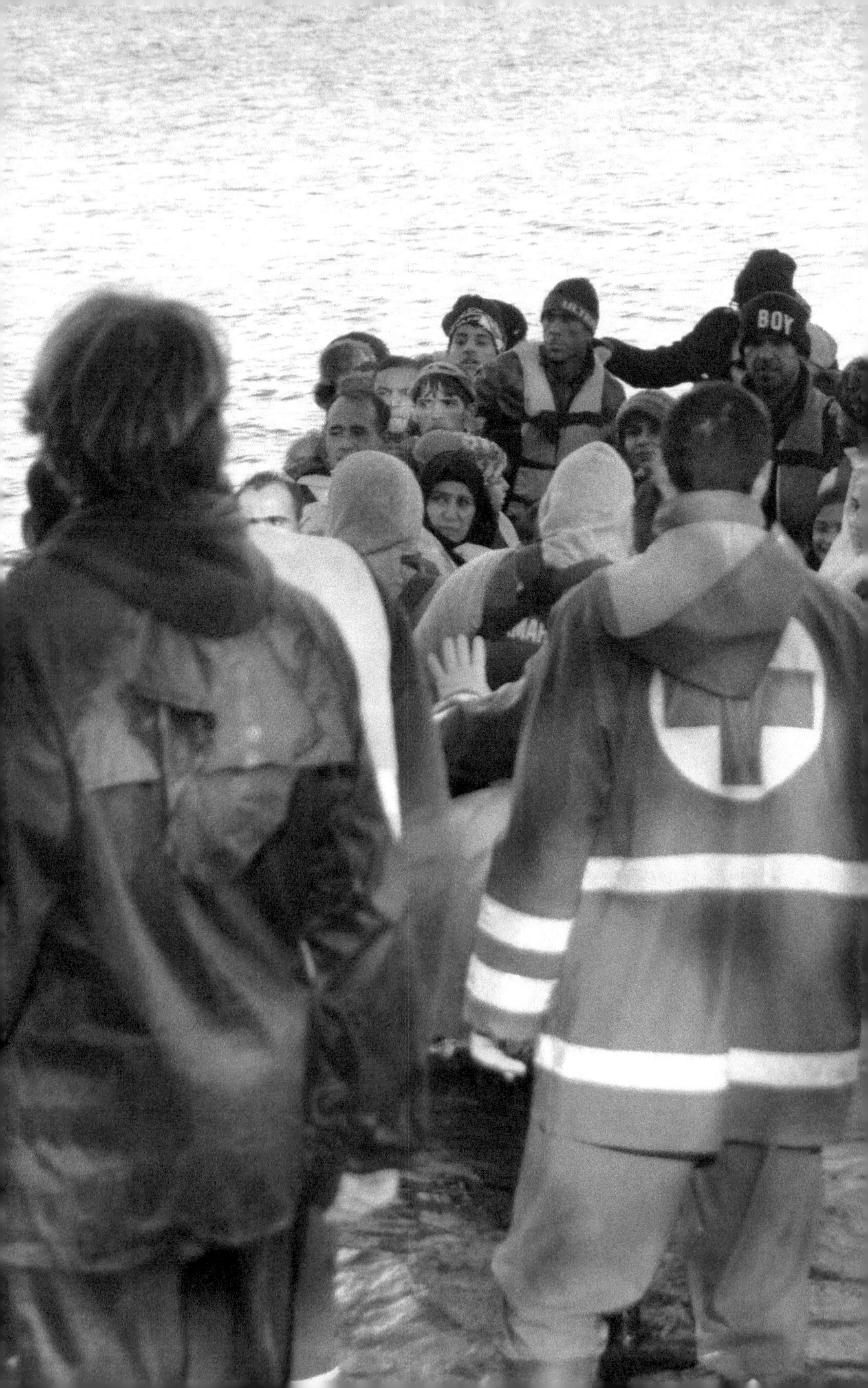

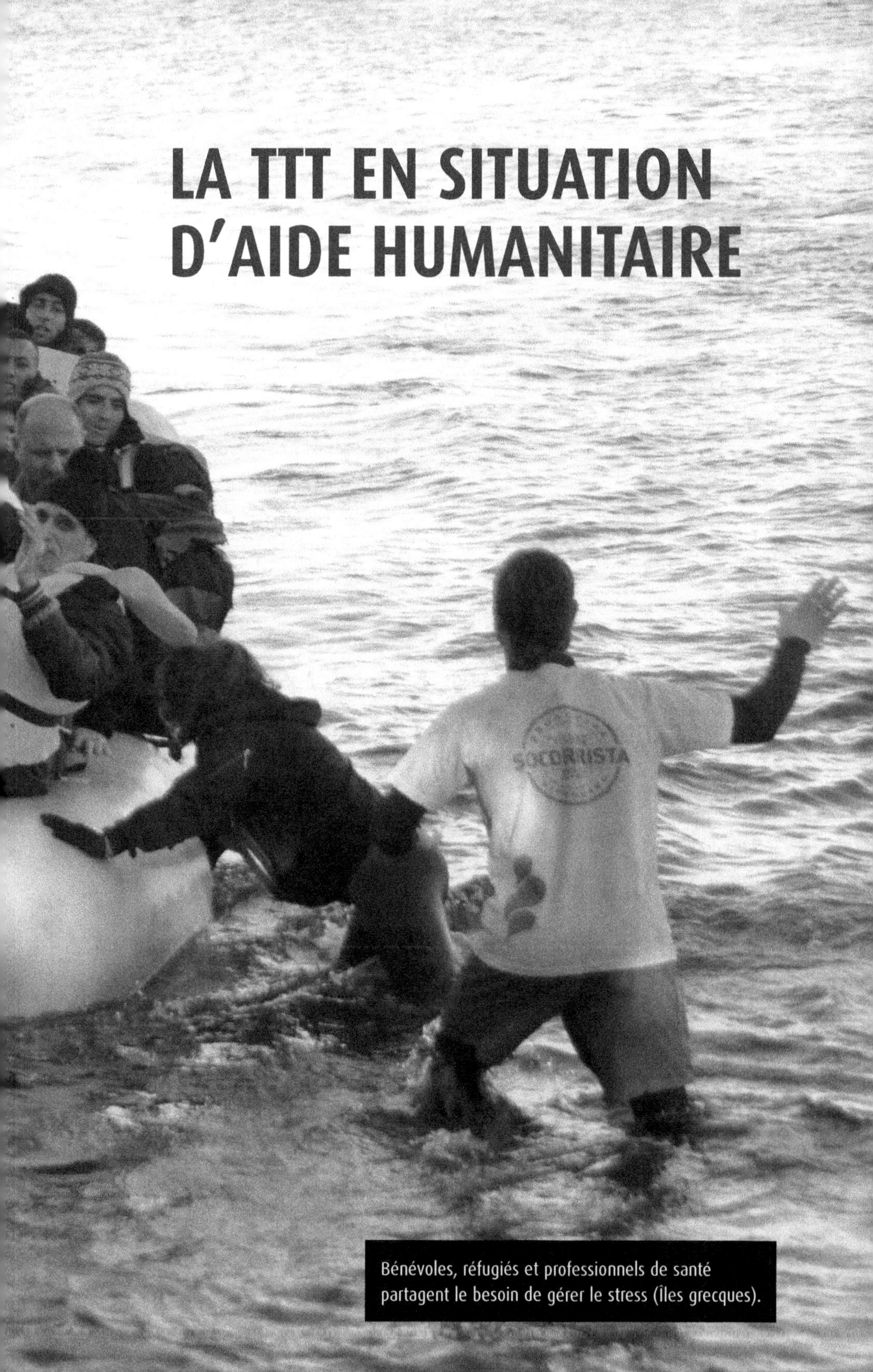

LA TTT EN SITUATION D'AIDE HUMANITAIRE

Bénévoles, réfugiés et professionnels de santé partagent le besoin de gérer le stress (îles grecques).

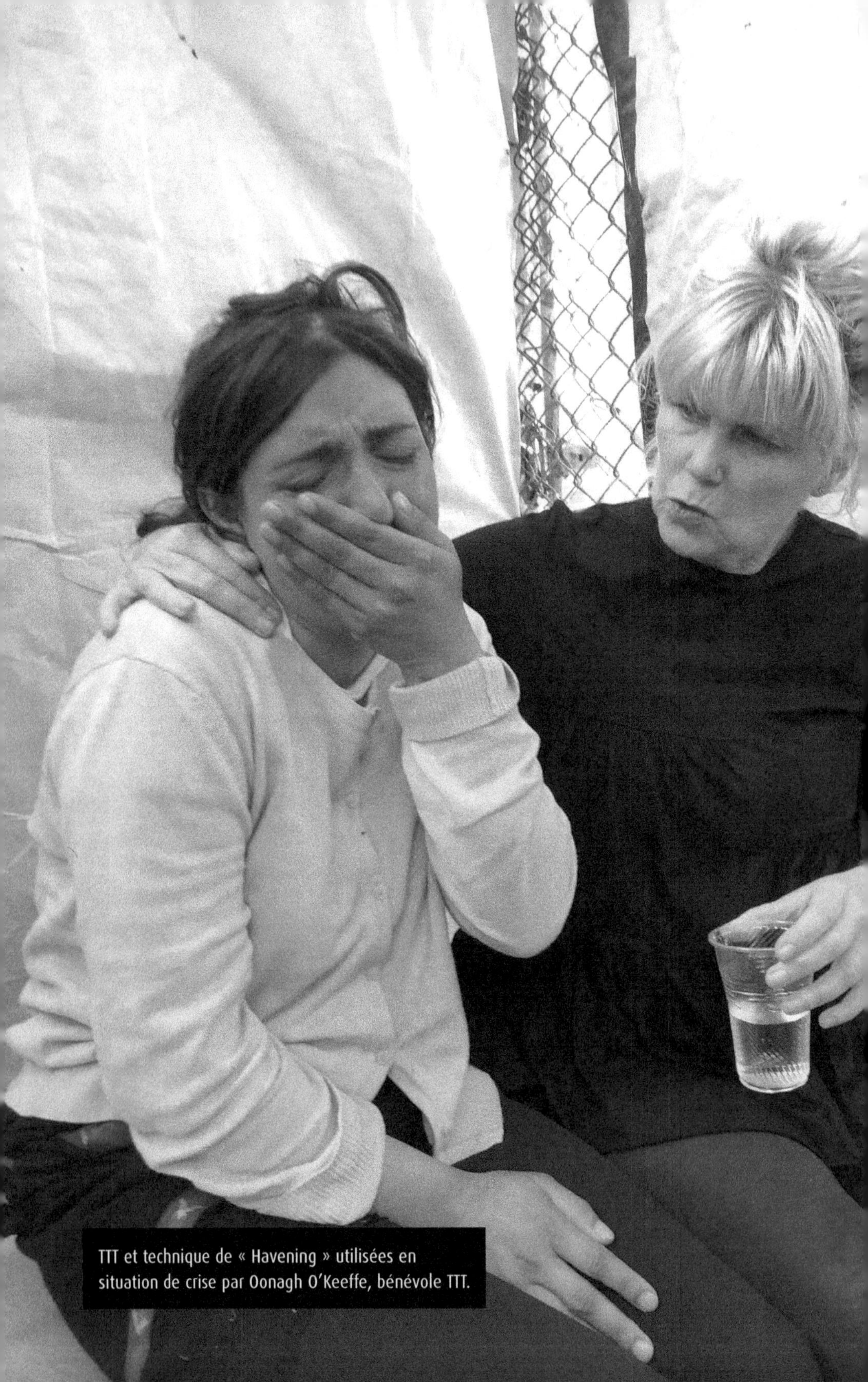

TTT et technique de « Havening » utilisées en
situation de crise par Oonagh O'Keeffe, bénévole TTT.

La TTT en situation d'aide humanitaire

La TTT est un outil fabuleux qui permet d'apporter une aide immédiate dans des situations de catastrophes. En voici quelques exemples :

La crise du coronavirus

Durant la pandémie du coronavirus en 2020 (qui sévit toujours à l'heure où nous écrivons ces lignes) le monde entier a été plongé dans une situation de crise. Beaucoup sont confinés chez eux, ne pouvant ni voyager ni rendre visite à ceux qui leur sont chers. Nombreux sont ceux qui ne peuvent plus travailler pour gagner leur vie. Le niveau de stress et d'anxiété augmente aux quatre coins de la planète. Des ateliers de TTT sont organisés en ligne, et où que l'on soit dans le monde, on peut y participer et acquérir des techniques pour retrouver un sentiment de sérénité, apaiser sa famille et sa communauté. Pour ceux qui craignent la propagation du virus, l'importance du lavage des mains est renforcée. Certains continuent de tapoter les points du visage, alors que d'autres choisissent de tapoter plus longuement sur les autres points du corps. Dans une telle situation, il convient de se concentrer sur ce qu'il est possible de faire, plutôt que de suivre la procédure à la lettre.

Les incendies de Californie

Plus de 8 000 incendies violents ont brûlé 18 000 maisons et des milliers d'hectares de forêt en Californie de juillet à octobre 2018. A Redding, au cœur de l'une des zones les plus touchées, notre amie, la psychologue Kristin Miller, a agit pour venir en aide à tous ceux qui étaient traumatisés et en état de choc.

« J'ai eu la joie de consulter le réseau de Peaceful Heart pour essayer de comprendre comment vous aviez réussi à renforcer des capacités communautaires aux quatre coins du monde, avec des compétences transférables, non-verbales et d'auto-assistance pour gérer le stress et le traumatisme émotionnel. Pourtant, ce n'est que lorsque des incendies dévastateurs ravagèrent ma propre communauté en Californie que j'ai vraiment compris. Le plus important, je pense, est d'être présent, partout où les gens sont rassemblés, et d'écouter leurs histoires.

Ayant maintes fois été à la rencontre de sinistrés, sur le terrain, dans ma communauté, j'ai dû me rendre à l'évidence : les rescapés étaient en pilotage automatique et personne n'était en mesure d'apaiser leur système de survie, que ce soit les pompiers, les premiers intervenants, le personnel hospitalier, les spécialistes de la santé mentale du comté, les aides médico-psychologiques, le personnel scolaire ou la Croix-Rouge. Pourtant, sans capacité au sein de nos communautés, la reconstruction n'est pas possible. Inspirés par l'action de Peaceful Heart Network, nous avons donc élaboré un magnifique modèle de reconstruction communautaire (Community Recovery Model). Quand le personnel hospitalier exténué, les professionnels de santé mentale du comté et les pompiers quittaient nos collines calcinées et dénudées d'arbres, nous allions à leur rencontre, pour les aider à surmonter le stress généré par les événements. Beaucoup avaient travaillé jusqu'à 80 jours d'affilée pour tenter de maîtriser les feux de forêt. Ils avaient côtoyé la mort. Certains avaient dû conduire sur des cadavres pour évacuer les vivants, hors des villes en feu. D'autres avaient tenté de faire un rempart contre les flammes avec leurs camions pour protéger les habitants en fuite.

Tous avaient éprouvé un sentiment d'impuissance alors que le feu se propageait sans discernement, anéantissant toute chance de maîtriser l'incendie. Comme lorsque la ville entière de Paradise brûla en moins de deux heures. Les travailleurs pleuraient leurs collègues et étaient aussi accusés d'être responsables de l'incendie. Un capitaine des sapeurs pompiers était effondré, en état de stress post-traumatique. Je l'ai appelé quelques mois plus tard et il m'a dit : « Je vais bien. Ce tapotement, c'était un super pansement. »

Je veux remercier le Peaceful Heart Network pour tout ce que vous nous avez apporté, à nous et à l'équipe humanitaire de l'ACEP. Sans les incroyables compétences et connaissances que vous avez partagés avec nous, nous n'aurions pas été préparés. Nous les avons mises en œuvre durant ces derniers mois, et à présent, j'ai la tête hors de l'eau et le cœur grand ouvert.

Amis de Peaceful Heart Network,
1. Vous nous avez offert un modèle d'engagement qui peut être transmis non-verbalement et dans n'importe quelles circonstances.
2. Ce modèle surpasse celui de la TFT (Thought Field Therapy) pour lequel j'ai reçu une formation de deux jours et qui s'avère difficile à transmettre à ceux qui sont sur le terrain.
3. Vous nous avez aidés à sortir du modèle thérapeutique individuel, qui n'est pas efficace en situation de crise ou lorsqu'il faut former des personnes qui ne sont pas des professionnels.

4. Vous nous avez aidés à comprendre l'importance d'offrir des méthodes con-
crètes et simples.
5. Vous nous avez donné le courage de reprendre espoir.
6. Vous avez été des modèles lumineux et votre volonté d'aider m'a permis de
comprendre le processus et de demander de l'aide lorsque j'en avais besoin.
7. Vos efforts et votre soutien m'ont donné le courage de servir ma communauté
à des niveaux très différents. »

Les survivants d'une tempête dévastatrice au Népal

Une tempête a emporté plus de 2 400 maisons dans le sud du Népal en avril
2019. Un vent violent, accompagné de pluies diluviennes a entraîné des inondations qui ont détruit routes et plantations. Nous avons reçu un appel à l'aide
par courriel.

« Namaste du Népal,
Vous avez peut-être entendu aux informations qu'une tempête gigantesque a
frappé les districts de Bara et Parsa au Népal. Plus de 10 000 personnes sont
déplacées et toutes sont en état de traumatisme émotionnel. Je fais partie d'un
groupe de volontaires mobilisés pour apporter des secours en matière de santé
et d'assainissement. Nous voudrions utiliser la technique TTT à condition de
pouvoir financer les volontaires. Pensez-vous que ce soit le bon moment pour
adopter cette technique ou est-ce que je devrais attendre quelques jours étant
donné que presque tout le monde est pris par la gestion des secours et de l'aide
alimentaire d'urgence ? J'attends vos conseils. Je sais que vous avez fait des
recherches dans ce domaine.
Cordialement, Santosh Bandhari »

Nous avons immédiatement répondu :
« Cher Santosh,
Ce serait merveilleux si vous trouviez un moyen de montrer comment utiliser
la TTT pour atténuer le stress et le traumatisme émotionnel. Comme vous
l'écrivez, les gens sont très occupés les premiers jours à trouver de la nourriture
et des abris. En même temps, ils ont grandement besoin d'apaisement pour
pouvoir prendre des décisions et planifier ce qu'il faut faire.
S'il y a un abri où les gens peuvent recevoir de la nourriture ou des soins
médicaux, il serait très bien de disposer d'intervenants pouvant offrir des

Nous avons fait une vidéo avec Santosh et organisé une collecte de fonds sur Facebook pour couvrir les frais de transport, repas, hébergement et impression de documents.

Parallèlement, Santosh a recruté des volontaires qu'il a formés en TTT et auto-Havening pour qu'ils puissent intervenir dans les zones touchées.

Près de vingt volontaires ont fait de longs voyages en bus pour se rendre dans les villages les plus dévastés. Ils y sont restés pendant plusieurs semaines, partageant les conditions précaires des survivants dans des tentes et des abris de fortune lorsque leurs maisons avaient été détruites. Ils ont organisé des ateliers avec les enfants, les femmes et les anciens.

Les réactions furent positives. Les volontaires et les villageois se sentaient soulagés de pouvoir se détendre, parler, jouer et danser ensemble pendant qu'ils apprenaient la TTT et l'auto-Havening. Cependant, même un vent léger pouvait raviver les traumatismes émotionnels, faisant craindre l'arrivée d'une nouvelle tempête dévastatrice. Les témoignages des participants étaient encourageants. Ils disaient se « sentir apaisés. »

Une participante, une femme de trente-huit ans, nous a confié : « Je me sens apaisée, je sens que mon esprit est sur la bonne voie maintenant. Quand je respire profondément, après la TTT, j'ai l'impression d'avoir moins de tensions. »

les partager. C'est quelque chose que tout le monde peut utiliser dans sa vie quotidienne. Nous avons formé des personnes qui vont pouvoir continuer à transmettre la TTT, un peu comme une formation de formateurs. Merci de votre soutien qui a rendu tout cela possible. »

Santosh Bandhari et son équipe de « Quick Volunteers » ont continué à faire de la formation dans d'autres communautés, écoles et universités.

La TTT dans un camp de réfugiés grec

La Dr Siyana Mahroof-Shaffi est une médecin généraliste londonienne. Elle a voulu apporter son aide à des milliers de réfugiés de Syrie, d'Irak, d'Afghanistan et de Somalie risquant leur vie pour rejoindre par la mer la Turquie et la Grèce en 2015. Un an plus tard, la Dr Siyana créa 'Kitrinos Healthcare', un organisme à but non lucratif ayant pour objectif d'apporter des soins médicaux.

La Dr Siyana se rappelle :

« Etant une toute nouvelle militante dans le domaine médical humanitaire, j'ai été frappée de voir que notre formation médicale conventionnelle était beaucoup moins utile dans un contexte d'aide humanitaire. De nombreux détails enseignés en faculté de médecine n'étaient pas applicables à nos consultations. Nos patients étaient des réfugiés exténués qui arrivaient par centaines dans la tempête, sur la plage, ou des hommes et des femmes qui vivaient entassés dans les tentes sales des camps. Il y avait aussi ceux qui subissaient de nouveaux traumatismes, à cause du processus d'asile prolongé, des atrocités dont le souvenir resurgissait la nuit ou parce qu'ils avaient perdus des membres de leur famille durant le voyage. Tout ceci peut créer un sentiment profond de désespoir et une forte augmentation des troubles mentaux. De nombreux volontaires, insuffisamment formés, souffraient également de niveaux de stress élevés, confrontés au manque de sommeil et aux témoignages dramatiques des réfugiés.

Voilà ce que j'ai observé quand j'ai répondu aux besoins de soins médicaux sur l'île de Lesbos en Grèce, au plus fort de la crise migratoire européenne en 2015.

Pour tous ceux qui étaient impliqués, l'expérience a entraîné de nouveaux défis auxquels il a fallu trouver de nouvelles réponses. C'est dans le camp de réfugiés de Moria sur l'île de Lesbos que cela m'a le plus frappée. Depuis sa création, le camp dépassait largement ses capacités d'accueil et recevait une assistance nettement insuffisante d'un nombre d'ONG décroissant. Les services du gouvernement grec étaient eux-mêmes sollicités au-delà de leurs capacités.

Il n'y avait pas assez d'abris, d'installations, de nourriture, de personnel et de fournitures, sans compter les médicaments. Le moral et l'énergie étaient au plus bas. Dans une telle situation, les connaissances conventionnelles et la bonne volonté ne suffisent pas.

C'est dans ce contexte d'urgence que Gunilla Hamne et Ulf Sandström de Peaceful Heart Network sont intervenus. Nous nous sommes d'abord rencontrés dans ma première « clinique sous tente », dans l'oliveraie à l'extérieur du camp de Moria. C'est là où ils m'ont formée à la TTT, une technique exceptionnelle. Le tapotement est quelque chose de nouveau pour le personnel médical qui a reçu une formation conventionnelle. C'était mon cas. Pourtant, c'est une technique éprouvée depuis un certain nombre d'années déjà, puisque le Dr Carl Johnson l'utilisait dans son travail pionnier pour apaiser les vétérans du Vietnam souffrant d'un traumatisme de guerre que les médecins de l'époque appelaient « obusité » (shell shock), et qui est aujourd'hui connu sous le nom de stress post-traumatique. Les symptômes sont une souffrance aiguë et chronique, difficile à traiter même dans des conditions idéales. La plupart du temps, les médicaments parviennent mal à traiter la cause profonde et ne sont utilisés que pour diminuer l'angoisse et réduire les symptômes. Les antidépresseurs traditionnels ne fonctionnent pas, même si les antipsychotiques peuvent être utiles en combinaison avec des thérapies cognitives.

Des interventions comme l'intégration par les mouvements oculaires (IMO) et l'EMDR apportent des résultats prometteurs, mais rares sont les thérapeutes formés et le coût de la consultation est élevé. Pour les milliers de personnes que nous rencontrons dans les camps de réfugiés, marquées par la guerre, la torture et la violence, y compris sexuelle et sexiste, ces types de thérapies ne sont pas envisageables.

En tant qu'acteurs de santé de première ligne dans les camps grecs, c'est bien souvent nous qui étions confrontés aux défis posés par la santé mentale des réfugiés. L'accès aux organisations chargées du soutien psychosocial est limité, les listes d'attentes sont longues, et les rendez-vous souvent annulés à la dernière minute, comme par exemple, devant l'impossibilité de trouver un interprète. Les patients reviennent souvent vers nous pour trouver des solutions à leurs symptômes post-traumatiques et leurs crises de panique.

Soucieux de résoudre les problèmes, nous avons pensé que c'était l'occasion rêvée de tester la TTT dans une clinique médicale. Nous avons travaillé côte à côte avec Gunilla et Ulf. Ensemble, nous nous occupions de tout ce qu'on peut imaginer. Nous avons pu utiliser la TTT sur des personnes qui nous arrivaient dans un état de semi-conscience, et dans des cas d'insomnie où la surconsommation de médicaments montrait qu'ils étaient devenus inefficaces. Les observations positives des soignants et des patients nous ont encouragés à mener une étude pilote en décembre 2018.

Ainsi, nous avons pu utiliser un simple questionnaire avant et après une séance de TTT. Cela a mis en évidence une amélioration significative dans les scores de bien-être. De plus, la TTT avait un effet notable chez ceux qui présentaient une hypertension artérielle résistante et prenaient différents types de médicaments antihypertenseurs. C'était un résultat sans précédent, et au bout d'un mois, nous avons pu aménager un espace dédié aux séances de TTT dans notre clinique. Nous avons été en mesure de proposer la TTT à un grand nombre des milliers de patients reçus à la clinique Kinitros. Plus important encore, les gens sont encouragés l'utiliser comme technique d'auto-assistance pour tout groupe d'âge, n'importe où, n'importe quand, sans risque d'effets secondaires ou d'abus.

Enseigner la TTT et l'incorporer au contexte des services d'urgence de la clinique s'est avéré être une stratégie pionnière en matière de soins médicaux, un soulagement, tant pour les bénéficiaires que pour les prestataires. Je suis éternellement reconnaissante que nos chemins se soient croisés dans le chaos et la confusion qui régnait dans ce lieu de folie qu'était Moria.

L'énergie et l'attitude positive de Gunilla et Ulf, et leurs beaux sourires, ont constitué un plus indéniable pour une pratique qui devrait trouver sa place dans toute situation d'aide humanitaire. C'est mon intime conviction. »

De père à fils

Un jour, à la clinique Kinitros du camp de réfugié de Moria, nous avons été appelés pour venir en aide à une famille kurde et leur fils de 8 ans. Le garçon avait un comportement agressif et violent au sein de la famille et dans le camp: il mordait, jetait des objets et des pierres, détruisait les tentes, urinait partout et déchirait ses vêtements. Le père était aimant et patient et faisait de son mieux pour calmer le garçon. La mère était devenue passive, comme « insensible » à son entourage. La situation était devenue intenable à tel point que la famille risquait de devoir quitter le camp. Nous nous sommes donc rendus dans leur tente où, pour faire connaissance, nous avons proposé de faire du dessin et des jeux acrobatiques. Tout à coup, le garçon s'est mis à tout détruire dans la tente, y compris les livres et les jouets, cherchant de grosses pierres qu'il jetait sur tout le monde. Il cassa des pieds de table en métal, nous faisant bien comprendre qu'il pouvait s'en servir d'arme. Il réclamait davantage de crayons pour ensuite les réduire en morceaux.

Lorsque le garçon s'est calmé, nous avons montré nos exercices et techniques au père et aux autres enfants de la famille. L'interprète participait également. Nous avions vu que le père pouvait tenir le garçon et le prendre dans ses bras, alors, nous nous sommes dit qu'il devrait pouvoir utiliser la technique sur son fils. Lorsque nous avons terminé, nous avons dit au père d'essayer de pratiquer les tapotements et le Havening sur son fils, autant que possible. Quelques jours plus tard, nous avons reçu un message à travers l'interprète : « *J'ai de bonnes nouvelles à vous apporter. Le père m'a dit qu'il pratiquait le tapotement sur son fils et que cela fonctionnait à merveille. Le père était ravi et l'enfant apaisé et adorable. Il nous a embrassés.* »

Le point de vue d'un interprète

Mohammed est interprète bénévole à la clinique médicale de Kitrinos dans le camp de Moria. C'est un réfugié d'Afghanistan et à l'heure où nous écrivons, il attend depuis deux ans que sa demande d'asile soit traitée.

« *Je vois chaque jour les effets de la TTT. Ils arrivent avec des crises d'angoisse et de panique et quittent la clinique le sourire aux lèvres. Je le vois de mes propres yeux étant donné que je suis toujours posté à l'entrée de la clinique. Les patients qui bénéficient de la TTT sont apaisés. Ils ne redemandent plus les médicaments qu'ils prenaient en Iran, en Turquie ou en Afghanistan. Avant que nous puissions offrir la TTT nous envoyions tous nos patients souffrant de problèmes psychologiques à d'autres organisations. Maintenant, ce sont les autres organisations qui nous envoient leurs patients. Les résultats sont excellents. Les gens adorent la TTT. Quand on voit le changement sur le visage du patient avant et après, on a du mal à croire que c'est la même personne. Aujourd'hui, il y avait une femme aux urgences. Après l'avoir auscultée, le médecin lui a dit : « Elle n'a pas besoin de médicaments. Assurez-vous qu'elle ait une séance de TTT. » Quarante minutes plus tard, elle ressortait avec un sourire. Quelque-fois, nous avons plus de 300 patients qui attendent aux portes de la clinique. J'utilise les techniques de respiration de la TTT pour me calmer quand les choses se gâtent, quand les gens me crient après parce que je ne peux pas les laisser entrer. Cela m'aide. Avant d'apprendre la TTT, c'était très douloureux pour moi de penser à mon avenir et à mes expériences passées en Afghanistan.*

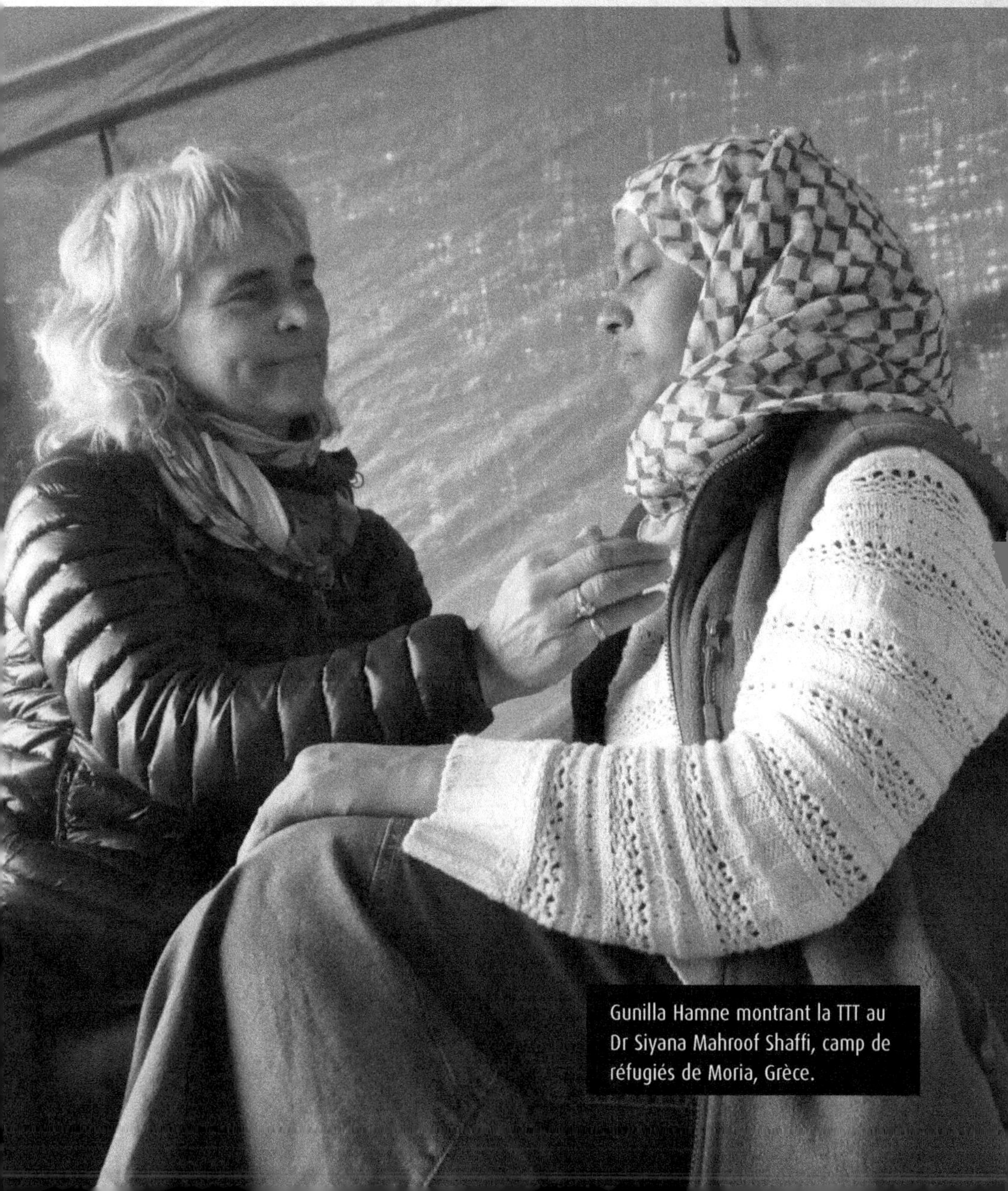

Gunilla Hamne montrant la TTT au Dr Siyana Mahroof Shaffi, camp de réfugiés de Moria, Grèce.

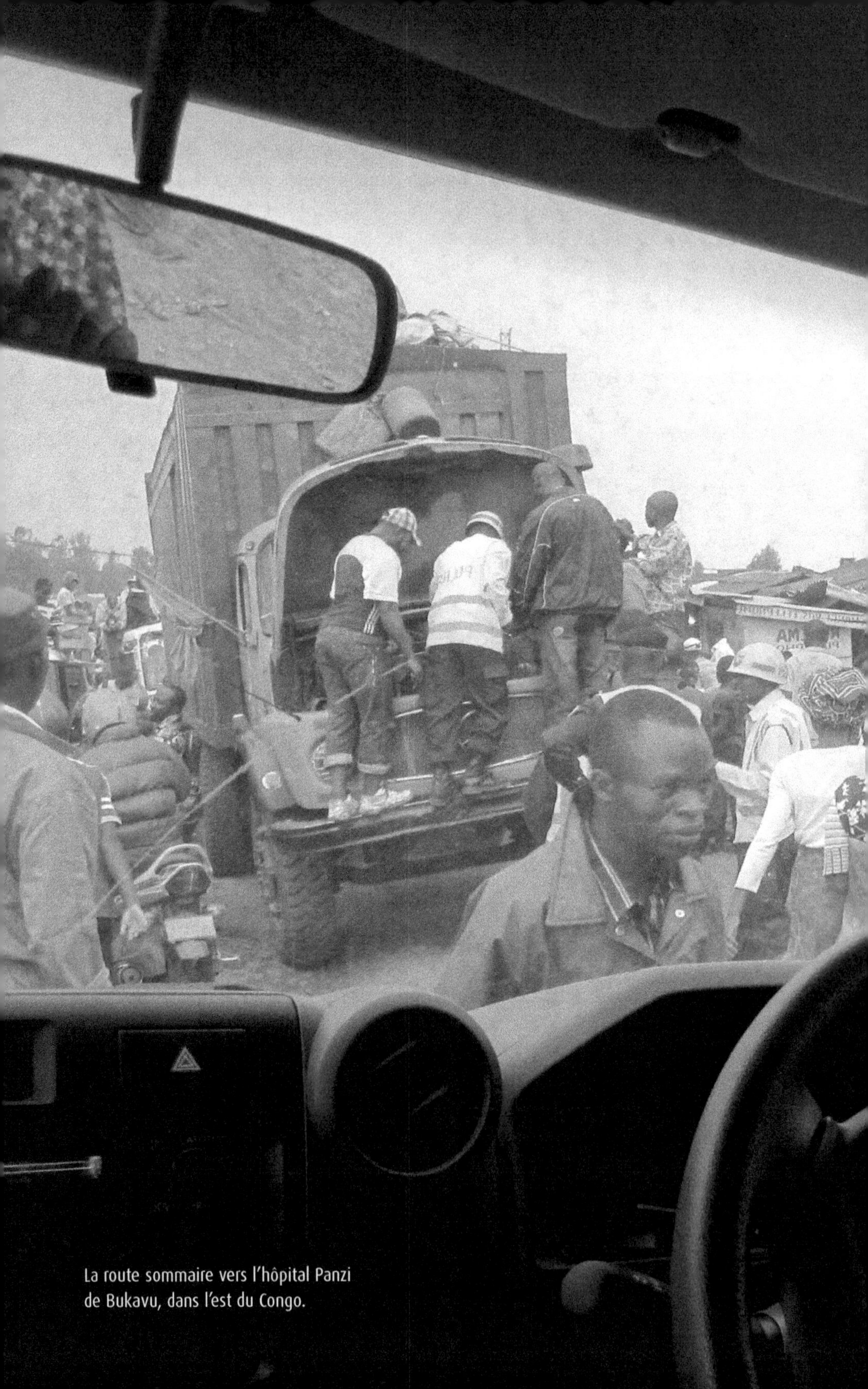

La route sommaire vers l'hôpital Panzi
de Bukavu, dans l'est du Congo.

COMPRENDRE LE STRESS

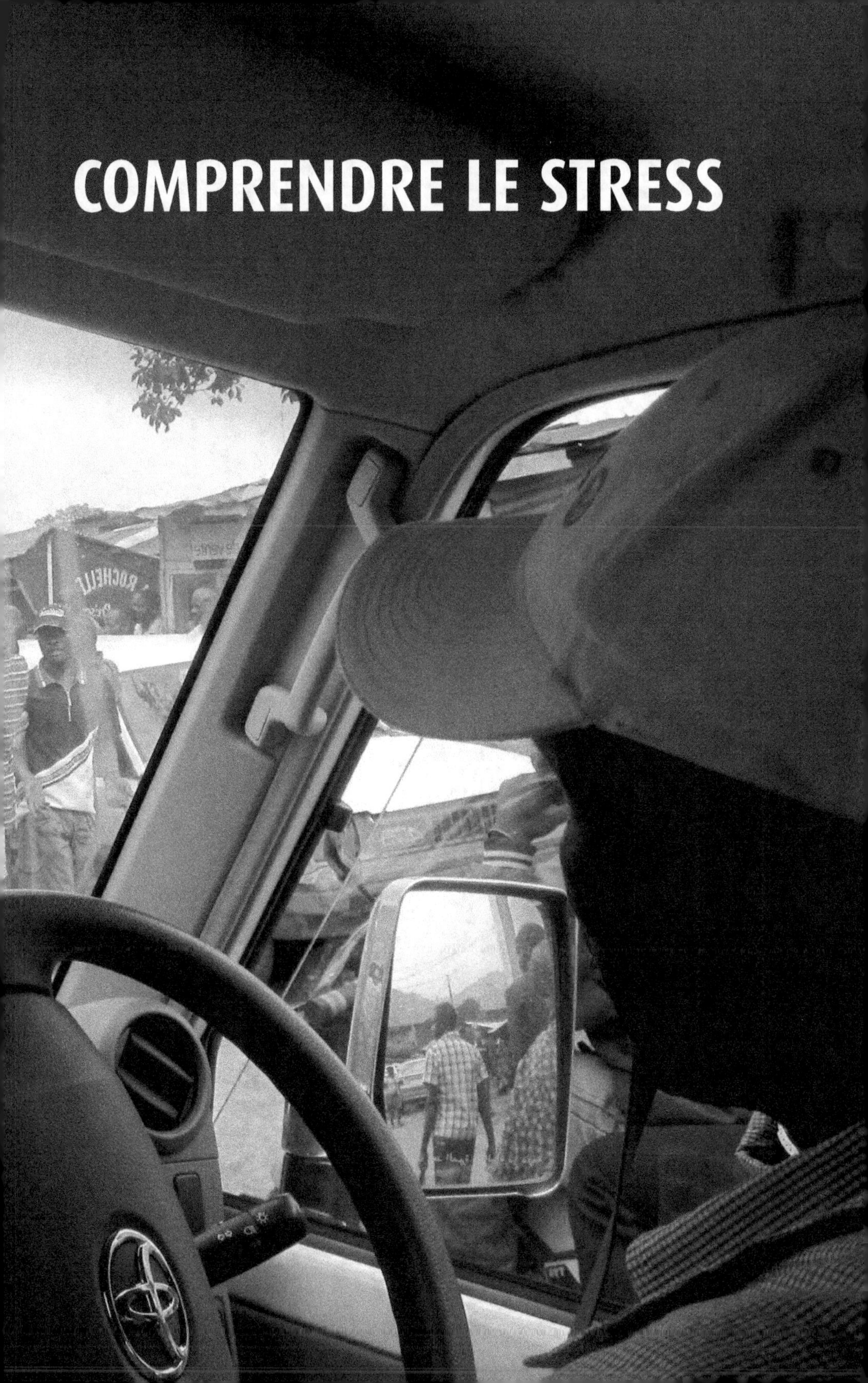

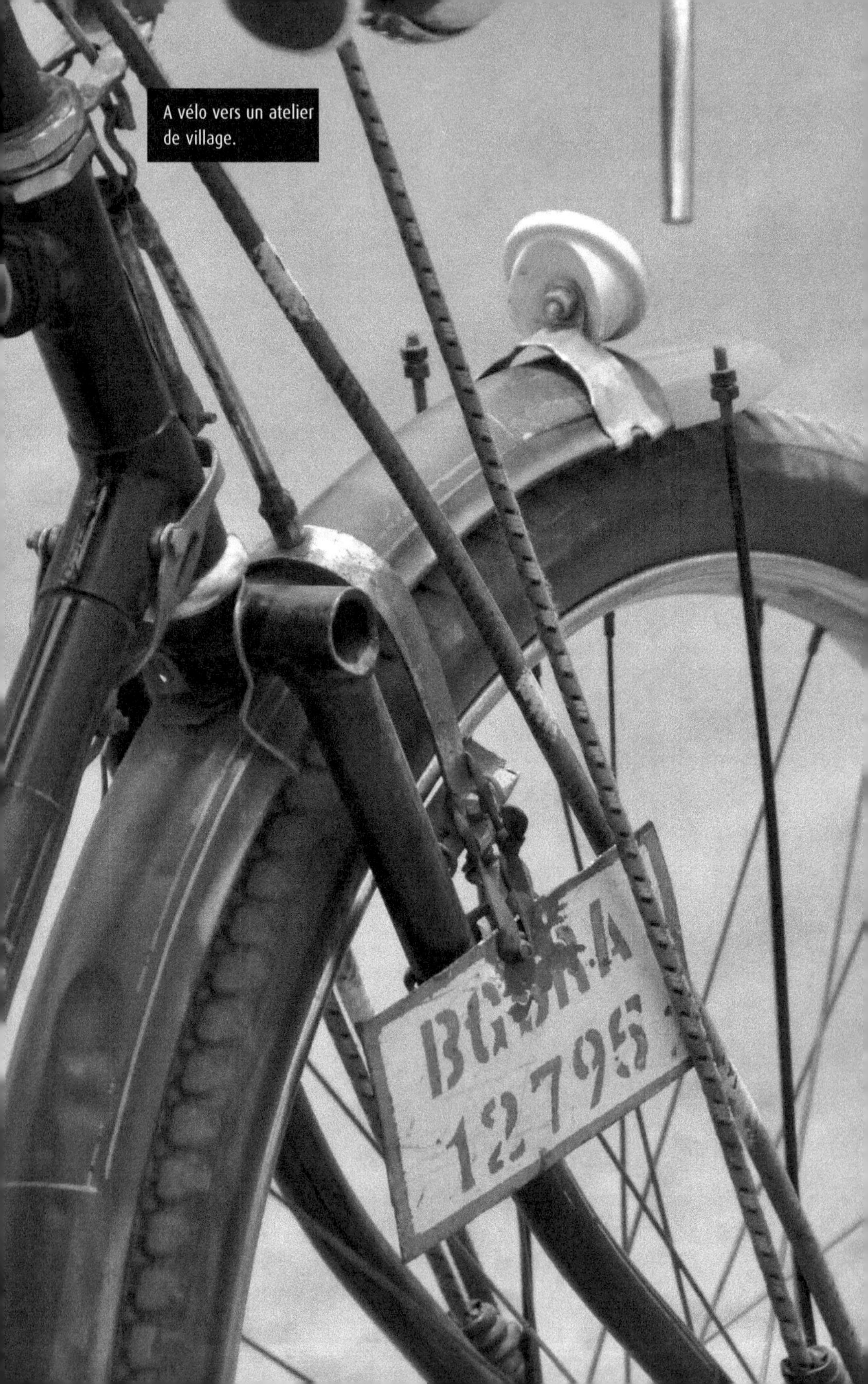

A vélo vers un atelier de village.

Les mécanismes du stress et du traumatisme

Il est utile de comprendre les mécanismes du stress lorsque vous voulez proposer la TTT à quelqu'un. Le stress en lui-même n'est pas une mauvaise chose. Il s'agit simplement d'une réponse de notre corps et de notre mental face à une menace perçue, de quelque nature qu'elle soit. Il s'agit normalement d'un état passager qui prépare et distribue nos ressources internes, et qui disparaît avec la menace. Cependant, nous restons parfois bloqués dans l'état de stress, ce qui transforme la saine réaction passagère en état durable aux conséquences négatives.

Le mécanisme sous-jacent est la collaboration des deux parties principales de notre système nerveux : le système nerveux sympathique (SNS) et le système nerveux parasympathique (SNPS). Le SNS est responsable de fonctions à court terme, tandis que le SNPS régule des fonctions vitales à long terme, indispensables à la survie. De façon générale, le SNS accélère les processus corporels et est responsable de la *réaction de fuite ou de combat* que la plupart d'entre nous connaissent bien. De son côté, le SNPS ralentit les processus corporels et est principalement responsable des états de repos et de régénération, ou de la *réaction de repos et digestion*.

Dans un état d'esprit équilibré, nous passons dynamiquement du SNS au SNPS, littéralement à chaque respiration.

Mode alarme

Lorsque vous êtes face à un danger réel ou perçu, et que vous devez vous préparer à la *fuite ou au combat* votre corps réorganise instantanément toutes les ressources pour donner un potentiel de survie maximal. Il s'agit d'un ensemble de réponses pré-programmées appartenant au système nerveux sympathique :

- Le sang est redirigé de votre *système digestif* vers vos bras et jambes, parce que courir et / ou se défendre est – en cas d'urgence – plus important que de digérer de la nourriture. A court terme, cela vous donne le maximum de puissance et de capacité à réagir. A long terme, cela pourrait vous causer des problèmes de constipation ou de digestion.
- Lorsque le centre d'alarme du cerveau, contrôlé par l'amygdale, prend le contrôle de votre esprit, le sang est également détourné de votre *cortex frontal*, la partie de votre cerveau pensante, logique et observatrice, située derrière votre front. Cela vous laissera plus enclin à réagir qu'à réfléchir. A court terme, cela vous permet des réactions rapides, mais à long terme, cela provoquera des difficultés à réfléchir efficacement, vous concentrer et mémoriser.

- L'hormone du stress, *l'adrénaline,* affecte vos muscles. A court terme, cela fournit des pics de puissance. A long terme, cela va épuiser vos muscles, créant une faiblesse.
- *Du cortisol* est également libéré sous stress, et à court terme cela vous donne de la force, mais à long terme, cela créera une fragilité interne qui ouvre la porte à de nouvelles réponses de stress post-traumatique.
- Votre vision *se focalise,* vous permettant en situation critique, de vous concentrer sur les détails les plus vitaux du contexte. A plus long terme, vous pourriez avoir des difficultés à envisager des questions plus générales concernant votre vie et ceux qui vous entourent.
- Votre *respiration* se concentre en haut dans la poitrine, remplissant vos muscles avec l'oxygène. A court terme, cette respiration optimise votre potentiel de réaction. A long terme, elle peut provoquer des problèmes d'endormissement puisque nous ne dormons pas en mode alerte.

Combattre, fuir, se figer, s'évanouir

Il existe quatre réactions communes de notre centre d'alarme – l'amygdale – lorsque nous sommes submergés ou menacés. Gardez à l'esprit qu'aucun de ces choix n'est un choix conscient, ils se produisent au niveau des instincts et sont donc parfois appelés *prise de contrôle par l'amygdale.*

Lutte – « *Je n'ai pensé à rien, j'ai juste frappé partout autour de moi.* »

Fuite – « *Je ne sais pas ce qui s'est passé, lorsque j'ai repris mes esprits, j'étais en train de courir dans les bois.* »

Se figer – « *Je ne sais pas pourquoi, mais je n'ai pas protesté, pas bougé, rien dit, j'avais l'impression que cela arrivait à une autre personne.* »

S'évanouir – « *J'ai juste perdu connaissance.* »

Mode détente

Lorsque nous nous sentons en sécurité, nous sommes dans le domaine dirigé par le SNPS, qui est organisé pour prendre soin de nous à long terme, repos et digestion. C'est là que l'alimentation et la digestion commencent à fonctionner correctement, ainsi que le repos, la socialisation, le sexe, le sommeil et les loisirs.

La respiration – socle de la relaxation

Parmi tous les symptômes impliqués, il y en a un que vous pouvez contrôler consciemment et, ce faisant, vous affecterez tout le reste : votre respiration.

Votre respiration est le lien entre ce que votre corps fait sans que vous y pensiez et ce que vous pouvez contrôler en y pensant. La respiration est le lien entre vos deux systèmes nerveux, un portail vers la relaxation. La méditation, la pleine conscience, le yoga, le qigong et toutes les approches holistiques ont en commun de mettre l'accent sur la respiration.

Le Seau de Résilience

Le Seau de Résilience est une métaphore que nous utilisons souvent pour parler de notre capacité à gérer le stress. Voici comment nous l'expliquons dans le cadre d'un atelier.

Imaginez un seau qui représenterait notre capacité à gérer le stress, et le stress comme l'eau qu'on y déverserait. Au bas du seau, il y a un robinet qui permet d'évacuer l'eau, et cela représente nos moyens d'action pour réduire le stress dans notre corps : le sommeil, l'activité physique, les interactions sociales, la méditation, la prière etc. Quand il y a plus de stress déversé dans le seau, qu'il n'en sort par le robinet du bas, le seau finit par déborder et nous force à adopter une réaction de défense.

Il y a deux sortes de stress qui peuvent remplir ce seau :
1. Le stress quotidien qui le remplit progressivement, petit à petit.
2. Le stress post-traumatique qui est déclenché soudainement et remplit instantanément le seau.

1. Le stress quotidien

Chaque jour, notre niveau de stress augmente dans le seau, mais si nous parvenons à déstresser grâce à un bon sommeil, une bonne nutrition et en ayant une activité physique, notre niveau de stress redescend au point de départ, prêt pour le lendemain. Par contre, si nous stressons plus que ce que nous évacuons par le robinet, notre niveau de stress va augmenter et lorsqu'il se rapprochera du haut du seau, notre corps va se mobiliser pour affronter le danger.

Quand notre seau est presque plein, nous devenons facilement irritable, nous perdons notre sang-froid, la vie nous semble grise et les décisions simples deviennent difficiles à prendre. Il peut nous arriver d'oublier des petites choses, comme un rendez-vous ou ne plus savoir pourquoi nous sommes allés dans telle pièce. En revanche, notre mémoire à long terme, nos souvenirs d'enfance, restent intacts.

Face à des niveaux de stress élevés ou prolongés, on commence à ressentir des signes physiques. Le corps se sentant en danger, les aliments sont mal digérés. Le côlon irritable est une réponse courante au stress. Le corps contracte les muscles, comme pour se préparer à combattre ou à fuir, les épaules et le dos se crispent, ce qui se traduit souvent par des douleurs et des maux de tête. La capacité à penser clairement commence à décliner. On ressasse les mêmes pensées : si quelqu'un a une parole blessante, on y pense pendant des jours au lieu de lâcher prise et de passer à autre chose. Le cerveau stressé cherche partout le danger. Quand le niveau de stress baisse, ces réactions disparaissent.

Si le seau déborde

Si le niveau de stress continue à grimper, le seau finit par déborder. Alors, le centre de défense du cerveau, l'amygdale, prend les commandes.

Une réaction possible est de rester pétrifié le temps de trouver une échappatoire. Mais s'il ne semble pas y en avoir, on risque de rester prisonnier de ce mode de sidération, incapable de passer à l'action, et peut-être même de sortir du lit, comme paralysé.

Une autre réaction possible consiste à éviter tout ce qui paraît dangereux. Si ce qu'on fuit est dans la tête, alors pour éviter de penser, tous les moyens sont bons : manger, passer à l'acte (acting-out), se droguer ou s'automutiler, devenir accro aux réseaux sociaux

Si nous ne parvenons pas à nous échapper, notre rythme cardiaque s'accélère en raison d'un excès d'adrénaline. Et si cela perdure, nous pouvons ressentir une sensation d'étouffement, « une pression sur la poitrine », qui alerte notre cerveau sur l'état anormal du rythme cardiaque. Paradoxalement, ceci risque encore d'accélérer les battements du coeur.

La respiration devient superficielle quand les muscles sont tendus, ce qui crée un déséquilibre entre l'oxygène et le dioxyde de carbone, et peut déclencher une crise de panique. Cela, à son tour, peut conduire à un épisode d'anxiété aiguë qui, même s'il n'est pas dangereux, est très pénible. En outre, avoir eu une crise de panique peut engendrer la peur d'en avoir une nouvelle. La TTT et l'auto-Havening combinés à des techniques de distraction sont des manières efficaces de combattre ces réactions.

2. Le stress post-traumatique

Le stress post-traumatique survient quand notre seau est subitement rempli en réaction à une expérience dans laquelle nous ne voyons aucune échappatoire, et dans laquelle nous nous sentons sur le point de perdre quelque chose qui, pour nous, est vital. Ce qui est perçu comme traumatisant est individuel. Pour les uns, une situation honteuse peut être perçue comme une question de vie ou de mort, alors que d'autres haussent les épaules et passent à autre chose. Certains ont peur de la douleur, d'autres l'acceptent. Deux personnes victimes d'un accident de la route réagiront différemment. C'est la raison pour laquelle nous insistons sur le fait que le traumatisme émotionnel est quelque chose de subjectif, de personnel. Quand on fait une expérience traumatique, le système qui assure la défense de notre organisme libère des substances chimiques (hormones et neurotransmetteurs) qui permettent de coder différents aspects de l'événement traumatique. On pourrait dire que ces différents aspects constituent une liste de déclencheurs dont l'objectif est de nous aider à éviter des situations similaires dans l'avenir. Ainsi, le souvenir traumatique est accompagné de beaucoup plus de détails qu'un souvenir ordinaire, et reste séparé de la vie quotidienne avant et après l'événement, comme une bulle hors du temps.

Qu'un élément de la liste soit activé, et nous retombons dans la « bulle », comme si l'événement traumatique se déroulait à nouveau.

Imaginons par exemple que nous soyons victime d'un accident de voiture. Le souvenir traumatique créera une liste dans laquelle figureront la vue sur la route, le bruit des sirènes d'ambulances, le crissement des pneus, le bruit des klaxons, l'odeur de l'essence et peut-être même la chanson qui passait à la radio juste avant que tout bascule.

Tout le reste de notre vie, une chose aussi simple que d'entendre cette chanson pourrait déclencher une réaction traumatique, recréant la sensation même que nous avions dans notre corps et dans notre esprit au moment de l'accident. Ce type de réactions, provoquées par le souvenir d'un événement du passé, est appelé état de stress post-traumatique (ESPT). Nous pouvons nous en libérer si nous parvenons à signaler à notre amygdale que le danger est passé. Les techniques comme la TTT et le Havening sont efficaces pour se libérer de ce type de réactions liées à des événements passés.

Vidéo en anglais « Bucket of Resilience » :
https://youtu.be/uqFzKKJk1yE

Retraumatisation

Il existe des méthodes de traitement des souvenirs traumatiques qui demandent de revisiter les sentiments associés à ces mémoires. Pour le système nerveux d'une personne, cela peut équivaloir à revivre l'événement traumatisant, en le renforçant. Il s'agit d'une retraumatisation et, à notre avis, elle doit être systématiquement évitée. Au cours de toutes ces années, nous n'avons jamais ressenti le besoin d'induire une abréaction pour dénouer une mémoire traumatique. C'est l'un des avantages des techniques comme la TTT : vous n'avez pas besoin de parler de l'événement. Vous n'avez pas à le revivre – juste vous connecter très légèrement à l'émotion non désirée, tout en pratiquant la technique.

Trauma unique

Les traumas uniques sont des événements isolés perçus comme traumatisants, par exemple un accident, une agression, un viol, ou le fait d'être témoin d'un de ces événements. Vous savez ce qui s'est passé et quand, peut-être à quelle heure.

Trauma cumulatif

Un trauma cumulatif est un état d'alarme que l'amygdale peut avoir créé à partir d'un certain nombre d'expériences, peut-être même sans rapport entre elles. Les situations qui peuvent contribuer à créer ce type de stress traumatique sont des événements qui se produisent à des moments différents, comme une enfance difficile, suivie d'un accident ou d'un deuil plus tard dans la vie. Aucun de ces événements n'a été considéré comme traumatisant à l'époque, mais leur cumul peut déclencher des réactions de stress post-traumatique. Un trauma cumulatif peut également être le résultat d'une longue période de stress, par exemple être mère célibataire d'un enfant avec des défis.

L'effet boule de neige des réponses de stress

« Les femmes qui ont été violées sont traumatisées non seulement par le viol lui-même, mais aussi par le fait d'être montrées du doigt par les autres membres de la communauté. La honte est telle qu'elles sont à nouveau traumatisées. Elles s'isolent souvent. Une femme qui donne naissance après avoir été violée souffrira également de cela. Et les enfants seront également traumatisés car ils sont considérés comme des descendants de l'ennemi. »

Retour d'un atelier avec des femmes à Mumosho (Congo)

Certaines réactions de stress post-traumatique sont liées à nos façons de rationaliser ce qui s'est passé :

● Pourquoi ai-je survécu et pas les autres (culpabilité) ?

● Pourquoi n'ai-je pas davantage résisté lorsque j'ai été violée (honte) ?

● Je suis un monstre, comment ai-je pu être si violent (culpabilité) ?

Ces pensées peuvent devenir un stress à elles seules, et comme elles sont le résultat d'une prise de pouvoir par l'amygdale, voici la réponse rationnelle : vous l'avez fait parce que, sous la pression, votre *réponse combattre-ou-fuir* a pris le contrôle de votre cerveau rationnel et vous a fait faire ce qui lui semblait le mieux pour votre survie sur le moment.

Les phobies et les allergies

Lorsqu'une plante sort de terre, elle a déjà passé beaucoup de temps à développer les racines nécessaires en dessous.

Certains symptômes de stress peuvent apparaître après plus de 10 ans et sont souvent provoqués par d'autres événements importants de la vie, comme un divorce, une maladie ou même quelque chose de positif comme le fait d'avoir des enfants. De nombreuses phobies se révèlent également tard dans la vie, après être devenu parent. Une théorie possible est que le cerveau, lorsqu'il prend le rôle de nourrir et de protéger vos gènes, va balayer tous les souvenirs de ce à quoi il faut veiller pour protéger votre progéniture, ce qui peut parfois conduire à une peur inexplicable de l'avion ou des hauteurs. Certaines allergies qui se révèlent tard dans la vie peuvent être reliées à une expérience traumatisante, et résolues.

Essayer la TTT sur ces symptômes peut s'avérer très utile.

[Roger Callahan] DO-IN [Gary Craig]

Tankefältterapi   Emotional Freedom Technique

↑   ↑

TFT — EFT — TTT

HAVENING   TAT
Tapas Acupressure Technique

[Dr. Ronald Ruden]   [Tapas Fleming]

Les codages et décodages de traumatismes

« Les apports sensoriels au cerveau, qu'ils proviennent de l'extérieur du corps ou de l'intérieur, sont transformés en un signal électrochimique, le langage de notre corps. »

Dr Ronald A. Ruden

Trois facteurs doivent être actifs pour qu'un événement soit codé et conservé par le cerveau comme traumatique. Ce codage va créer un certain nombre de déclencheurs automatiques qui peuvent provoquer la même détresse émotionnelle et les mêmes réactions (stress traumatique) longtemps après que l'événement soit terminé (post).

Ces trois facteurs sont :

1. Inéluctabilité

Percevoir un événement comme inéluctable est subjectif, c'est lorsque l'on se sent piégé. Par exemple, lorsque l'on se retrouve dans un espace ouvert où il n'y a nulle part où se cacher, on a peur d'être attrapé par quelqu'un ou on craint d'être tué.

2. Perte ayant une signification personnelle

La peur de perdre quelque chose est une perception subjective. Il peut s'agir d'une perte de réputation, de pouvoir, de statut ou de position sociale, d'une perte dans son cercle d'amis, dans sa famille, sa maison, son intégrité, une partie de son corps, de ses biens ou de son argent.

3. Etat actuel de la résilience au stress

Notre état d'esprit actuel par rapport à un événement stressant joue un rôle prépondérant dans le codage du traumatisme et constitue une partie neurologique du processus. Imaginez qu'il existe un seau de résilience qui peut contenir un certain nombre d'événements stressants, connectés ou non, au cours d'une vie.

Une fois que ce récipient est plein, tout événement peut devenir la goutte qui fait déborder le vase, permettant ainsi le codage du traumatisme. Une fois cet événement vécu et codé comme traumatique, n'importe lequel des stimuli présents au moment du codage (odeurs, sons, images, objets, pensées et autres sensations) peut déclencher la réaction émotionnelle comme si l'événement se reproduisait.

L'objectif du traitement des traumatismes est de réinitialiser ces réponses – en déconnectant le stimulus de la réaction émotionnelle – ce qui permet d'élargir l'espace dans le récipient de résistance.

Codage

Nous faisons souvent référence au modèle de codage et décodage du Dr Ronald Ruden. Dans ce modèle, les voies neurologiques au cours du codage d'une expérience traumatique sont les suivantes :

1. Tous les stimuli de nos sens (vue, ouïe, toucher, odorat et goût) entrent dans le thalamus, notre centre de distribution des stimuli dans le cerveau. Le thalamus va trier ces stimuli en deux voies : une directe vers l'amygdale, pour un codage immédiat du traumatisme, et une autre vers notre esprit réfléchi (néocortex) pour une analyse et un éventuel codage du traumatisme. De tous les stimuli, l'odeur est envoyée sur une voie encore plus rapide vers l'amygdale, en contournant le thalamus. C'est peut-être parce qu'il s'agit de notre signal d'alarme principal – ou de plus primitif.

2. Les stimuli envoyés directement à l'amygdale sont généralement ceux qui présentent un niveau élevé de peur ou de menace, comme une arme à feu, un couteau ou un lion. Les stimuli envoyés par le néocortex sont généralement issus du contexte de l'événement et nécessitent une certaine évaluation de leur importance, comme l'heure de la journée, le nombre de personnes présentes, les bruits, les couleurs, le type de situation ou de lieu.

3. Tous les stimuli que le circuit thalamus-amygdale-cortex décide d'associer à l'expérience traumatique sont codés dans la « liste des alarmes » de l'amygdale, sous forme de connexions synaptiques rapides (récepteurs AMPA synaptiques). Ces connexions synaptiques peuvent s'associer et déclencher une alarme extrêmement rapidement. Ce mécanisme est très probablement là pour empêcher une personne de revivre une même situation traumatisante. Le codage des récepteurs synaptiques est maintenu par une sorte de colle neurologique qui le fait tenir à moins que quelque chose ne soit fait pour le libérer.

Décodage des modèles

Dans le modèle du Dr Ronald Ruden, les récepteurs synaptiques peuvent être décodés, affaiblis, par le processus suivant :

1. Activation du mécanisme de réponse qui expose la connexion aux émotions. Il peut s'agir d'un stimulus déclenchant ou d'une réflexion sur le ou les événement(s). Le niveau d'activation est mesuré à l'aide d'une échelle subjective étalonnée de 0 à 10.
2. L'application d'une intervention sensorielle comme le tapotement de trauma ou le Havening dans cette situation augmentera les ondes cérébrales delta (voir glossaire) en déclenchant une production d'éléments chimiques et d'hormones qui décolleront définitivement les récepteurs d'alarme dans l'amygdale.

Un modèle qui a des points communs est celui de la reconsolidation de la mémoire. Si un souvenir traumatique est activé, et qu'en même temps la réaction émotionnelle est apaisée (en créant une juxtaposition), par exemple, par une intervention comme la TTT, le souvenir peut être stocké de façon permanente sans la réponse traumatique. La prochaine fois que le même souvenir sera activé, la réponse traumatique associée, elle, ne le sera plus.

Les points de tapotement du trauma coïncident avec un certain nombre de points d'acupuncture de la médecine chinoise, qui sont alignés le long de ce que cette tradition appelle les méridiens, contrôlant le flux d'énergie (Chi/Qi) dans notre corps. Il existe une théorie selon laquelle le traumatisme est comme un souvenir bloqué, ou gelé, dans ce flux d'énergie qui est débloqué par l'action du tapotement en stimulant le flux d'énergie. Les méridiens sont utilisés comme modèle d'explication depuis des milliers d'années en médecine intégrative et constituent une explication courante chez les personnes utilisant ce que l'on appelle la psychologie énergétique. Dans son livre *La science du tapping* (2020), le Dr Peta Stapleton mentionne que la Harvard Medical School a mené des recherches sur une période de plus de dix ans sur les mécanismes de l'acupuncture. Ces études indiquent que la stimulation des points d'acupuncture peut envoyer des signaux de désactivation à l'amygdale.

Nous en parlons plus en détail dans les chapitres Science et Efficacité.

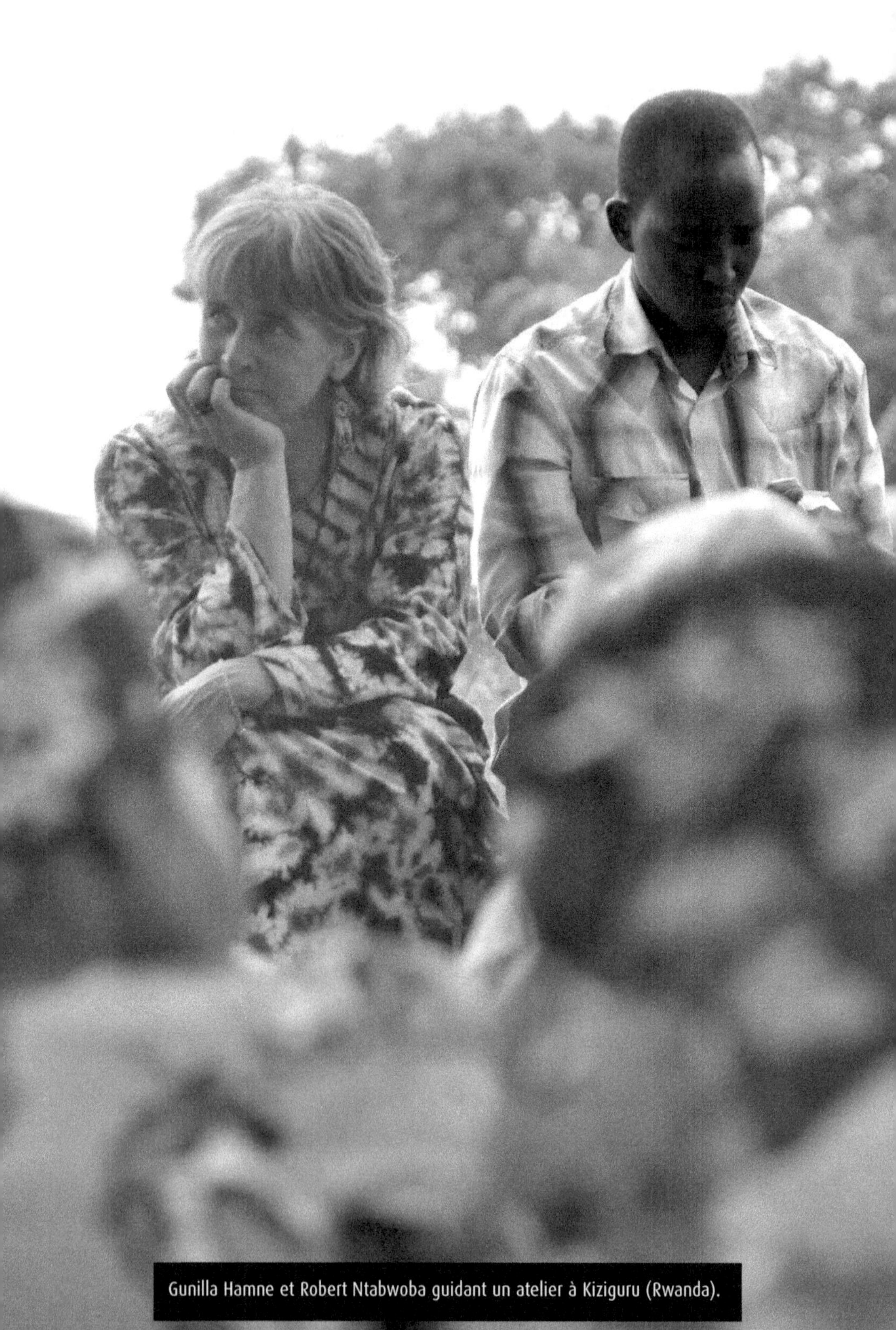

Gunilla Hamne et Robert Ntabwoba guidant un atelier à Kiziguru (Rwanda).

Émotions, pensées et comportements

Dans notre corps et notre esprit, il existe un dialogue constant entre les émotions, les pensées et les comportements. Il nous semble utile de réfléchir à ces interactions pour comprendre comment des techniques telles que le tapotement du trauma (entrée sensorielle) peuvent modifier les émotions liées aux mémoires ou à d'autres signaux reçus par nos sens.

Les émotions

Une émotion est techniquement un état de conscience dans lequel diverses sensations internes sont observées. Les émotions peuvent être produites par une pensée, un souvenir ou un déclencheur externe de l'un de nos cinq sens (vue, toucher, ouïe, odorat ou goût). Une émotion peut souvent changer notre état physique en provoquant différentes réactions de notre corps, en contrôlant les hormones et les glandes ainsi que les systèmes immunitaire et de défense.

Un aspect intéressant de nos émotions est qu'on ne peut ressentir la plupart d'entre elles qu'une à la fois. Il est difficile d'être joyeusement en colère ou hystériquement calme. Quand une émotion est forte, vous pouvez passer d'un sentiment à un autre de la même force : par exemple de la peur à la colère puis au rire.

Les pensées

Une pensée peut sembler assez simple, mais avez-vous réfléchi à la façon dont vous créez réellement une pensée ? Pour créer une pensée, vous devez observer une pensée ou accéder à un souvenir, qui est associé à un ou plusieurs de vos cinq sens : une image (fixe ou mobile), un son, un ressenti, une odeur ou un goût. Ces mémoires sont étiquetées par votre cerveau rationnel, le siège du langage, en un ensemble d'informations qui ont une signification spécifique pour vous. C'est pourquoi l'odeur des roses associée aux pieds mouillés peut déclencher le souvenir d'une grand-mère, la sensation d'être jeune, en sécurité et heureux pour certains, et le ressenti de se cacher dans le jardin d'un parent ivre et violent pour d'autres. En fin de compte, les pensées sont notre façon de traiter les souvenirs et de leur donner du sens.

Comportements

Les comportements sont des choses que nous faisons par choix, conscient ou non. Il s'agit notamment :

- **des expressions corporelles** de notre état d'esprit actuel, telles que pianoter ou se ronger les ongles, parce que nous sommes nerveux
- **des réactions incontrôlables du corps**, telles que la transpiration, la respiration accélérée, des rougeurs, des palpitations
- **des comportements compulsifs**, tels que le tabagisme, l'alcoolisme ou toute autre occupation compulsive et excessive

Les intentions positives

Au lieu de chercher une étiquette négative comme un *trouble* ou un *syndrôme*, nous considérons que chaque comportement a une intention positive. Trouvez cette intention et vous pourrez vous orienter vers un autre comportement si l'actuel ne répond pas à vos besoins.

Un exemple, l'anxiété : si vous ressentez de l'anxiété, il y a une raison. La raison n'est peut-être pas pertinente pour quelqu'un d'autre, mais pour une raison ou une autre, elle est pertinente pour votre esprit conscient ou subconscient. Et pour le sentir, vous devez agir, consciemment ou inconsciemment : percevoir un stimulus sous la forme d'un son, d'une odeur, d'une vision, d'une situation ou d'un sentiment, ou rappeler le souvenir de l'un d'eux.

Par exemple, l'intention positive de :

- **l'anxiété** est de vous mettre en alerte pour éviter une situation de danger mortel
- **l'agressivité** est de vous mettre sur la défensive
- **la honte,** est de vous alerter que ce que vous venez de faire n'est peut-être pas dans votre intérêt à long terme
- **la culpabilité** est de vous rappeler d'éviter certains comportements
- **les cauchemars** permettent à votre inconscient de "lâcher la pression" sur certaines questions
- **les flash-back** vous rappellent de vous méfier d'une situation dangereuse
- **les problèmes de sommeil** peuvent avoir l'intention de vous empêcher de dormir dans une situation dangereuse ou de vous inciter à résoudre un conflit émotionnel.

Tous ces comportements sont conçus pour une utilisation à court terme, en
ce sens qu'ils sont censés vous mettre en état d'alerte pour sauver votre vie ou
vous rappeler quelque chose. Si vous restez en alerte constante plus longtemps,
votre organisme va produire des substances chimiques néfastes. Nous suggérons
l'utilisation de la TTT pour aider le système nerveux à éteindre cette alarme,
vous permettant de rechercher l'intention positive et d'y répondre d'une façon
plus favorable.

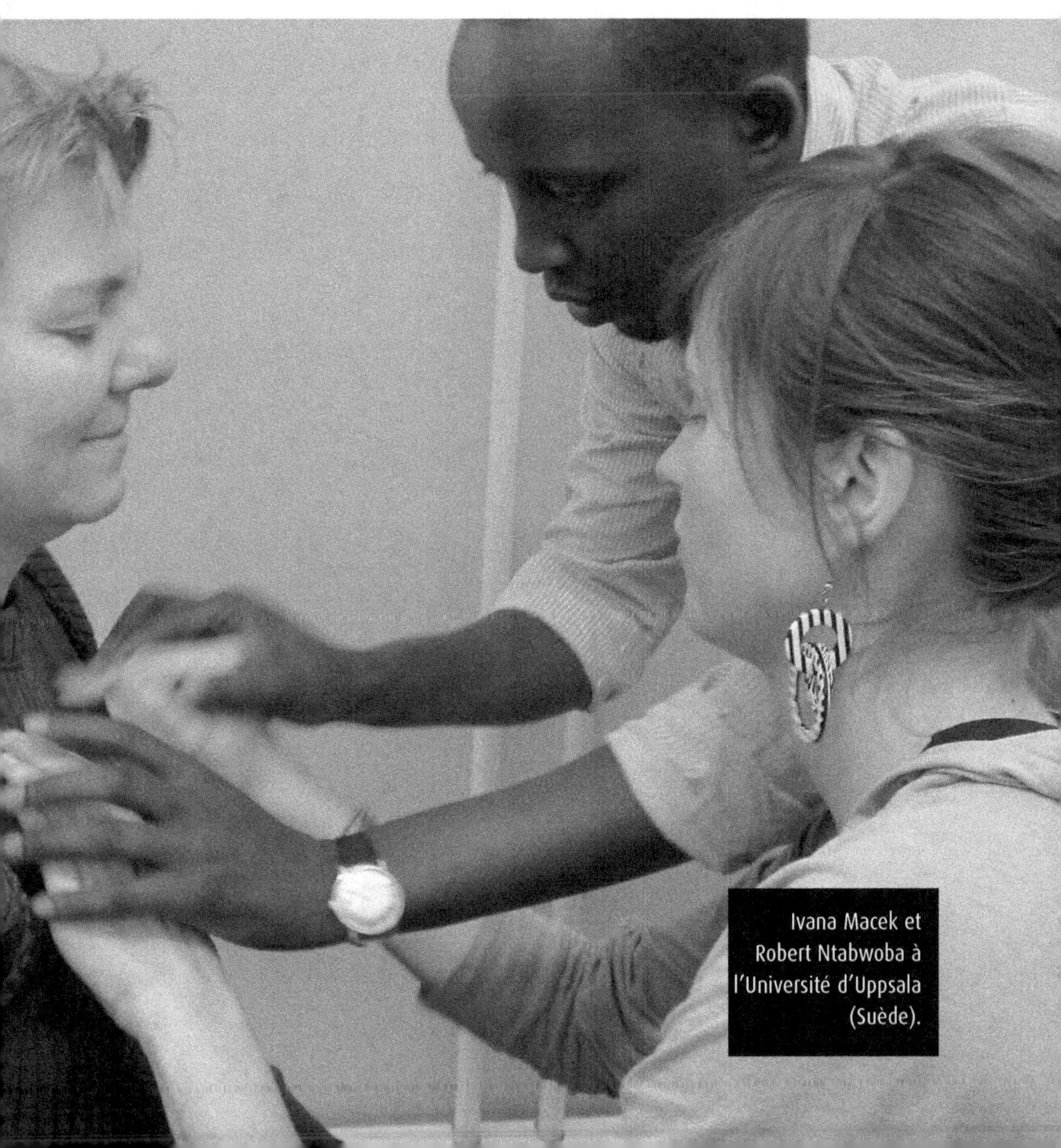

Ivana Macek et
Robert Ntabwoba à
l'Université d'Uppsala
(Suède).

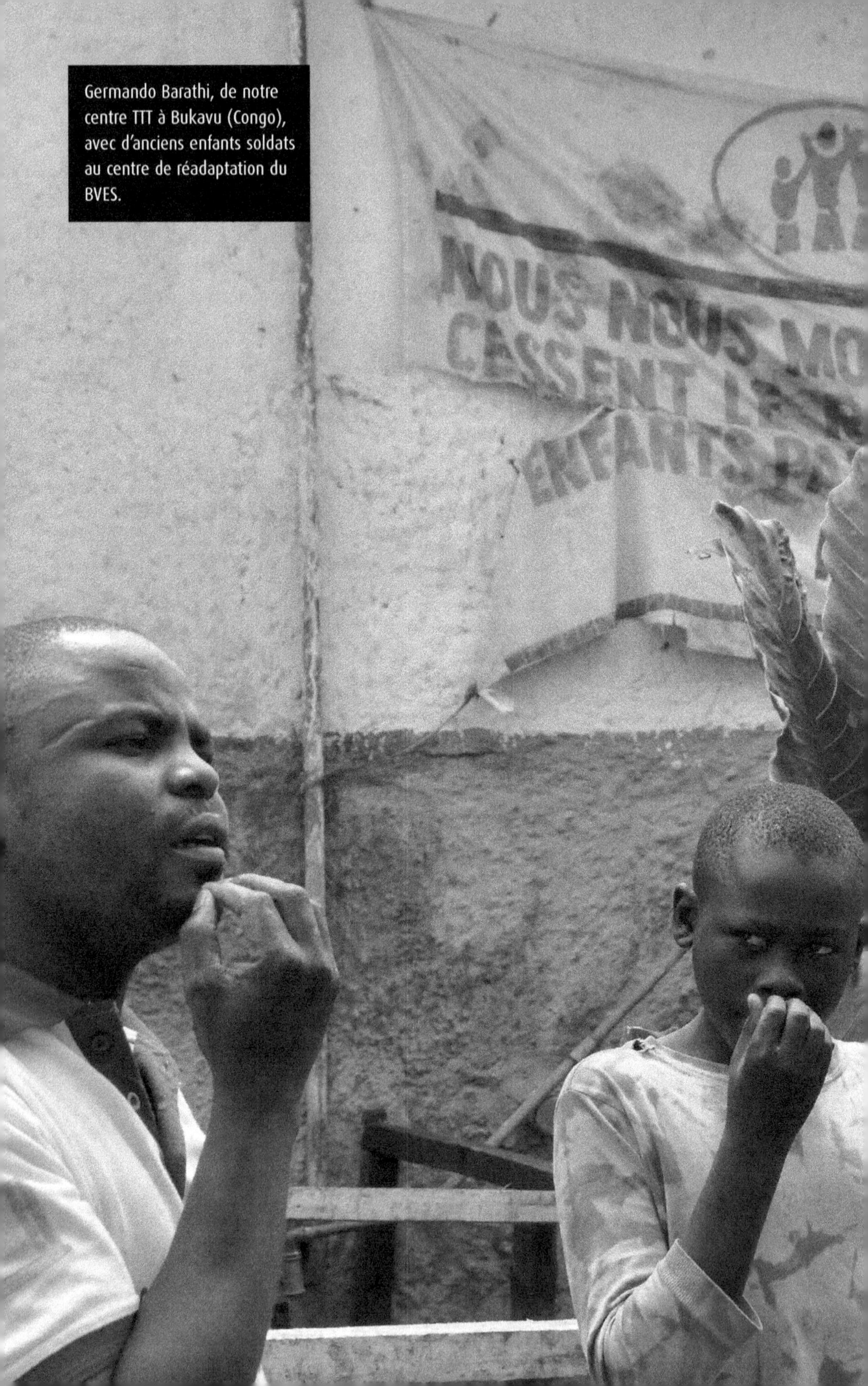

Germando Barathi, de notre centre TTT à Bukavu (Congo), avec d'anciens enfants soldats au centre de réadaptation du BVES.

Signes de stress émotionnel et traumatique

Des émotions puissantes comme la peur, la rage et l'anxiété ont toutes un sens.
Elles portent un message afin que nous puissions choisir une meilleure voie
d'action ou éviter de répéter de vieilles erreurs. Elles ressemblent au feu : il peut
vous réchauffer, vous protéger, ou vous consumer.

Comme nous le détaillons dans le chapitre sur le codage du stress, une situation
peut être codée, conditionnée dans notre système nerveux comme une alarme
lorsque nous :

- vivons une situation que nous percevons comme inéluctable et écrasante
- risquons de perdre quelque chose de très important sur le plan personnel, comme notre vie, nos biens, des êtres chers ou risquons la douleur et
  l'humiliation
- sommes déjà dans un état de fragilité ou de moindre résilience physique et
  mentale

Ce conditionnement provoquera une réaction de notre système nerveux
comme si l'événement se produisait de nouveau longtemps après sa fin, et elle
sera déclenchée par tout stimulus qui nous le rappelle, par exemple un son, une
couleur, une voix, une odeur ou un souvenir.

Lorsque nous revivons l'événement à maintes reprises de cette manière, nous
subissons un stress après (post-) l'événement traumatisant (de fait : stress post-
traumatique).

Les émotions qui ont été codées pour se déclencher avec ces souvenirs peuvent
être décodées et libérées avec des techniques psycho-sensorielles comme la TTT.
Certains symptômes disparaissent après une seule session – certains peuvent en
nécessiter deux ou plus.

Trois types de symptômes de stress

Pour comprendre quels symptômes vous pouvez espérer voir disparaitre immédiatement au cours d'une session et lesquels demanderont plus de temps, nous divisons les symptômes en trois types :

- L'alarme est permanente (symptômes persistants)
- L'alarme est déclenchée par une pensée consciente ou un rêve (stimuli internes)
- L'alarme est déclenchée par quelque chose que vous voyez, entendez, ressentez, goûtez ou sentez (stimuli externes)

Les symptômes persistants

Les symptômes persistants sont des symptômes de stress constamment présents, comme une alarme qui sonne en continu.

Ces symptômes peuvent disparaitre complètement au cours d'une session de TTT et ne jamais revenir.

Les symptômes déclenchés

Les symptômes déclenchés sont les symptômes de stress qui apparaissent lorsqu'ils sont déclenchés par une donnée entrante, réelle ou imaginée, comme un son, une odeur, un ressenti, une vision, un goût, ou le souvenir de l'un d'eux.

Pour que ces symptômes soient affectés par une session, la personne doit être en contact avec ses sensations pendant la session. Proposer la pratique lorsque le symptôme est actif aura plus d'effet que lorsque le symptôme n'est pas activé.

On pourrait comparer avec une douche : la TTT ressemble à une douche qui peut laver vos symptômes, mais si vous laissez vos symptômes en dehors de la douche, ils ne seront pas lavés. Au mieux, vous serez détendu.

Voici des symptômes relevés dans nos centres de tapotement dans l'est du Congo. Ils correspondent aux symptômes de l'ESPT en général.

- Problèmes de sommeil
- Cauchemars
- Problèmes de mémoire
- Problèmes de concentration
- Angoisse
- Hypervigilance

- Réactions excessives
- Peur
- Colère
- Problèmes de confiance
- Instabilité
- Irritation

- Envie de vengeance
- Alcool et toxicomanie
- Surconsomation de médicaments
- Comportements sexuels à risque
- Automutilation
- Sentiment de faiblesse
- Sentiment d'inutilité
- Sentiment d'isolement
- Sentiment d'insécurité
- Pensées suicidaires
- Eviter des situations spécifiques
- Eviter des lieux spécifiques
- Flash-back
- Revivre le passé
- Maux de ventre
- Maux de tête
- Incontinence nocturne
- Hypertension
- Rythme cardiaque élevé, palpitations
- Problèmes de respiration
- Problèmes de digestion
- Dissociation de son corps
- Tensions musculaires
- Douleurs chroniques

L'automédication et le suicide

Une personne souffrant d'un stress post-traumatique peut avoir recours à l'automédication sous forme d'abus de substances ou même envisager le suicide comme solution. Il peut s'agir d'un cycle qui se déclenche régulièrement, entre des périodes de comportement plus normal.

Les drogues et l'alcool peuvent offrir un sentiment de détachement, qui calme le système nerveux. Toutefois, l'effet s'estompera et certains effets secondaires sont plus dangereux pour la personne et sa famille ou sa communauté à long terme.

Proposer un programme classique de réhabilitation pour la toxicomanie peut être sans effet, car la raison de l'automédication, le trauma, est toujours là. C'est pourquoi nous vous recommandons de considérer l'abus de substances comme un possible symptôme de stress post-traumatique et de proposer une session de TTT.

De la même manière, le suicide peut sembler une alternative logique pour une personne qui a tout essayé. Aller à une séance de thérapie classique pour parler d'une tentative de suicide déclenchée par un stress post-traumatique implique un risque important de retraumatisation. Etrangement, quelques sessions de TTT, lorsque la personne est en contact avec ses émotions négatives, peuvent suffire à lui offrir l'espoir dont elle a besoin pour voir la vie comme une alternative.

Survivre aux abus sexuels

Si vous, ou quelqu'un que vous connaissez, avez survécu à des violences sexuelles, qu'elles aient été verbales, physiques ou violentes au-delà de l'imagination, la TTT peut contribuer au processus de rétablissement.

Les violences sexuelles, sous quelque forme que ce soit, peuvent être un traumatisme à bien des égards. Avant d'aller plus loin, soyez assuré qu'il est possible d'aller de l'avant, et probablement plus vite que vous ne le pensez. Nous pouvons le dire à partir de nos expériences de collaboration avec des femmes et des hommes victimes des sévices sexuels les plus impensables et qui se sont rétablis. Ne demandez jamais à personne de revisiter l'épisode, ce n'est pas nécessaire. Si possible, proposez l'accompagnement à toute la famille.

Scénario 1 : Dois-je en parler ?

Il n'est pas nécessaire de parler de ce qui s'est passé pour vous rétablir, à moins que vous ne le souhaitiez. Vous avez besoin de lâcher prise sur toutes les émotions liées aux souvenirs de ce qui est arrivé pour pouvoir avancer. Ne permettez pas à l'incident de se reproduire sans cesse dans vos souvenirs. Une session de tapotement du trauma, lorsque vous êtes en contact avec les émotions liées à l'épisode, est parfois suffisante pour ouvrir cette voie de réparation.

Scénario 2 : Puis-je lâcher prise sur la honte ?

Certains ressentent la honte d'avoir survécu au viol alors que d'autres n'ont peut-être pas survécu, ou la honte de l'abus sexuel aux yeux de la société. Beaucoup se demandent pourquoi ils n'ont pas résisté davantage à l'abus, peut-être se sont-ils figés, ou ont-ils défailli ou se sont-ils dissociés dans un état d'esprit de « ce n'est pas à moi que ça arrive. » Toutes ces réactions sont normales. C'est ainsi que notre système nerveux tente de nous protéger. Si vous vous étiez défendu, vous auriez peut-être été davantage abusé. Défaillir et ne pas se défendre arrive lorsque votre cerveau prend le contrôle de votre système. Ce n'est pas votre faute. En droit international, le viol est un crime contre l'humanité.

Scénario 3 : Pourrai-je jamais faire à nouveau confiance à un homme ?

Pourrez-vous un jour faire confiance à un homme ou à une femme ? La réponse est oui. Il y a beaucoup de bonnes personnes et une fois que vous pourrez libérer les réponses émotionnelles à ce qui s'est passé, vous saurez faire la différence.

Scénario 4 : Dois-je contacter les autorités ?

Devriez-vous porter plainte auprès de la police ? Pour être franc, il n'y a pas de bonne réponse ici. Si la police est juste et que vous pouvez lui faire confiance pour vous prendre au sérieux, la réponse est oui. Tous les criminels devraient être poursuivis. Toutefois, si vous pensez que vous n'avez pas intérêt à signaler un crime, prenez en compte les points suivants :

- Consultez immédiatement un service médical. Si vous le faites dans un hôpital, ne vous lavez pas avant ; dans certains pays, ils peuvent récupérer de l'ADN, ce qui peut être déterminant pour mettre l'agresseur en prison si possible.
- Faites un dépistage des maladies sexuellement transmissibles pour vous protéger ainsi que vos futurs partenaires.

Scénario 5 : Dois-je parler de mon expérience ?

Garder un secret peut être douloureux. Si vous n'avez personne à qui vous confier, partagez avec l'univers par la pensée et utilisez la TTT lorsque les émotions indésirables surgissent.

La violence sexuelle en tant qu'arme de guerre

La violence sexuelle contre les femmes dans l'est du Congo est considérée comme l'un des pires crimes contre l'humanité dans le monde moderne. Le viol est utilisé comme arme de guerre entre différents groupes armés, qui luttent pour contrôler les ressources naturelles de la région. Le viol est une arme bon marché et efficace. Il détruit des communautés sans utiliser une seule balle. Le viol est souvent commis devant le mari et les enfants, les voisins ou d'autres membres de la communauté dans l'intention de les humilier le plus possible.

Les femmes et les filles victimes de violences sexuelles sont souvent stigmatisées et parfois même expulsées de leur communauté. Beaucoup sont physiquement si blessées qu'elles ont besoin d'opérations lourdes pour que leur corps fonctionne à nouveau normalement.

Si la femme ou la fille tombe enceinte, l'enfant est considéré comme un enfant de l'ennemi et non comme un enfant bienvenu. Les hommes de leur côté se sentent impuissants de n'avoir pas été capables de défendre leurs filles et leurs épouses. La communauté est brisée et donc plus facile à contrôler pour les rebelles et les groupes armés, leur donnant accès à la région.

Cela ne se fait pas seulement au Congo, le viol et les enlèvements sont des armes depuis les premières guerres lorsque l'humanité s'est sédentarisée et a commencé à amasser des richesses qu'il faut protéger et pour lesquelles il faut se battre. Mais c'est après la guerre des Balkans que le viol a été reconnu comme une arme de guerre dans les temps modernes.

Un travailleur social pionnier

Notre collègue Germando Kagomba Barathi vit dans la ville de Bukavu, dans l'Ouest du Congo, une des régions du monde qui a connu les pires expériences de guerre et de conflits armés, et les plus longues. Germando est un pionnier au Congo.

Voici son témoignage :

« J'ai appris la TTT en 2009. A l'époque, j'étais infirmier et assistant en psychologie dans une organisation à but non lucratif, BVES, pour la réinsertion des enfants victimes des conflits sociaux et économiques, enfants soldats, esclaves sexuels, enfants des rues et orphelins. Tous souffraient de traumatismes psychologiques. Lorsque j'ai commencé à utiliser la TTT, j'ai vu des résultats incroyables. De toute ma carrière, je n'avais rien vu de tel. Ces jeunes, qui étaient considérés comme « fous » ou « psychopathes incurables », se mettaient à collaborer, à se libérer de leurs symptômes et même à faire des projets de vie ; des enfants déprimés retrouvaient le sourire après un simple et bref tapotement ; l'agressivité tombait, les insomnies et les cauchemars disparaissaient, et, avec eux, la culpabilité et les tendances autodestructrices. Les effets s'amélioraient quand je combinais la TTT à la musique et à des jeux récréatifs.

Je continue à transmettre la TTT, dans les organisations internationales et nationales à but non-lucratif au Congo RDC, dans les écoles et dans les églises. Aujourd'hui, la TTT est l'une des « techniques à utiliser dans les communautés qui n'ont pas accès aux thérapies psychosociales » promues par la TPO (Transcultural Psychosocial Organization) en Afrique de l'Est.

La TTT m'a aidé à maintenir mon équilibre émotionnel, et à éviter le burn-out et le traumatisme par procuration dont on devient facilement victime quand on travaille dans des zones d'insécurité. C'est également grâce à la TTT que j'ai progressé professionnellement. Je pense que la TTT est quelque chose que tout le monde devrait apprendre pour lui-même et enseigner aux autres. »

Les enfants en tant qu'armes de guerre

Au cours du conflit armé dans l'est du Congo, on a également beaucoup utilisé les enfants comme soldats et esclaves sexuels. Les enfants sont bon marché et faciles à contrôler par la peur. La façon dont ils sont utilisés est l'une des pires choses que vous puissiez imaginer.

Ils sont parfois amenés à un homme-médecine et aspergés avec de "l'eau magique" qui rend invincible aux balles, puis on leur demande de courir devant les troupes et prendre le feu de l'ennemi, ce qui permettra aux soldats plus âgés de survivre.

Ils sont souvent enlevés sur le chemin de l'école, parfois forcés de tuer leur propre famille dès l'âge de 9-12 ans. De nombreuses filles commencent comme esclaves sexuelles et celles qui survivent reçoivent une arme si elles sont jugées suffisamment fortes, comme Faida (voir son histoire plus loin).

Une femme à Kiziguro

« J'ai été violée par un jeune homme il y a plusieurs années. Après cela, j'ai évité les endroits où se trouvaient des hommes, je prenais une autre direction si je voyais un homme venir vers moi sur la route, quel que soit son âge.

Depuis que j'ai été traitée par la TTT, j'ai le sentiment que quelque chose de nouveau m'est arrivé, le changement a commencé le jour de la formation, mais pas complètement. Lorsque j'ai continué à me traiter, je me suis vraiment sentie bien, mes problèmes ont progressivement disparu. Je peux à présent saluer les hommes que je rencontre, ce qui était impossible avant. Je sens que j'ai dépassé ce trauma. »

Faida – ancienne esclave sexuelle, enfant soldat et survivante

Gunilla :

Murhabazi Namegabe et son organisation BVES libèrent et réhabilitent les enfants qui ont été utilisés comme soldats, porteurs et esclaves sexuels dans des groupes armés.

La fille dont je me suis occupée dans l'est du Congo était âgée de 16 ans et s'appelait Faida. Elle avait été enlevée à l'âge de onze ans par l'un des groupes rebelles armés dans l'est du Congo. Pendant quatre ans elle a été esclave sexuelle. Un jour, elle a remarqué que les filles qui portaient des fusils n'étaient pas violées et a donc demandé à être soldat.

Quand Faida fut libérée, elle alla vers Murhabazi et le regardant avec ses yeux sombres et déterminés, lui demanda :

« Monsieur Murhabazi, merci de m'avoir libérée. Mais dites-moi, s'il vous plait : j'ai été violée par toute la section et j'ai appris à utiliser un fusil et à tuer. Dites moi, qui suis-je maintenant ? »

Murhabazi est resté sans voix.

Faida a été amenée au centre de réadaptation des enfants soldats pour faire des examens de santé et poursuivre son éducation car, comme la plupart des enfants soldats, elle a perdu de nombreuses années de scolarité alors qu'elle était dans l'armée. Elle a emménagé dans la maison d'un parent, une tante, en haut d'un bidonville à flanc de colline à l'extérieur de Bukavu.

Très vite, la tante a trouvé Faida difficile à gérer, car elle était colérique, criait dans son sommeil à cause des cauchemars et ne pouvait pas se concentrer à l'école. Elle était contrariée, ainsi que tout le monde autour d'elle. Il s'agissait de symptômes de trauma.

Murhabazi a demandé à Faida si elle voulait essayer le tapotement du trauma avec moi. Faida a répondu : *« Hakuna shida – pas de problème. »*

Nous avons décidé de nous retrouver au centre BVES de Bukavu. Pour Faida, cela signifiait une longue marche depuis chez elle. Nous sommes allés dans l'une des salles, nous nous sommes assises côte à côte et j'ai effectué plusieurs cycles de tapotement du trauma avec elle. Elle a gardé les yeux fermés et ne les a pas ouverts lorsque j'ai eu terminé. Finalement, Faida a dit : *« Maintenant c'est bon »* et elle a ouvert les yeux.

Nous sommes revues deux fois. La troisième fois, elle a souri et dit :

« Je ne fais plus de cauchemars et je ne m'énerve plus. Ma tante aussi est contente. Savez-vous ce que j'ai dit hier aux voisins ? J'ai dit : Je ne suis plus la même personne qu'avant. Je suis comme neuve. J'ai a été reformatée ! »

Le double traumatisme d'Anthony

Anthony avait dix ans lorsqu'il a été enlevé avec son ami sur le chemin de l'école. Il s'est retrouvé enfant soldat pendant cinq ans.

« *Ils m'ont ligoté* », raconte Anthony, « *Nous ne savions pas où nous allions.* » Deux jours plus tard, son ami âgé de neuf ans a tenté de s'échapper. Les rebelles l'ont rattrapé et forcé Anthony à le battre, avec eux, à coups de bâton.

« *Ils m'ont obligé à frapper de plus en plus fort, je n'ai pas osé refuser* », dit Anthony. « *Mon ami en est mort.* »

Les chefs rebelles ont déclaré « *Nous avons besoin que tu sois un soldat fort.* » Ils ont soumis Anthony et les autres enfants à une bastonnade brutale en guise d'initiation avant de les emmener au Soudan pour poursuivre leur formation. Ils avaient constamment faim et peur et devaient creuser pour trouver des racines et manger des feuilles pour survivre. Au bout de six mois, Anthony avait terminé sa « formation » et s'est vu confier un fusil.

Les commandants rebelles trouvaient qu'Anthony se débrouillait bien, et ils l'envoyèrent en Ouganda avec un groupe de soldats pour voler de la nourriture, des médicaments et d'autres fournitures nécessaires. Ils pillaient des villages et, si quelqu'un résistait, Anthony et les autres enfants soldats recevaient l'ordre de tuer. Parfois, ils devaient même enlever des enfants et les ramener au camp au Soudan.

Au cours de l'une des missions de pillage en Ouganda, il a soudainement reconnu où il était et a pris la décision de fuir l'armée rebelle.

« *Je suis passé devant un agriculteur qui travaillait son champ. Quand il a relevé la tête, j'ai reconnu un homme de mon village* », dit Anthony. « *J'ai jeté mon fusil pour montrer que je ne lui voulais pas de mal et, à mon grand soulagement, l'homme m'a demandé de l'accompagner chez lui.* »

De là, Anthony a pu retrouver sa famille, où il a appris la mort de son père. Sa mère était si heureuse de voir Anthony vivant. Elle avait presque perdu l'espoir de le revoir après toutes ces années. Mais elle a compris qu'ils devaient quitter immédiatement le village : les rebelles viendraient chercher Anthony puisqu'il s'était enfui en emportant un précieux fusil. Ils sont partis avec le minimum se cacher dans la forêt. Quelques heures plus tard, les rebelles sont venus. Ne trouvant pas Anthony, ils ont incendié la maison de sa famille.

Après s'être échappée, la famille s'est installée dans un camp pour personnes déplacées internes (PDI). Il est retourné à l'école en faisant de son mieux pour soutenir sa mère et ses deux frères restants. Un jour, il a été contacté par un représentant d'une organisation américaine et invité aux Etats-Unis pour faire le tour de l'Ohio à vélo afin de lever des fonds pour une campagne de sensibilisation sur le sort des enfants en zone de guerre comme l'Ouganda. Cela semblait être une chance formidable pour Anthony.

Anthony s'est révélé très bon cycliste. Mais au lieu d'être remercié de sa participation, il a fini comme un esclave dans la ferme du chef de projet, travaillant du matin au soir à s'occuper des vaches, chevaux et moutons, façonnant des clôtures, déplaçant de lourdes pierres, construisant des abris et nettoyant les bois. Il devait toujours obéir au manager. Il n'était pas correctement nourri ni autorisé à manger avec la famille, il devait manger seul dans un débarras.

Qui plus est, il devait régulièrement raconter son histoire d'enfant soldat lors de divers événements. Le manager voulait qu'il raconte la pire de ses horribles expériences. Chaque fois Anthony se retrouvait à nouveau traumatisé et son sommeil était perturbé par des cauchemars. Le manager affirmait que l'organisation soutenait la construction d'une école dans le village d'Anthony et que sa famille recevait de l'argent. Mais Anthony a découvert par la suite qu'aucun argent n'avait été envoyé.

Anthony a trouvé le salut en apprenant à utiliser Internet. Il a réussi à entrer en contact avec un autre ancien enfant soldat ougandais, une fille qui se trouvait également aux Etats-Unis. Elle avait écrit un livre et trouvé sa place dans la société américaine. Elle a encouragé Anthony à s'échapper de la ferme et promis de contacter un avocat qui pourrait le défendre.

C'est ainsi qu'Anthony a dû s'enfuir pour la deuxième fois de sa jeune vie. Il a emballé quelques affaires dans un sac en plastique et l'a caché sous son lit. Un dimanche alors que la famille était à l'église, il a dit qu'il se sentait mal et il est resté à la maison. Lorsqu'ils eurent quitté la maison, il a attrapé le sac et couru.

Anthony dit que ses expériences d'humiliation et d'exploitation aux Etats-Unis étaient encore pires que d'être un enfant soldat, parce qu'il avait été enrôlé de force comme soldat, mais il s'était rendu aux Etats-Unis de son plein gré.

Quand Anthony a quitté sa situation d'esclave, il a pris contact avec un programme sur les Droits de l'Enfant pour lequel j'avais travaillé (Gunilla). Il a raconté une partie de son histoire, et, réalisant qu'il était traumatisé, j'ai promis de lui rendre visite si je venais aux Etats-Unis. Donc, après avoir terminé une conférence au Canada, j'ai fait escale dans la ville où Anthony vivait sur mon chemin vers New York. Nous nous sommes retrouvés dans un café en centre-ville. Anthony m'a raconté toute son histoire. Il a dit qu'il avait du mal à dormir et que ses souvenirs traumatisants et sa peur continaient de le hanter. Il était heureux d'entendre que je pourrais lui montrer et lui apprendre une méthode qui pourrait alléger ses souffrances.

Anthony ne voulait pas faire le tapotement dans le café et nous sommes donc allés chercher un endroit plus discret. Malgré le froid, nous avons décidé de nous asseoir sur un banc dans un parc. C'était l'endroit le plus tranquille que nous puissions trouver. La pleine lune de novembre brillait.

Voici ce qu'Anthony a dit quelques jours plus tard par Skype :

« Lorsque vous avez commencé le tapotement, je me suis demandé de quoi il s'agissait. Mais j'ai pensé : « Essayons. » Et j'ai rapidement commencé à me sentir vraiment, vraiment bien. C'était formidable ! Je me sentais détendu et réchauffé alors que nous étions dehors et qu'il faisait plutôt froid (rires).

Ce soir-là, j'ai dormi comme le jour de ma naissance. Comme un bébé ! Auparavant, je ne dormais qu'une ou deux heures à la fois. J'ai beaucoup de médicaments pour dormir, mais ils ne m'ont jamais donné ce genre de sommeil. J'aurais pu dormir encore plus longtemps si mon voisin n'avait pas frappé à ma porte.

J'aime beaucoup ce tapotement. Je me sens vraiment, vraiment en paix quand je le fais. C'est tellement bien ! Je trouve que c'est vraiment le savoir le plus utile. Celui qui a inventé ce traitement est très intelligent – il sait exactement comment fonctionne le corps.

Tout le monde a pu constater à quel point j'ai changé après ce tapotement. Ils demandent : « Qu'est-ce qui lui est arrivé ? Pourquoi sourit-il tout le temps ? » Et je réponds : « Je suis enfin à nouveau moi-même. » J'espère que le triste moi ne reviendra jamais. Et si c'était le cas, je le délogerai par le tapotement (rires). »

La possession par les démons

« *Qui sauve une vie, sauve le monde entier.* »

Le Talmud

Les croyances sur la sorcellerie sont communes dans différentes parties du monde. La sorcellerie et les démons sont utilisés pour donner un autre éclairage aux choses inexplicables. Lorsque les gens font quelque chose qui n'est pas acceptable pour la société, on dit qu'ils sont sous l'emprise des mauvais esprits. Si vous êtes possédé, vous êtes considéré comme mauvais et dangereux. C'est une malédiction. Par conséquent, être considéré comme fou ou possédé par des démons peut être en soi stigmatisant. Vous devenez un proscrit, et on peut même essayer de vous tuer parce que vous faites peur ; un danger pour la collectivité.

Françoise, une des praticiennes du centre de TTT de Mumosho au Congo, raconte une expérience à ce sujet :

« J'ai entendu des rumeurs à propos d'une jeune fille de 15 ans, considérée comme possédée parce qu'elle avait un comportement bizarre : elle parlait toute seule, pleurait constamment, et les voisins l'entendaient hurler la nuit. Elle était en difficulté scolaire, et les gens médisaient d'elle.

Je l'ai rencontrée un jour sur la route, et je suis allée lui demander comment elle allait. La jeune fille a paru heureuse que quelqu'un vienne vers elle et m'a dit combien elle était hantée par des images et des rêves effrayants. Elle avait probablement été violée. C'est fréquent ici, mais personne n'en parle car le viol est associé à la honte et même au risque d'être exclu de la famille et de la communauté.

J'ai parlé du centre de TTT et du tapotement et demandé si elle voulait essayer une session. Elle a dit qu'elle en serait heureuse. Elle est venue au centre quelques jours plus tard. Je l'ai traitée et elle semblait détendue. Je lui ai dit de continuer les tapotements et de revenir au centre. Quand je l'ai revue, elle semblait différente, son visage était ouvert et souriant. Elle a dit qu'elle avait l'impression qu'on lui avait retiré un poids de la tête. Elle ne se comportait plus comme une « folle. »

La première fois en 34 ans

« J'ai été comme une orpheline toute ma vie. Mes parents ne s'occupaient pas de moi. Je devais dormir dehors dans la bananeraie. Mon père était souvent ivre et menaçait de me tuer. Je voyais les autres enfants recevoir amour et soins et me demandais : « Combien de temps ça va durer ? » Lorsque j'avais onze ans, j'ai même pensé incendier notre maison pour que les autres comprennent notre situation.

Depuis mon enfance, je souffre de migraines, douleurs, problèmes cardiaques, attaques de panique, peurs et cauchemars.

Souvent, ceux qui essayaient de m'aider commettaient l'erreur de croire que j'écoutais leurs paroles de réconfort. Je faisais semblant, mais au fond de moi j'avais l'impression que personne ne m'aimait ni ne s'intéressait vraiment à moi. Ma prière quotidienne était : « Mon Dieu, quel sens y a-t-il à vivre dans cette misère ? » La mort me semblait préférable à cette vie pleine de problèmes.

Au début de la formation à la TTT, je pensais qu'il s'agissait d'une perte de temps puisque personne n'avait pu résoudre mes problèmes, atteindre la zone d'obscurité dans mon cœur, en moi. J'avais tort !

Le tapotement du trauma a eu un impact considérable sur ma vie. Hier, j'étais au désespoir, je ne pouvais aimer personne et je pensais sans cesse au suicide, aujourd'hui j'ai retrouvé la joie de vivre ! Pour la première fois en 34 ans, je me sens heureuse !

Mon mari a dit : « Dis-moi chérie, qu'est-ce qui t'est arrivé ? Depuis que nous sommes ensemble, je ne t'ai jamais vue heureuse et souriante comme maintenant. » Et il a raison. Je suis différente à présent. Nos enfants aussi sont heureux. Je sais qu'ils ont souffert de mon triste état d'esprit.

J'ai toujours pensé que je n'étais bonne à rien, aujourd'hui je suis rétablie. Dieu vous bénisse. »

Deborah, Rwanda

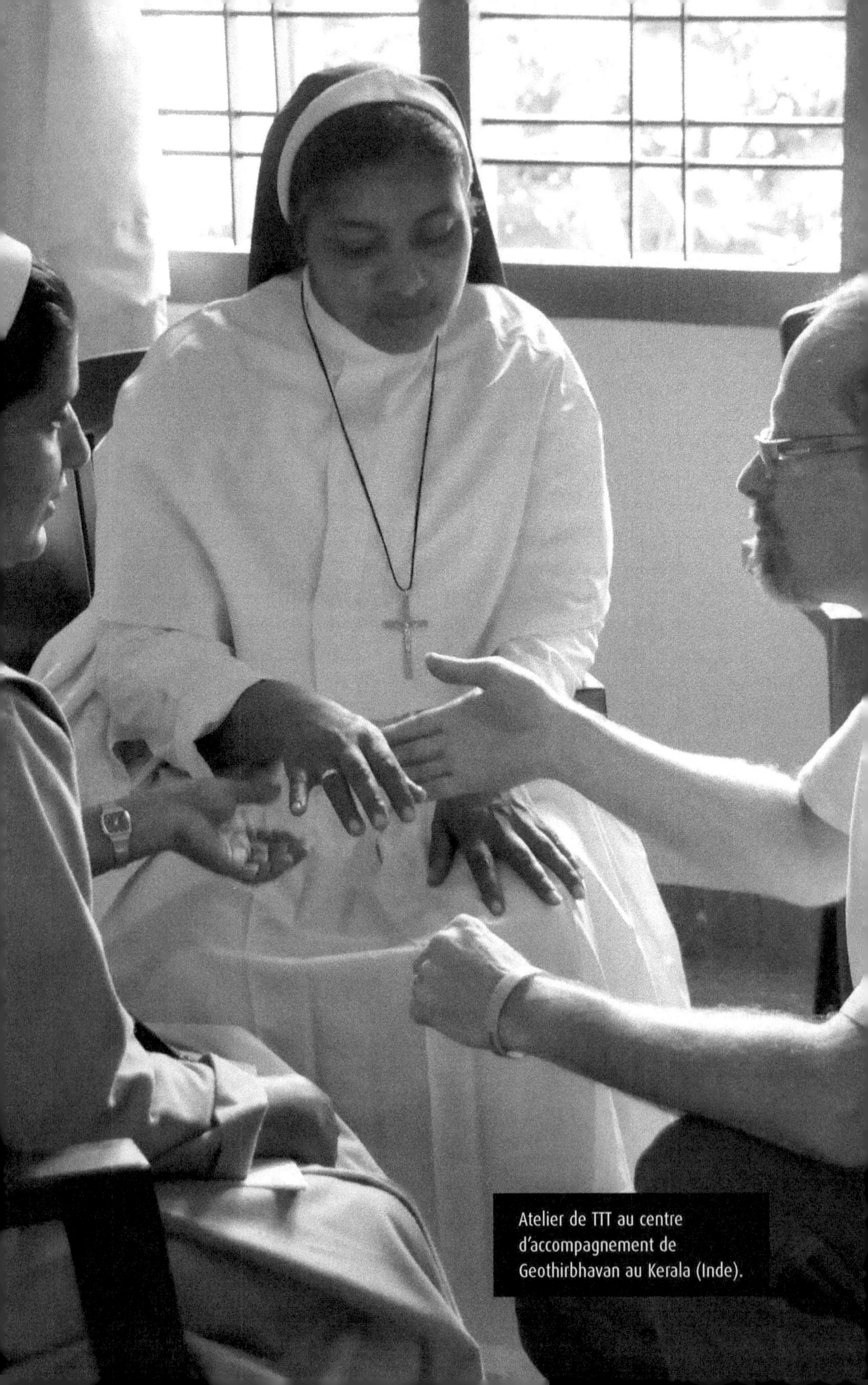

Atelier de TTT au centre
d'accompagnement de
Geothirbhavan au Kerala (Inde).

Un état d'esprit pour la survie

Notre esprit est comme un jardin. Nous ne devrions arroser que les plantes que nous souhaitons cultiver. Voici les caractéristiques essentielles de ceux qui survivent à des situations extrêmes telles que la guerre et les abus :

- Leur état d'esprit
- Leur connexion à une valeur spirituelle plus haute
- Leur souci de vouloir survivre dans l'intérêt d'autrui

Le rétablissement est possible

Lorsque vous admettez que le rétablissement est possible, il le devient. D'autres ont survécu à des situations similaires. Avec les bons outils, vous pouvez faire de même.

Quoi qu'on vous ait dit, voici les faits :

- Le stress post-traumatique n'est pas chronique, vous pouvez vous rétablir
- Vous ne pouvez pas à ce jour guérir le stress post-traumatique avec des médicaments, mais vous pouvez en réduire temporairement les symptômes
- Des expériences traumatisantes peuvent cicatriser rapidement
- Vous pouvez apprendre à vous rétablir, même s'il n'y a pas d'expert disponible pour vous aider
- Une réaction de stress post-traumatique est localisée dans une autre partie de votre système nerveux que le cerveau analytique et rationnel.

Prendre conscience de sa voix intérieure peut être aidant, parce qu'elle peut prendre deux grandes voies : l'une consiste à rechercher une raison à l'expérience traumatisante en posant les types d'affirmations ou de questions suivantes :

« Comme d'habitude ! »
« Pourquoi est-ce que c'est toujours à moi que ça arrive ? »
« Ce n'est pas juste ! »
Habituellement, ce type de pensée ne nous aidera pas, en partie parce qu'il n'y a pas de réponse. L'autre est d'entraîner notre voix intérieure pour être proactif, simplement en prenant soin de commencer nos réflexions par des mots comme « quoi » et « comment. »

« Qu'est-ce que cette situation signifie pour moi ? »

« Qu'est-ce que je peux faire ? »

« Qu'est-ce que je peux en tirer ? »

« Qu'est-ce que je peux et dois faire pour aller de l'avant ? »

« Comment puis-je trouver la force de le faire ? »

Qui ferait mieux que vous ?

Certains semblent mieux affronter l'adversité que d'autres. Que font-ils autrement ? En vous mettant à leur place, vous trouverez peut-être de nouvelles perspectives.

Existe-t-il une personne, vivante, morte ou imaginaire qui pourrait faire face à vos défis mieux que vous ? Imaginez, par exemple, que Jésus, Bouddha, Mère Teresa, Nelson Mandela, Mahomet ou peut-être le héros de votre film préféré, Pirate des Caraïbes, le capitaine Jack Sparrow (Oui, tout le monde a sa place ici !) soit confronté au trauma que vous avez vécu.

« Que feraient-ils autrement ? »

« Qu'est-ce qui vous empêche de faire comme eux ? »

« S'ils étaient à votre place, est-ce que le trauma que vous avez vécu les arrêterait ? »

Quelle est votre vision de l'avenir ?

Il peut être difficile d'apprécier combien l'image que vous vous faites du futur influence votre capacité à l'atteindre. Un exercice simple consiste à vous poser les questions suivantes :

Si vous deviez vous imaginer à l'avenir, sans vos défis actuels :

« Qu'est-ce qui serait le plus différent ? »

« Qui serait à vos côtés ? »

« Quelqu'un serait-il moins heureux si vos défis actuels disparaissaient ? »

« En quoi seriez-vous physiquement ou mentalement différent ? »

Prêtez également attention à la façon dont vous vous représentez le futur. Imaginez-vous un objectif dont vous voulez vous éloigner ?

« Je veux arrêter… »
« Il faut que je sorte de… »
« Si seulement je n'avais pas… »

Ou imaginez-vous un objectif que vous voulez atteindre :

« Je veux réaliser… »
« J'ai besoin d'avoir… »
« Si seulement je pouvais… »

Testez les deux, et essayez de remarquer la différence de ressenti qu'ils vous procurent. Celle qui vous capacite est la bonne. Comme nos cerveaux ne se représentent pas la négation, les objectifs positifs sont généralement plus faciles à cibler et atteindre ; par exemple *« Je ne veux pas fumer »* créera une image de fumeur, puisque « non » ne se représente pas. Un objectif positif attrayant est également plus énergisant qu'un objectif négatif que vous voulez abandonner, par exemple *« Je veux devenir plus heureux »*, mobilisera mieux vos capacités que *« Je ne veux plus être triste. »*

Y a-t-il des croyances limitantes ?

Une croyance limitante vous amène à abandonner une action parce que vous avez l'illusion que c'est impossible à réussir. Exemples de croyances limitantes :

« C'est inutile, parce que… »
« Je ne suis pas le genre de personne qui… »
« Si seulement j'avais… alors ce serait possible. »

Prenez maintenant conscience que c'est dans *votre* esprit, une illusion, peut-être quelque chose qu'on vous a dit et que vous avez accepté, et qui vous empêche d'envisager des éventualités positives pour votre avenir.

Demandez-vous si vous voulez abandonner cette croyance limitante ou la modifier. Qu'est-ce qui serait différent ?

Etes-vous dans l'état d'esprit d'une victime ou d'un survivant ?

L'état d'esprit concerne le regard que vous portez sur vous-même. Une victime est quelqu'un qui a été injustement traité et qui a besoin d'aide. Un survivant est quelqu'un qui a été injustement traité et qui a survécu. Remarquez-vous la différence ? Au début d'un processus de survie, c'est normal d'avoir l'état d'esprit d'une victime. Lorsque vous adoptez l'état d'esprit d'un survivant, vous prenez votre destin en main.

La croissance post-traumatique

La traversée des phases du trauma recèle un potentiel de développement personnel. C'est ce qu'on appelle la croissance post-traumatique. Pour que cette croissance se produise, il faut sortir de la victimisation. La personne développe alors une conscience d'elle-même, des autres et de l'univers qu'elle n'aurait pas eue sans l'expérience traumatisante. Ce processus devient profondément significatif pour sa vie, elle perçoit une amélioration de sa qualité de vie, comme si elle avait gagné et non perdu quelque chose, ce qui était peut-être sa première réaction.

L'histoire mondiale présente de nombreux témoignages de personnes qui ont changé leur façon de vivre et de penser après avoir subi un événement traumatisant.

Placide Nkubito est notre chargé de communication et le formateur de nos formateurs.

« J'ai vécu toute ma vie avec le trauma. Je ne savais pas que quelque chose pouvait être fait pour changer ça, je pensais que la vie était comme ça. Personne ne pouvait le voir de l'extérieur.

Puis j'ai rencontré Gunilla dans un café au centre de Kigali, la capitale du Rwanda. Elle m'a initié à la TTT. C'est comme ça que je suis devenu un être humain avec toutes sortes d'émotions, même la joie et la tristesse avec des larmes. Je n'arrivais pas à pleurer avant ça. C'est pour ça que je dis : osez essayer des choses nouvelles.

Grâce à ce processus de guérison, mes compétences en communication se sont développées, et aujourd'hui je peux partager mon histoire, mes expériences et mes idées avec n'importe qui. Et je le fais. Je porte fièrement l'histoire de mon dépassement de la douleur, de la violence, de la pauvreté et de la séparation.

Si vous vivez dans une maison dont le sol est en terre et que vous n'avez pas assez d'eau pour vous laver, vous serez facilement sale, vous aurez de la boue et de la terre sur votre peau. C'est comme ça qu'on représente les enfants pauvres dans les programmes de télévision, ils ont l'air gris et terne. C'est comme ça que beaucoup d'entre nous ont attrapé ce qui s'appelle des jigas, des vers sous les ongles et dans les pieds. Le jiga est très douloureux. Très honteux, aussi. C'est une maladie de la pauvreté. C'est la même chose pour le trauma, c'est quelque chose de honteux et on pensait que c'était difficile à traiter. Aujourd'hui, je sais que le trauma peut être traité sans douleur.

Ma vie a changé quand j'ai senti des effets de la TTT, et que je l'ai apprise ainsi que les exercices de respiration. J'ai compris quelle était ma véritable mission. C'est mon chemin. Je n'hésite jamais à montrer ce que je sais. J'ai eu trop de joie à voir des personnes guérir et évoluer. Mais le plus important, c'est que je ressens de l'amour pour moi-même et pour les autres.

Aujourd'hui, je fais des exposés sur le stress et le trauma pour des entrepreneurs et des professionnels de la santé dans des conférences et des universités de différents pays. Je diffuse la TTT partout où je vais : à des réfugiés et des prêtres en Ouganda, des enfants d'école primaire en Tanzanie, des habitants de Kiberia (le plus grand bidonville du monde à Nairobi), des choristes dans des prisons et des écoles, à des survivants aux quatre coins du Rwanda, d'anciens enfants soldats, des survivants de violences sexuelles, des enfants orphelins au Congo, des écoles et des églises au Pakistan.

J'ai réalisé que je continuais la vie de ma « grand-mère » Félicité. C'est la personne qui a pris soin de moi après la mort de ma mère et la disparition de mon père, quand j'étais bébé. Ma grand-mère était une docteure traditionnelle et une guérisseuse. Elle traitait tout le monde avec la même attention et le même amour, quel que soit l'endroit d'où vous étiez ou si vous aviez ou non de l'argent. Je suis sûr qu'elle est fière quand elle me regarde depuis le paradis. »

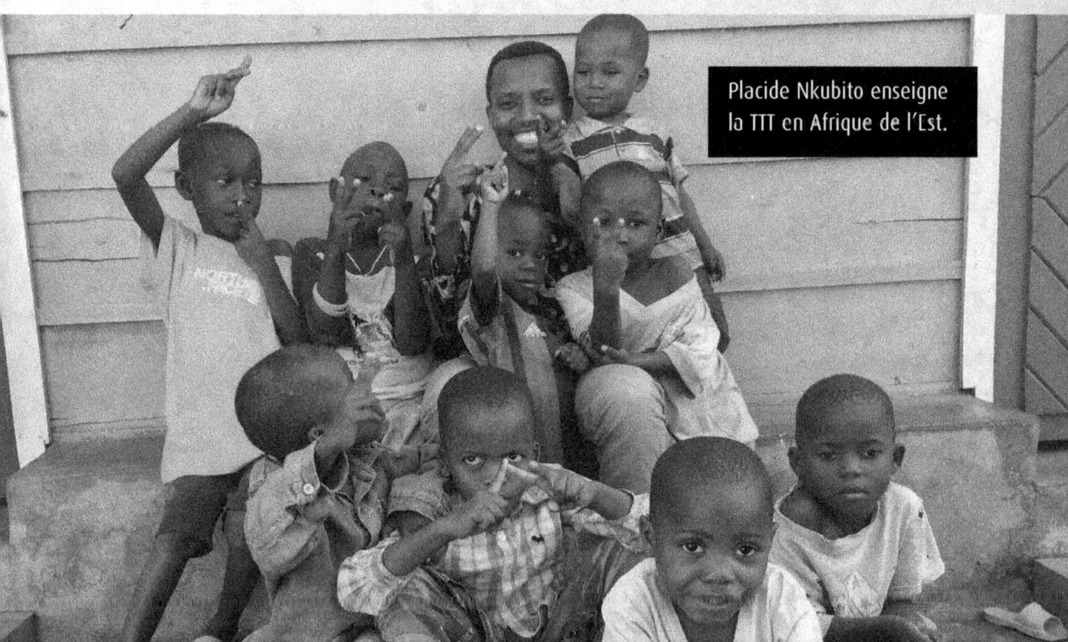

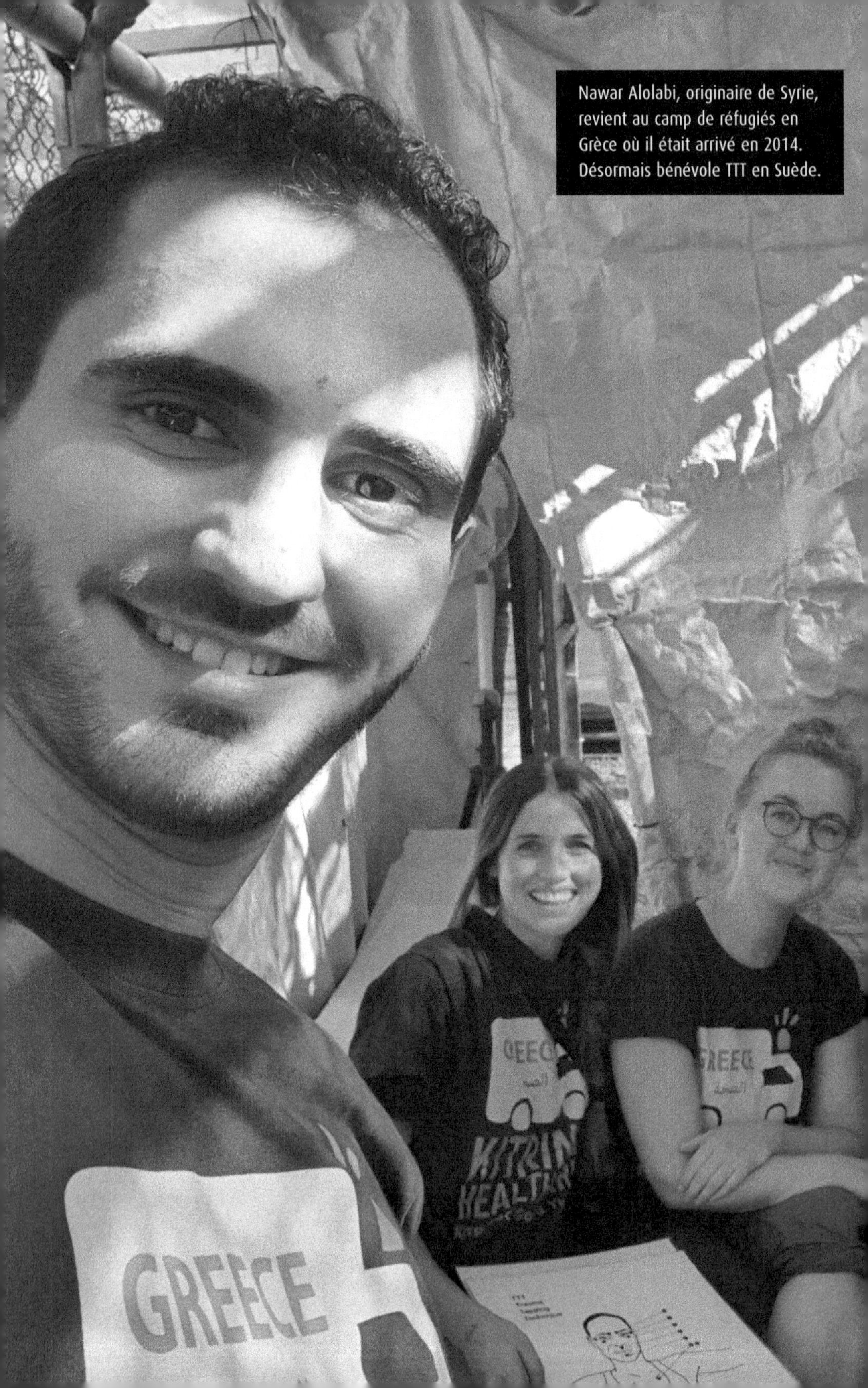

Nawar Alolabi, originaire de Syrie, revient au camp de réfugiés en Grèce où il était arrivé en 2014. Désormais bénévole TTT en Suède.

Se préoccuper des autres de la bonne manière

Quelles que soient vos bonnes intentions, se préoccuper d'une personne peut la faire se sentir encore plus mal.

Sympathie, empathie ou compassion

Soyez prudent en les offrant à des personnes qui ont souffert. Parfois, cela ne peut que faire empirer les choses. Une personne qui a survécu à un abus ou à un traumatisme peut se voir rappeler qu'elle a vécu quelque chose de terrible, ce qui peut la mettre en situation de faiblesse. Lorsque vous aidez un primo-intervenant, un thérapeute, un soldat, une infirmière ou un médecin, son système de valeurs peut être construit autour de l'autosuffisance, la sympathie peut être perçue comme une provocation. Au lieu d'avoir l'air désolé pour eux, offrez votre aide et votre soutien d'une voix neutre.

Faire preuve d'empathie pour le traumatisme d'une autre personne en imaginant ce qu'elle a vécu peut vous faire courir le risque de développer un traumatisme secondaire.

Si vous offrez votre aide avec compassion, les gens se sentiront plus forts. Cela vous permet de respecter leur douleur et leur expérience de manière neutre. Traitez chaque survivant avec respect, chaleur et bonne humeur. Offrez votre aide avec compassion et énergie.

« Si vous êtes venu pour m'aider, vous perdez votre temps. Si vous êtes venu parce que votre libération est liée à la mienne, alors travaillons ensemble. »
Les activistes aborigènes australiennes Lilla Watson et ses collègues

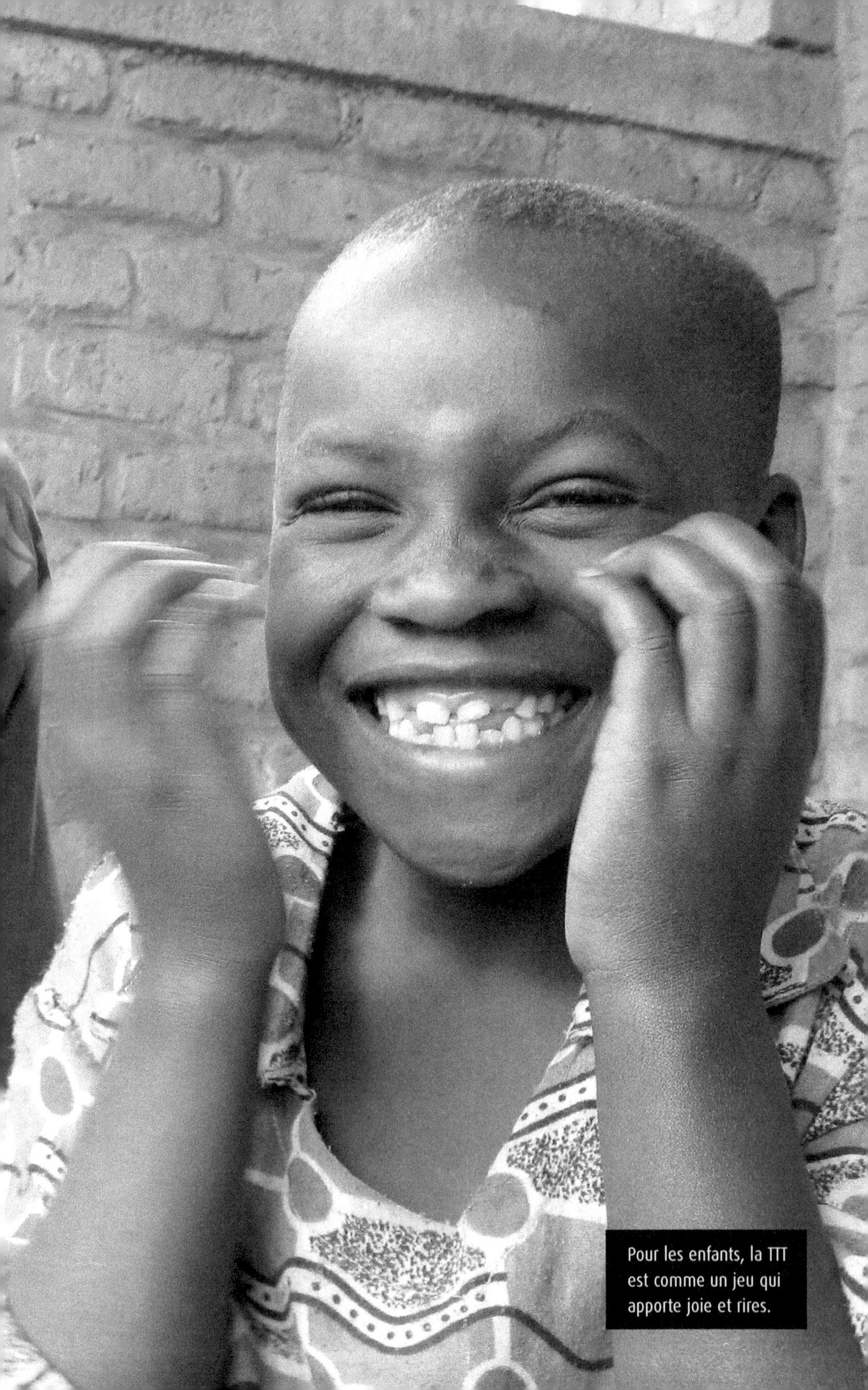

Pour les enfants, la TTT
est comme un jeu qui
apporte joie et rires.

Ressentir les émotions

Avez-vous déjà connu une humeur contagieuse, quand la joie ou l'angoisse d'autrui semble se glisser à l'intérieur de vous, comme si elle avait été transférée ?

Dans une partie de notre cerveau, il existe des cellules nerveuses spécialisées, appelées neurones miroirs, reflétant constamment les actions, les mouvements et les intentions possibles des animaux et des personnes autour de nous. On pense que cela participe au mécanisme d'empathie, mais aussi à la façon dont nous pouvons assimiler les expériences traumatisantes d'autres personnes lorsque nous les entourons, avec le risque d'acquérir un traumatisme secondaire ou indirect.

Pour éviter ce type de traumatisme secondaire, qui peut être transféré en travaillant avec des personnes traumatisées, nous utilisons régulièrement la TTT pour nous-mêmes et les autres.

Tapotement positif

Tapoter des sentiments positifs pour les renforcer est une façon de se protéger. C'est très simple : dès que vous vous sentez bien, faites tout simplement la procédure de TTT et intégrez la puissance de cette bonne sensation.

La résilience au trauma

La recherche montre que nous pouvons créer une résistance aux traumas – la résilience.

La résilience est la capacité à rebondir sur un incident traumatisant, lui permettant de glisser sur notre système nerveux en lui laissant un souvenir, sans y attacher de réponse émotionnelle. La recherche indique également qu'il nous est possible de nous entraîner à éviter la réaction émotionnelle après avoir subi un traumatisme.

La résilience consiste également à créer des conditions mentales et physiques dans lesquelles les réactions traumatiques extrêmes sont moins susceptibles de se développer. La préparation physique et mentale est importante si nous voulons éviter une réaction traumatique.

Etre mentalement préparé à l'inattendu

Lorsqu'un événement inattendu et terrassant auquel nous ne sommes pas tout à fait préparé se produit, nous nous retrouvons généralement en état de choc, ce qui active un mécanisme de défense du style : « *Je n'ai aucune idée de la façon de gérer ça, je ne bougerai donc pas tant que je ne saurai pas.* » C'est utile dans certaines situations, mais pas toujours.

Après le choc, beaucoup d'entre nous passent au déni : « *Ce n'est pas possible.* » La fonction de cette étape reste un mystère, mais c'est peut-être la réaction du cerveau à une situation qui n'est pas conforme à ce qu'elle devrait être, selon nos connaissances antérieures et nos perceptions. Une fois passée la phase de déni vient l'acceptation « *C'est bien en train d'arriver* » suivie par l'action « *Qu'est-ce que je peux faire ?* »

Lorsque vous êtes mentalement préparé pour l'imprévu, vous pouvez passer ces étapes plus rapidement. Lorsque vous connaissez au moins quelques possibilités d'action, vous pourrez en choisir une plus rapidement. Plonger au sol lorsque vous entendez des coups de feu est souvent une action utile. Le savoir et être entraîné à le faire accélère vos réactions. Savoir comment arrêter un saignement ou faire du bouche-à-bouche à quelqu'un qui a été sauvé de la noyade permet d'intervenir plus rapidement. Votre bibliothèque d'actions possibles est, d'une certaine manière, un facteur de résilience.

Etre physiquement apte et libéré du stress

Si votre corps est en bonne forme avec de faibles taux d'hormones de stress, vous aurez plus de chances d'éviter un traumatisme.

L'exercice régulier

Trouvez un moyen de faire régulièrement de l'exercice, même si c'est peu. Ce faisant, vous éliminez les substances chimiques potentiellement nocives du corps, vous stimulez votre système immunitaire et oxygénez votre cerveau. La recherche montre qu'un minimum d'exercice peut faire une grande différence :

- Dix minutes quotidiennes d'auto-massage Do-In
- Cinq minutes de pompes
- Prendre les escaliers plutôt que l'ascenseur
- Aider quelqu'un à porter ses sacs
- Circuler à pied ou à vélo plutôt que d'utiliser un transport motorisé
- Danser aussi souvent que possible

Méditer régulièrement

Veillez à laisser votre esprit se calmer régulièrement d'une façon ou d'une autre, même si c'est peu. L'un des exercices mentaux suivants diminuera vos niveaux de stress et augmentera votre résilience plus que vous ne le pensez. Vous pouvez augmenter votre résilience par ces pratiques :

- Autorisez-vous un moment de rêve éveillé
- Ecoutez votre voix intérieure / Votre moi supérieur / Dieu
- Appelez quelqu'un que vous aimez ou appréciez
- Lisez un livre
- Contemplez un coucher de soleil, un lac, un arbre, une fleur, un oiseau
- Regardez un film
- Chantez et/ou jouez de la musique
- Câlinez ou touchez une personne chère

- Apprenez une salutation au soleil (surya namaskar) de n'importe quelle tradition de yoga
- Faites trois respirations alpha-thêta (voir Respiration Alpha-Thêta)
- Pratiquez le tapotement du trauma sur une émotion agréable.

Manger correctement

Votre corps et votre mental sont similaires à une voiture en termes de besoins : si vous remplissez le réservoir avec un carburant adapté, elle fonctionnera bien. Là encore, il existe des règles très simples qui peuvent faire à long terme la différence entre la vie et la mort. Il s'agit principalement d'éviter les excès :

- Consommez l'alcool avec modération car il empêche votre système chimique de réagir correctement
- Consommez le sucre et le sel avec modération sinon ils vont perturber vos ressources énergétiques
- Evitez les aliments transformés. Mangez des noix, des graines, des fruits et légumes
- Consommez avec modération les aliments riches en farine blanche industrielle, comme le pain blanc.

Parmi les facteurs qui contribuent à la résilience, on trouve :

- Des relations étroites avec la famille et les amis
- Une image positive de vous-même et la confiance en vos forces et capacités
- La capacité à gérer pulsions et sentiments puissants
- De bonnes compétences pour communiquer et résoudre les problèmes
- Le sentiment d'avoir le contrôle
- La recherche d'aide et ressources
- Se considérer comme résilient (plutôt que victime)
- Faire face au stress de façon saine et éviter les stratégies de survie néfastes, telles que l'abus de substances
- Aider les autres
- Trouver un sens et un but positifs à votre vie malgré des événements difficiles ou traumatisants.

Les traitements de l'état de stress post-traumatique

La plupart des approches de traitement ou de réduction des effets du stress post-traumatique peuvent être divisées en trois catégories :

- Les approches psychothérapeutiques
- La médication
- Les techniques psycho-corporelles, telles que la TTT

Si nous nous en sommes tenus à la TTT jusqu'ici, c'est que nous n'avons pas trouvé de méthode plus efficace qui corresponde à notre conception : la transmettre comme une aide de premiers secours, afin de capaciter chaque survivant à un niveau individuel, indépendamment de son origine, de son éducation ou de son expérience. Voici un aperçu des autres méthodes fréquemment utilisées :

Les approches psychothérapeutiques

Il existe différentes approches psychothérapeutiques pour traiter le stress traumatique. L'une des plus courantes est la thérapie cognitivo-comportementale (TCC), une méthode orientée vers l'action, basée sur la désensibilisation des réponses par un entrainement comportemental systématique. Bien qu'il y ait un taux de réussite, il y a également un risque de retraumatisation, puisque le traitement implique l'activation des réactions émotionnelles indésirables.

La médication

Traiter le stress post-traumatique par des médicaments, c'est un peu comme mettre un couvercle sur un pot plein d'abeilles, elles seront tenues à l'écart jusqu'à ce que le couvercle soit à nouveau enlevé. Parfois les médicaments sont nécessaires pour rendre la vie gérable pendant une période de transition, mais ce n'est pas une solution idéale à long terme.

Les antipsychotiques pendant une courte période peuvent soulager de graves problèmes liés à l'anxiété, tels que les troubles du sommeil, les débordements émotionnels ou les schémas de pensée aberrants et intrusifs.

Les antidépresseurs peuvent soulager les symptômes de dépression et d'anxiété. Ils contribuent également à réduire les troubles du sommeil et à améliorer la concentration. Les médicaments inhibiteurs sélectifs de la recapture de la sérotonine (ISRS), la sertraline (Zoloft) et la paroxétine (Paxil), sont approuvés par la Food and Drug Administration (FDA) pour le traitement du SSPT.

Le corps s'accoutume à ces traitements, et arrêter brutalement certains d'entre eux sans avis médical peut causer plus de problèmes que de les prendre. Peu de médicaments sont conçus pour une utilisation à long terme. Consultez toujours un expert médical qualifié sur les décisions relatives aux médicaments.

Les techniques psycho-corporelles

Il existe d'autres techniques dans la même catégorie que le tapotement du trauma.

Les techniques basées sur le mouvement oculaire sont une évolution d'une partie du protocole des premières techniques de tapotement. La désensibilisation et retraitement par les mouvements oculaires (Eye Movement Desensitization and Reprocessing, EMDR) a été mise au point par Francine Shapiro et a fait l'objet de tests cliniques approfondis ; elle est maintenant approuvée et recommandée par l'American Psychological Association, par exemple. La technique de l'intégration par le mouvement oculaire (Integral Eye Movement Technique, IEMT) est une technique ultérieure, qui revendique une méthodologie plus précise, initialement développée par Andrew T. Austin sur la base des travaux de Connirae et Steve Andreas. Parmi les autres méthodes faisant appel au mouvement oculaire, on peut citer la Rapid Eye Therapy (RET), créée par Renae Johnson, et le Brain Spotting, appproche développée par David Grand.

Le Havening est une technique conçue par le Dr Ronald A. Ruden suite à ses recherches sur la façon dont le stress post-traumatique est codé et peut être décodé. Après avoir activé une réponse émotionnelle non désirée, la technique consiste à balayer par le toucher la paume des mains, le haut des bras et le visage en combinaison avec des mouvements oculaires, des paroles et un fredonnement. Les mécanismes impliqués sont ceux de la dépotentialisation décrite dans cet ouvrage. Nous utilisons le Havening et le trouvons puissant.

Les exercices de libération des tensions ou traumatismes (Tension or Trauma Releasing Exercises, TRE) est une technique permettant au corps de libérer les tensions et les émotions résultant d'expériences traumatisantes, par une vibration physiquement induite du tissu musculaire.

La méditation et la pleine conscience sont en fait les deux extrémités d'un même bâton. En Asie, la méditation fait partie des pratiques spirituelles bouddhistes et hindoues depuis plus de 5 000 ans, comme moyen de maîtriser le corps et l'esprit et de réduire l'anxiété. Jon Kabat-Zinn était élève du maître zen Seung Sahn. Ses études et la pratique du yoga et de la méditation l'ont conduit à intégrer ces techniques à celles des sciences occidentales. Il a introduit la méditation de pleine conscience avec succès en Occident ; elle a prouvé son efficacité à aider les gens à faire face au stress, à l'anxiété, la douleur et la maladie.

Yoga, qigong et exercice physique ont fait l'objet de tests cliniques et se sont avérés améliorer la qualité de vie des personnes auxquelles on avait diagnostiqué un stress post-traumatique.

Autres techniques verbales

Les techniques suivantes sont des outils puissants et ont en commun d'être dépendantes de la parole. Nous les utilisons lorsque la parole n'est pas un problème, souvent en combinaison avec la TTT.

L'hypnothérapie est une technique qui peut atteindre les émotions du corps par le mental. Il s'agit d'un état d'esprit naturellement détendu et concentré qui peut être induit par des techniques simples. Dans cet état d'esprit, nous sommes plus à même de régler et équilibrer les émotions et les réponses conditionnées, comme le stress post-traumatique. L'hypnose, en soi, n'est qu'un état d'esprit, son effet thérapeutique dépendra donc entièrement du type de techniques utilisées sous hypnose.

La programmation neurolinguistique (PNL) est une approche de la communication, du développement personnel et du changement créée par Richard Bandler et John Grinder dans les années 1970. La technique repose sur l'hypothèse qu'il existe un lien entre nos processus neurologiques (neuro), notre utilisation du langage (linguistique) et nos schémas comportementaux (programmation). Nous utilisons les techniques de la PNL, le poème somatique en est un bon exemple.

Le Clean Langage est une méthode permettant de faire émerger les métaphores d'une personne et d'induire un changement positif ; développée par David Grove sur plus de 30 ans, elle consiste en un petit nombre de questions spécifiquement formulées. Nous trouvons cette méthode sûre et efficace pour traiter le trauma, et de surcroît facile à apprendre, enseigner et utiliser.

Le ballon est un
formidable outil.

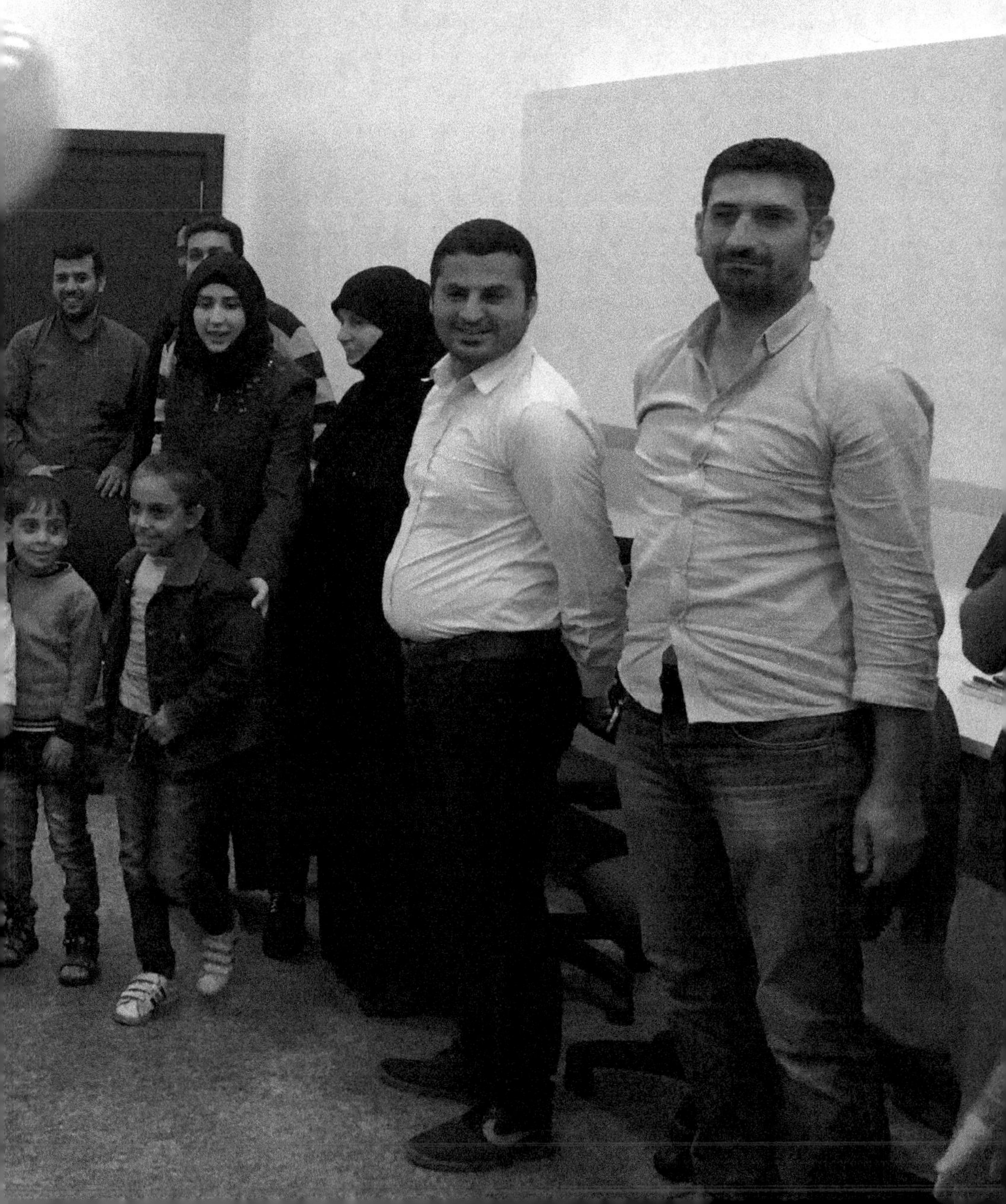
TECHNIQUES
COMPLEMENTAIRES

Techniques psycho-corporelles

Certains peuvent voir le tapotement comme une plaisanterie ou quelque chose d'étrange, mais il existe des gestes similaires dans la plupart des cultures. Voici quelques exemples.

En suédois, il y a une expression « *Ta sig för pannan* » qui signifie poser la paume sur le front – une expression de choc. Lorsqu'on place la main sur le front, on touche certains des points utilisés dans le tapotement du trauma. Tenir le front – et le tour de la tête – lorsque quelqu'un est malade, affligé ou atteint de vertiges se retrouve dans de nombreuses traditions de guérison ; aussi bien dans la forêt amazonienne que dans les villes européennes ou les villages africains.

Poser les mains devant les yeux et sur le visage, en massant le visage, est un autre geste que nous faisons sans y penser et qui nous aide à abaisser le niveau de stress.

Dans la tradition musulmane de la cérémonie de deuil de Muharram, on se frappe la poitrine lors de l'évocation du souvenir des disparus. Cette pratique se retrouve par exemple en Afrique, parfois plus sous la forme d'un massage du thorax, pour soi-même ou quelqu'un d'autre.

On peut voir les gens nerveux ou en détresse se tordre les mains. D'autres vont enrouler leurs bras autour d'eux-mêmes, ou se laisser serrer dans les bras par quelqu'un d'autre. Beaucoup de personnes ont tendance à se masser les tempes en cas de maux de tête ou de pensées perturbantes. Soyez attentifs à ces façons d'utiliser le corps pour soulager la détresse et vous en trouverez d'autres. La méthode Havening (que nous évoquerons plus loin) repose également sur ces gestes.

Lorsque vous vous sentez heureux, votre corps produit les hormones *sérotonine* et *dopamine,* et la réaction du corps est de sourire. Savez-vous que vous pouvez induire ce processus en vous mettant un stylo dans la bouche pendant quelques minutes et en forçant un sourire qui déclenchera votre système dopaminergique ?

Les épaules levées et la *respiration haute* résultent d'une *réaction de fuite ou de combat.* Si vous êtes calme, essayez de tendre les épaules vers le haut et de respirer rapidement avec le haut de la cage thoracique, et observez ce qui se passe dans votre mental.

La respiration basse, vers l'abdomen, résulte d'une attitude calme sous l'influence du système nerveux parasympathique. Lorsque vous ressentez un stress de quelque nature que ce soit, vous pouvez essayer *la respiration alpha-thêta* : prenez simplement une respiration profonde par le nez en comptant jusqu'à 3, puis soufflez leeeeeentement à travers vos lèvres pincées en comptant jusqu'à 6.

Traction de la couronne (Crown Pull)

Lors d'une réponse de stress post-traumatique, le sang est normalement retiré du cortex préfrontal, le centre de la pensée logique, qui se trouve derrière votre front. Un étirement du front, ou traction de la couronne, ramène le flux sanguin dans cette partie de la tête et clarifie les idées. Nous ajoutons parfois une traction de la couronne après avoir tapoté le point karaté, avant de commencer à tapoter sur le front.

Faire un étirement du front à quelqu'un

Posez vos doigts sur les tempes et utilisez vos pouces pour tirer depuis le centre du front vers les côtés avec une bonne pression, environ trois fois.

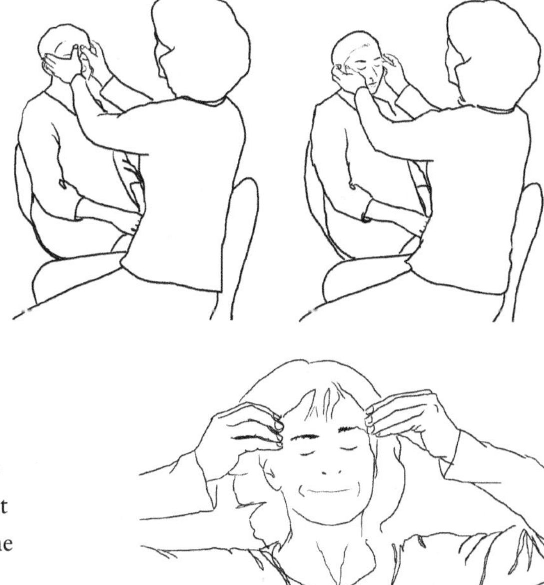

Faire un étirement du front pour vous-même

Mettez vos pouces sur les tempes et utilisez vos doigts pour tirer du centre du front vers les côtés avec une bonne pression, environ trois fois.

Auto Havening (Self-Havening)

Un autre excellent outil pour réduire les symptômes du stress et des traumatismes est le Havening, qui consiste à toucher d'une manière spécifique le haut
des bras, les mains et le visage. Le Dr Ronald Ruden a développé les techniques
de Havening® après de nombreuses années de recherche sur les neurosciences
sous-jacentes au tapping. Le modèle neuroscientifique du Havening explique
comment l'intervention du toucher déclenche des réactions électrochimiques
dans le corps qui peuvent conduire à la résolution (l'affaiblissement) d'une
réponse émotionnelle à un souvenir ou à un stimulus pénible.

1. Croisez les bras, en mettant la main droite sur l'épaule gauche et la main
   gauche sur l'épaule droite
2. Tirez fermement les mains vers le bas jusqu'aux coudes, (les deux mains en
   même temps) de manière répétée à un rythme soutenu
3. En même temps, fredonnez un air simple sans paroles
4. Alternez avec le frottement des paumes des mains dans un mouvement circulaire
5. Continuez ainsi jusqu'à l'apaisement.

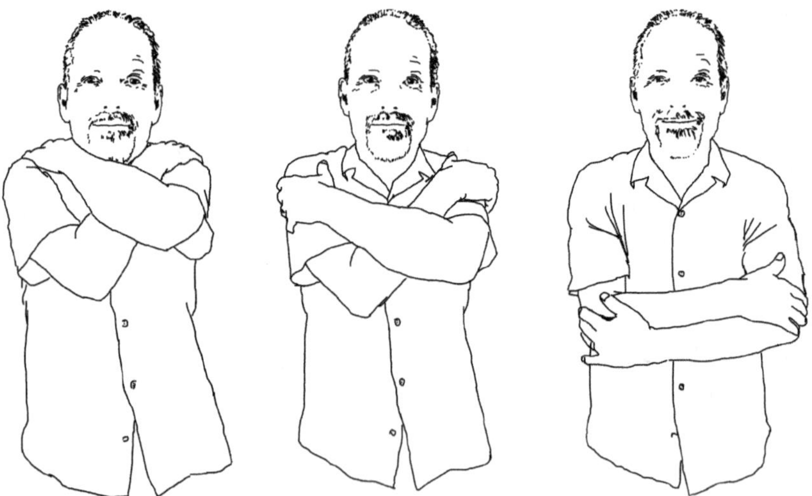

Le tapotement et le Havening sont des techniques efficaces pour équilibrer
et calmer le système nerveux. Parfois, il est plus approprié d'utiliser l'une ou

l'autre technique et nous combinons souvent les deux, puisqu'elles partagent les mêmes mécanismes primaires. Par exemple, au cours de notre travail à la clinique Kitrinos Healthcare dans le camp de réfugiés de Moria, à Lesbos, en Grèce, de nombreux cas de crises de panique graves ont été observés. Pour une personne en proie à une crise de panique, le tapotement peut être perçu comme trop intense. Montrer à quelqu'un comment faire du Self-havening ou pratiquer sur lui le Havening simplifié est une excellente alternative. Pour en savoir plus sur les techniques de Havening et la science sous-jacente, lisez l'excellent ouvrage du Dr Ronald Ruden intitulé *When The Past Is Always Present*.

Harry Pickens est praticien de Havening, musicien et coach en développement personnel aux Etats-Unis. Dans son livre *Fifteen Minutes to Freedom*, il décrit, avec d'autres praticiens, leurs expériences avec le Havening. Voici Harry Pickens lui-même :

« C'est arrivé. Encore. Pour la cinquième fois cette semaine.

Hier après-midi, entre 15:00 et 16:15, j'ai assisté à un miracle. Elle est entrée dans mon bureau au bord des larmes. Apeurée. Contrariée. Réactive. Coincée.

« Je suis pas assez bien », a-t-elle dit. « Je ne l'ai jamais été. Je ne le serai jamais. Je fais face à ce problème depuis des décennies. Thérapie, conseil, prière, travail énergétique. Et je n'ai toujours pas l'impression de l'être suffisante. Qu'est-ce qui ne va pas avec moi ? »

Une heure et quinze minutes plus tard, elle est rayonnante. Radieuse. Apaisée. La douleur, l'impression de lutte, la tristesse, le désespoir – partis.

Et la vieille croyance qui la hantait depuis au moins quarante ans est partie pour de bon. Et ne reviendra pas.

Comment je le sais ? Parce que j'ai été témoin de ce même phénomène, encore et toujours, probablement une centaine de fois au cours de ces 18 derniers mois.

Je sais, je sais. Vous pensez… trop beau pour être vrai ? De vrais changements ne peuvent pas se produire aussi rapidement. C'est absolument impossible. Et si vous m'aviez raconté cette histoire il y a deux ans, j'aurais pensé la même chose. En fait, c'est le plus gros problème du processus remarquable qui a fait passer mon client du désespoir au ravissement en soixante-quinze minutes chrono. »

Vous pouvez trouver des vidéos de Self-havening ainsi que des chansons s'y rapportant sur peacefulheart.se

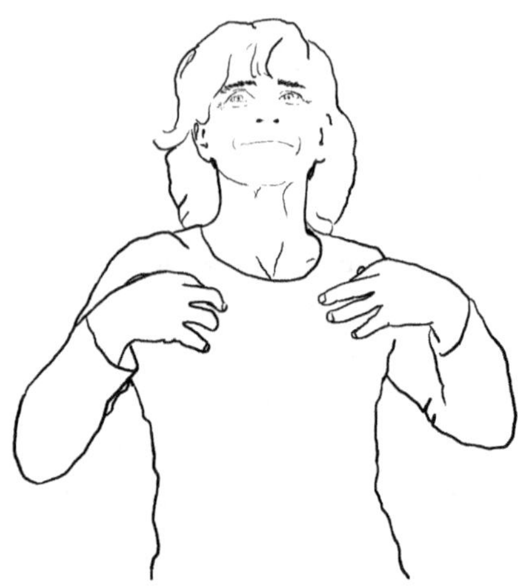

Tapotement du gorille

Si vous oubliez tous les autres points, retenez au moins le tapotement sur la poitrine. La poitrine est une zone très puissante pour introduire du bien-être dans le système nerveux par le tapotement. Nous touchons instinctivement un enfant ou un animal au niveau de la poitrine pour le réconforter.

De même, lorsque nous ressentons de l'insécurité ou de l'anxiété, nous avons tendance à ramener les épaules en avant pour protéger la poitrine, cette zone sensible du cœur, des poumons et des sentiments. Un simple tapotement de la poitrine peut dissoudre de nombreuses tensions.

Nous l'appelons tapotement du gorille car la plupart des gens savent comment font les gorilles, en particulier lorsque nous travaillons près des gorilles de montagne dans les montagnes des Virunga à la frontière entre le Rwanda, l'Ouganda et le Congo, et des gorilles de plaine dans le parc national de Kahuzi Biega au Sud-Kivu au Congo. Les gorilles se tapent la poitrine pour montrer qu'ils vont bien. Le son est spectaculaire, comme celui d'un tambour-parleur.

Gunilla :
« J'utilise souvent le tapotement du gorille lorsque je sens mes émotions m'échapper dans des situations où je dois être calme et centrée. Je suis quelqu'un de sensible. Comme lors de la cérémonie du Prix des Enfants du Monde, avec lequel j'ai travaillé pendant de nombreuses années. Nous donnons un prix aux personnes qui ont fait des choses extraordinaires pour les droits de l'enfant quelque part dans le monde. La cérémonie est souvent très émouvante. Mais je suis la coordinatrice et je dois rester vigilante. Lorsque les émotions commencent à monter à l'intérieur, j'utilise le tapotement du gorille. Très lentement et sans attirer l'attention. Et les larmes se retirent. »

Calmer en tenant la tête

Poser fermement les mains autour de la tête de quelqu'un est une bonne façon de finaliser une session de tapotement, ou de calmer le mental lorsque quelqu'un est trop agité pour apprécier le tapotement. Ce geste est traditionnellement utilisé dans de nombreuses cultures lorsque quelqu'un est malade, souffre de maux de tête ou se sent déséquilibré.

Placez la paume d'une main sur le front et l'autre à l'arrière de la tête avec le petit doigt sous la base du crâne et le reste de la main sur la partie arrondie à l'arrière de la tête juste au-dessus du cou.

Maintenez cette position pendant environ cinq minutes ou jusqu'à ce que la personne se sente calme. Un léger mouvement de pression-relâchement avec les mains peut être apaisant. Dégagez-vous très lentement.

Le maintient de la tête calme le système nerveux, mais semble également calmer les émotions et les réactions de stress. Il donne également à la personne une sensation de sécurité et de soutien.

Vous pouvez également maintenir votre propre tête. Il existe un concept entier appelé TAT (Tapas Acupressure Technique) qui utilise des techniques de maintien de la tête. Pour plus de détails, consultez tatlife.com

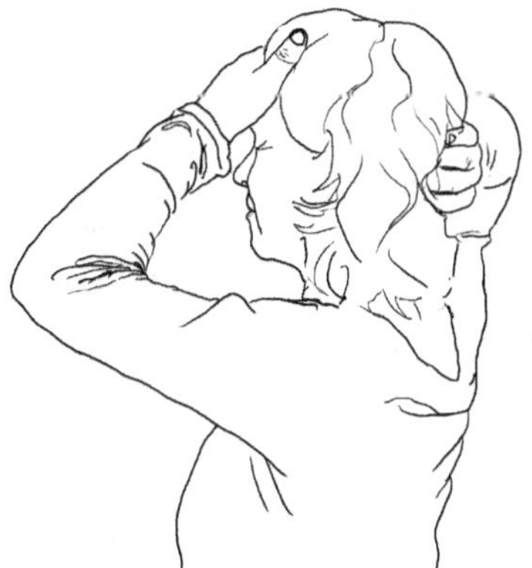
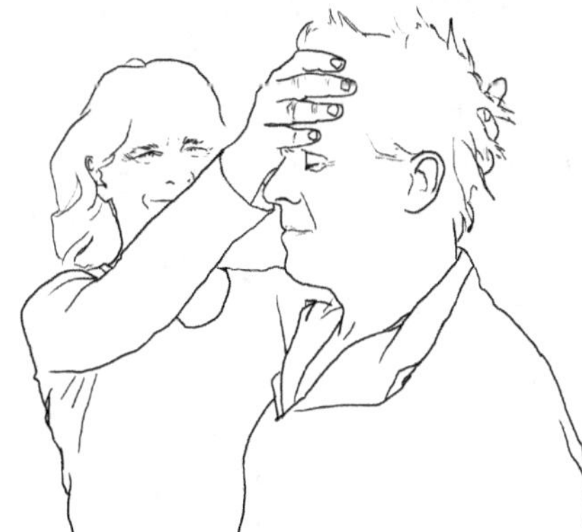

Exercices de respiration

La respiration est votre communication directe avec le système nerveux. Elle fait partie des fonctions que le système nerveux autonome gère sans que vous ayez besoin d'y penser. Sinon, nous devrions décider activement de chaque inspiration et expiration (environ 20 000 par jour…). Mais nous pouvons aussi respirer avec intention, ce qui nous permet de modifier notre état de corps et d'esprit. L'inspiration active le système nerveux sympathique (action/stress), tandis que l'expiration active le système parasympathique (calme/relaxation). C'est pourquoi de nombreux exercices de respiration sont enseignés dans le monde entier, notamment dans la tradition du yoga, de la méditation et de la pleine conscience. Nous avons trouvé les techniques suivantes très utiles.

Quel exercice de respiration me convient le mieux ?

Selon la théorie polyvagale de Stephen Porges, le stress et les traumatismes peuvent nous déséquilibrer et nous pousser vers un état d'hypervigilance ou d'hypoexcitation. Quand on se retrouve dans une situation de « fuite ou lutte », on devient hypervigilant ; hyperréactif, tendu et agité. Les exercices de respiration apaisants associés aux techniques de tapotement et de « Havening » (créer son havre de paix) nous aident à retrouver une certaine paix. Quand on se retrouve dans une situation de blocage et d'échec, on ressent de l'impuissance, une incapacité à agir et de l'apathie. C'est ce qu'on appelle hypoexcitation, et le fait de respirer lentement peut faire empirer cet état. La respiration active est préférable dans ce cas.

Les techniques de respiration suivantes sont, selon nous, efficaces pour atteindre l'homéostasie, notre fenêtre de tolérance affective.

La respiration alpha-thêta

En contrôlant votre respiration et en vous assurant que vous expirez plus lentement que vous n'inspirez, vous passerez d'une situation où vous êtes dans le système nerveux sympathique (réponse combat-fuite) au système nerveux parasympathique, où vous êtes plus calme. Deux respirations suffisent, et trois peuvent être magiques.

1. Respirez rapidement et profondément par le nez.
2. Retenez votre respiration pendant quelques secondes. Remarquez ce que cela fait.

3. Laissez votre souffle s'échapper lentement par les lèvres, comme un profond soupir. Relâchez vos épaules. Remarquez la sensation juste après l'expiration, avant de commencer à inspirer.

4. Recommencez 2 à 3 fois.

Cette respiration est très efficace et aura un effet calmant. C'est également la respiration que nous enseignons entre les deux séries de tapotements et après. C'est ce qu'on appelle la respiration alpha-thêta, car elle diminue les ondes cérébrales alpha de l'attention et de l'interaction extraverties, et renforce les ondes cérébrales thêta de la relaxation.

Respiration 4-7-8

La respiration 4-7-8 est un moyen simple d'activer votre réponse de relaxation, de vous calmer et de vous aider à vous endormir.

Du Dr Andrew Weil.

Ce modèle de respiration est le suivant :

1. Videz vos poumons

2. Inspirez tranquillement par le nez en comptant jusqu'à 4

3. Retenez votre respiration en comptant jusqu'à 7

4. Expirez par la bouche en comptant jusqu'à 8

5. Recommencez ce cycle jusqu'à 4 fois

Réduction Rapide du Stress

Tapotez votre poitrine à un rythme régulier (à la manière d'un gorille). En même temps :

1. Inspirez en comptant jusqu'à 4

2. Retenez votre respiration en comptant jusqu'à 4

3. Expirez en comptant jusqu'à 4

4. Retenez votre respiration en comptant jusqu'à 4

Recommencez 3 à 5 fois ou jusqu'à ce que vous vous sentiez apaisé.

Le schéma respiratoire 4-4-4-4 décrit ci-dessus est appelé respiration en boîte ou respiration tactique, et constitue un moyen efficace de stabiliser le système nerveux. La respiration tactique est enseignée et utilisée par les premiers intervenants ainsi que par l'armée. Nous avons choisi de la combiner avec le tapotement façon gorille dans cette technique rapide pour plus d'effet.

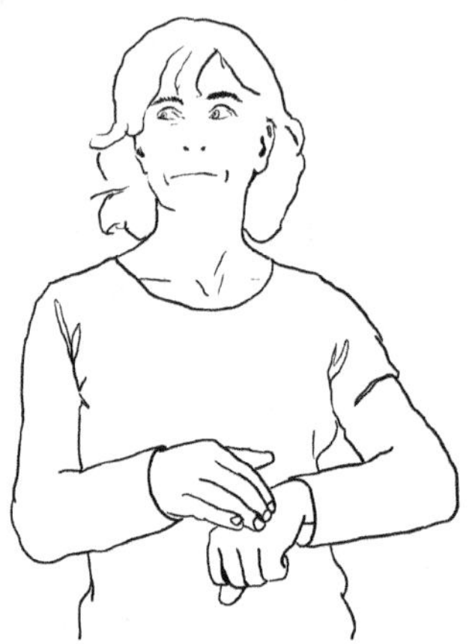

Equilibrer le cerveau

Cet exercice provient du protocole de tapotement de la thérapie du champ mental (TCM). On l'appelle souvent *exercice des neuf points de gamme*. Dans la TTT, il a été enlevé parce que les gens se perdaient avec le mouvement oculaire et certains le trouvaient « délirant » ce qui leur faisait oublier le reste du protocole. Mais c'est un bon exercice qui semble stimuler le cerveau et renforcer les liens entre les hémisphère gauche et droit. Chaque mouvement oculaire distinct dans cet exercice stimule une activité différente dans le cerveau.

Faites les actions suivantes en tapotant sur le dessus de votre main, sur le point situé entre les os du milieu de la main menant au petit doigt et à l'annulaire.

1. Yeux fermés

2. Yeux ouverts

3. Regardez complètement en bas à droite (sans bouger la tête)

4. Regardez complètement en bas à gauche (sans bouger la tête)

5. Regardez complètement en haut à gauche

6. Regardez complètement en haut à droite

7. Formez un cercle avec le regard en tournant les yeux

8. Roulez les yeux dans l'autre sens

9. Fredonnez une mélodie pendant 5 à 10 secondes

10. Comptez à rebours de 10 à zéro

11. Fredonnez une nouvelle fois

12. Fermez les yeux et détendez-vous

13. Observez / notez si quelque chose a changé

Faites passer le ballon

Lorsque nous avons organisé un atelier à Gaziantep, en Turquie, avec des professionnels de la santé syriens, entre autres, deux enfants qui venaient d'être sauvés d'une place forte de Daech sont venus à la formation avec leur oncle et leur père. Les enfants sont restés assis sur leurs chaises, regardant fixement le sol. La tristesse et la peur avaient rendu leur visage d'un gris exsangue. Ils avaient été témoins de trop de cruauté, d'exécutions et de meurtres dans les rues.

Lorsque nous avons commencé à remplir les ballons d'air, l'un d'entre eux a regardé prudemment dans notre direction – en ne bougeant que les yeux. Lorsque nous avons demandé à tout le monde de se lever et de jouer avec les ballons, ils ont encore hésité. « Je n'avais pas réalisé qu'ils étaient autant traumatisés jusqu'à ce que je les voie éprouver des difficultés à jouer », a déclaré le père, les larmes aux yeux. Finalement, tous deux se sont levés, courant, trébuchant presque, arborant de faibles sourires sur le visage.

Un ballon est un outil fantastique. Pratique, il ne prend pas de place et n'est pas lourd à transporter.

1. Gonflez un ballon
2. Faites-le circuler

- Il agit sur la coopération : faire rebondir le ballon vers les autres rompt l'isolement.
- Il faut regarder en l'air pour attraper le ballon : regarder en l'air envoie des signaux positifs au cerveau.
- Personne n'échoue : le ballon tombe dans l'air très lentement et est facile à attraper. Une personne stressée ou traumatisée peut avoir du mal à réagir assez vite pour attraper une balle ordinaire, et si elle la rate, elle ressentira l'échec.
- C'est amusant : cela invite à sourire et à rire.

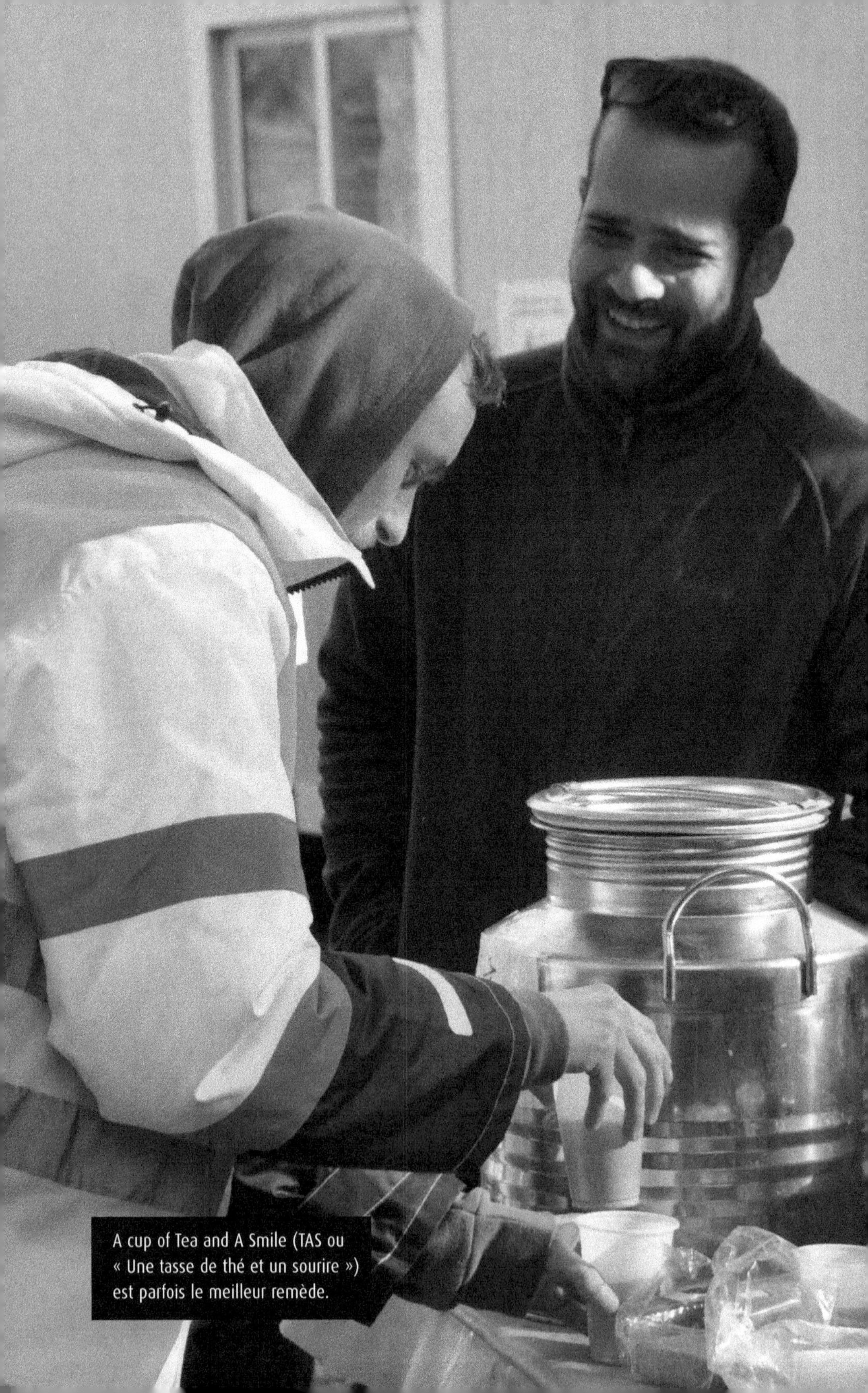

A cup of Tea and A Smile (TAS ou
« Une tasse de thé et un sourire »)
est parfois le meilleur remède.

Du thé et un sourire

En 2015, il nous a été demandé de rejoindre les équipes qui s'étaient rendues dans les îles grecques pour venir en aide au flux intensif de réfugiés qui ne cessaient d'arriver par la mer depuis la Turquie. Nous étions là pour apprendre aux volontaires à gérer leur propre stress. Certains étaient jeunes et n'avaient jamais, ou peu, vécu l'expérience d'une crise humanitaire.

 Ils étaient submergés par l'émotion des noyades accidentelles, et par le manque de sommeil. La plupart d'entre eux voulaient être sur la plage lorsque chaque bateau arrivait, et cette tension constante apportait fatigue et stress, ils criaient parfois des instructions aux réfugiés, leur bateau s'échouant à peine sur le rivage. Ceux ayant appris l'importance de l'autorégulation ont pu agir plus calmement, ce qui était formidable car les réfugiés avaient plus besoin d'un sentiment de sérénité et de calme après la dangereuse traversée de ces eaux sombres sur des radeaux en piteux état. Certains des volontaires les plus calmes ont proposé l'une des meilleures interventions dans cette situation, du thé et un sourire :

1. Souriez
2. Offrez une tasse de thé

Une tasse de thé et un sourire sincère montrent que vous vous souciez des autres, cela apporte de la chaleur à l'intérieur et à l'extérieur, ainsi qu'un sentiment de connexion. Cela peut être incroyablement apaisant.

Auto-massage Do-in

C'est un auto-massage que nous enseignons souvent aux groupes dans le cadre des formations TTT. Il faut 10 à 15 minutes.

Do-In en japonais signifie guider les personnes en souffrance physique ou émotionnelle vers le chemin de la clarté.

Donner cette attention à votre corps profitera à votre santé, améliorera votre circulation sanguine et vous permettra de vous sentir plus alerte. En accomplissant cet exercice, envoyez des pensées de gratitude à votre corps en le remerciant d'être là pour vous. La gratitude est un bon médicament.

Tenez-vous debout avec les pieds écartés à largeur d'épaules, les bras pendant librement sur les côtés du corps.

Prenez quelques respirations profondes et observez vos ressentis physiques.

1. Massez soigneusement la paume avec le pouce.
2. Massez le dos de la main en passant le pouce dans le creux entre les os conduisant aux doigts.
3. Placez une main sur le ventre sous le nombril, et de l'autre main, attrapez le bout de chaque doigt un par un et faites un mouvement de rotation. Inversez la position des mains et répétez la procédure.
4. Tapotez du plat de la main ou du bout des doigts partout sur la tête.
5. Placez les pouces sur les tempes et avec les doigts un peu recourbés « ouvrez » le front, c'est-à-dire tirez la peau avec vos doigts, du milieu vers les côtés, au moins trois fois.
6. Tirez / glissez avec vos index derrière l'oreille, le long de l'os du crâne.
7. Pressez les sourcils entre le pouce et l'index, en commençant au-dessus du nez.
8. Pressez avec vos doigts le long des racines de votre rangée de dents supérieure. Faites de même avec la rangée de dents inférieure.
9. Massez l'ensemble du visage.
10. Tirez vos oreilles, en les étirant autant que possible dans toutes les directions.
11. Caressez la gorge, en massant la glande thyroïde.
12. Pressez les muscles du cou ; d'abord avec une main puis ensuite avec l'autre.
13. Avec le plat de la main gauche, tapotez l'intérieur du bras droit en descendant et l'extérieur en remontant. Faites de même sur l'autre bras.

14. Tapotez l'épaule gauche avec le plat de la main droite, en soutenant le coude de l'autre main, en descendez le plus bas possible. Changez de côté.

15. Tapotez la poitrine du bout des doigts ou avec les paumes – comme le tapotement du gorille.

16. Tapotez avec la paume sous le bras, de l'aisselle à la hanche. Inversez.

17. Massez le ventre doucement avec les paumes dans le sens des aiguilles d'une montre.

18. Penchez-vous en avant et tapotez le dos, en remontant le plus haut possible.

19. Tapotez les hanches et les fesses.

20. Tapotez le long des jambes à l'extérieur en descendant et à l'intérieur en remontant.

21. Prenez vos rotules entre vos mains et faites un mouvement circulaire, comme pour danser ou tourner. Dans les deux sens.

22. Piétinez sur place, ou marchez en rond si vous avez la place, d'abord sur les orteils, puis sur les talons, puis sur l'extérieur des pieds et enfin sur l'intérieur des pieds.

23. Restez debout un moment les yeux fermés, prenez quelques respirations profondes et observez s'il y a une différence de ressenti corporel.

Vous trouverez une vidéo de démonstration sur peacefulheart.se

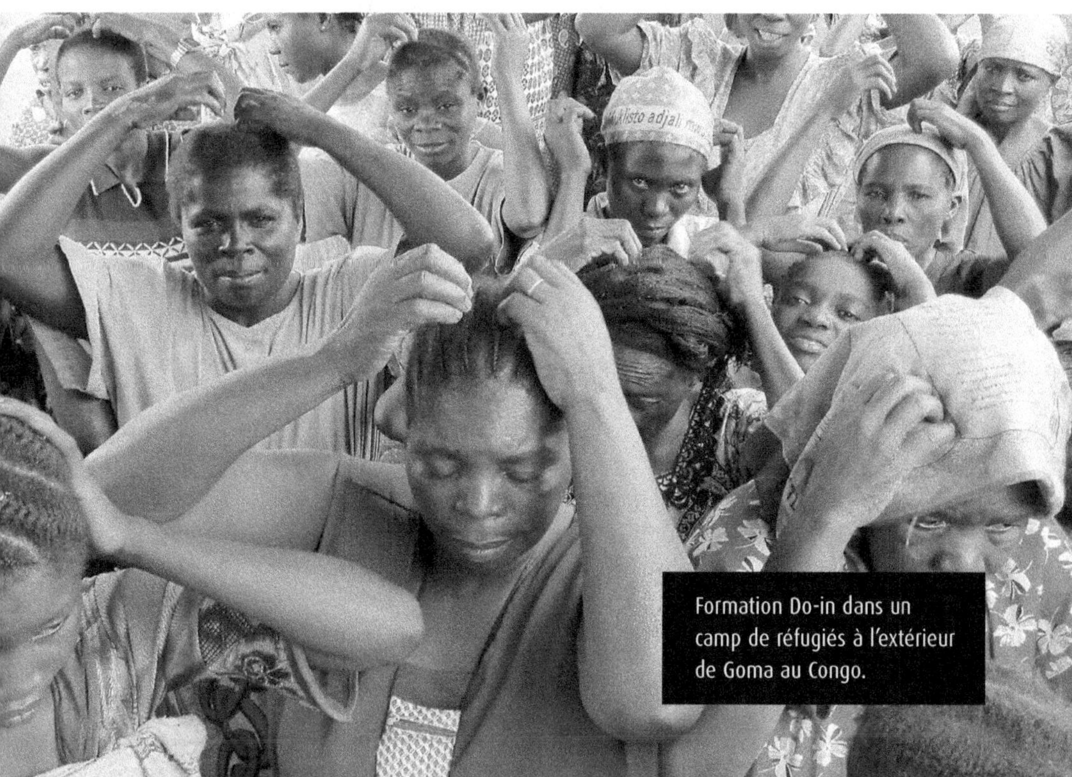

Formation Do-in dans un camp de réfugiés à l'extérieur de Goma au Congo.

Adrenaline Blow-Out – Expirer les émotions fortes

Le Adrenaline Blow-Out est une technique express extrêmement utile pour rééquilibrer rapidement votre système nerveux s'il est perturbé par de fortes émotions de colère, d'agressivité, d'anxiété ou de peur. Elle est utilisée par de nombreuses troupes militaires avant et après les opérations, et est tout aussi utile pour un enfant en colère ou un conducteur urbain pris dans une réaction agressive. Il s'agit d'une technique d'apaisement beaucoup plus efficace que de compter jusqu'à dix lorsque votre *réponse fuir-ou-combattre* est activée, et vous vous dégagerez l'esprit, éliminerez le dioxyde de carbone et dynamiserez votre système.

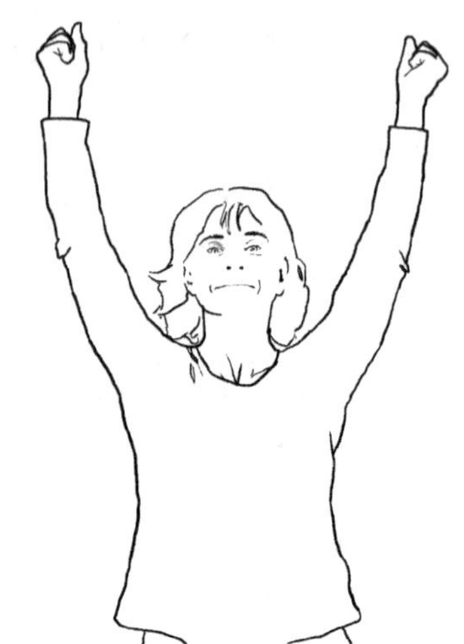

1. Levez les deux mains au-dessus de la tête et serrez fort les poings.
2. Prenez une respiration profonde et retenez votre souffle.

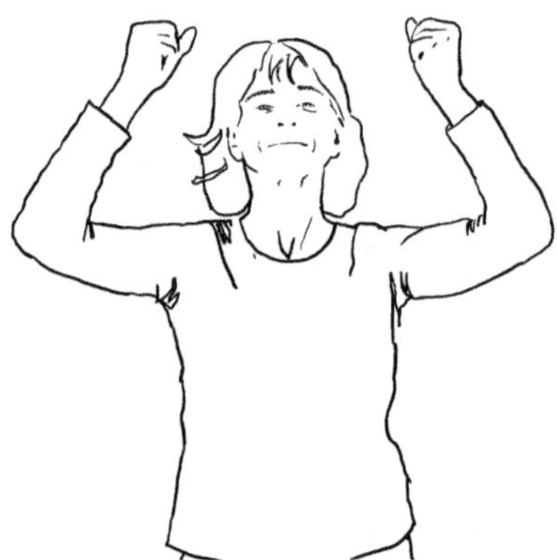

3. Baissez rapidement vos bras en les pliant, les coudes pointant vers le sol, en expirant (pensez au karaté).
4. Répétez trois fois.

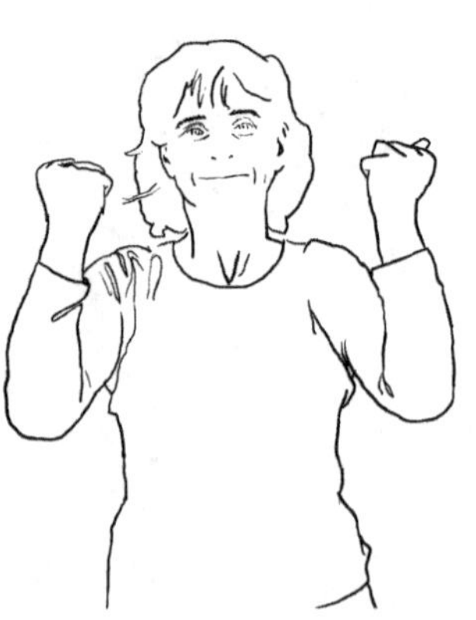

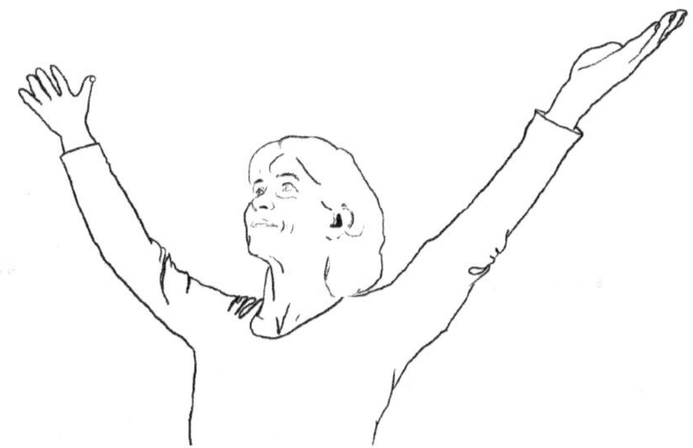

Posture énergisante de puissance (Power Pose)

Mimer la puissance est une technique basée sur les recherches montrant que le corps peut influencer nos pensées et nos hormones comme notre pensées et nos hormones peuvent influencer nos postures corporelles. L'une des présentations les plus consultées à l'adresse ted.com s'intitule *Votre langage corporel façonne qui vous êtes* par la psychologue sociale Amy Cuddy. Elle montre comment le fait de mimer la puissance en adoptant une posture de confiance, même lorsque nous manquons d'assurance, peut affecter les niveaux de testostérone et de cortisol.

La façon la plus simple d'exprimer la puissance est le geste de réussite qui s'avère être le même pour tous les êtres humains, quelle que soit leur culture, et même pour une personne aveugle sans influence visuelle de la part des autres.

Tenez-vous debout les mains écartées du corps comme si vous saluiez le soleil, les paumes vers le haut. Levez le menton comme si vous regardiez le soleil.

Si vous tenez cette posture quelques minutes chaque jour, vos niveaux de testostérone et de cortisol vont se modifier, et vous semblerez et vous vous sentirez plus confiant et plus à l'aise.

Comme vous pouvez le constater, nous avons fait de cette technique la première étape du poème somatique que nous utilisons comme cadre pour les formations de TTT en groupe.

Les cartes-guides (Pathfinder Cards)

Les cartes-guides sont une méthode de coaching basée sur l'image, qui a émergé lors d'un long échange par courriel avec le militant social, instructeur d'arts martiaux et poète Gerard Osenele Ukpan à Londres. Nous explorions l'entraînement non verbal que chacun peut utiliser par lui-même, pour sortir d'une situation émotionnellement bloquée.

Les cartes-guides sont basées sur des méthodes de guérison métaphoriques, où une personne est amenée à traduire son défi en quelque chose de visuel.

Voici le concept :

1. Pensez à un défi dans votre vie.
2. Choisissez une carte au hasard (fermez les yeux et pointez-en une).
3. Permettez-vous de réfléchir librement aux liens possibles entre cette image et votre défi.
4. Choisissez une autre carte et recommencez.

Continuez jusqu'à ce que vous puissiez percevoir une nouvelle orientation des pensées ou des émotions.

Vous trouverez un échantillon des images à la page suivante. Vous pouvez les télécharger à partir de notre site web en format PdF et sous forme d'application.

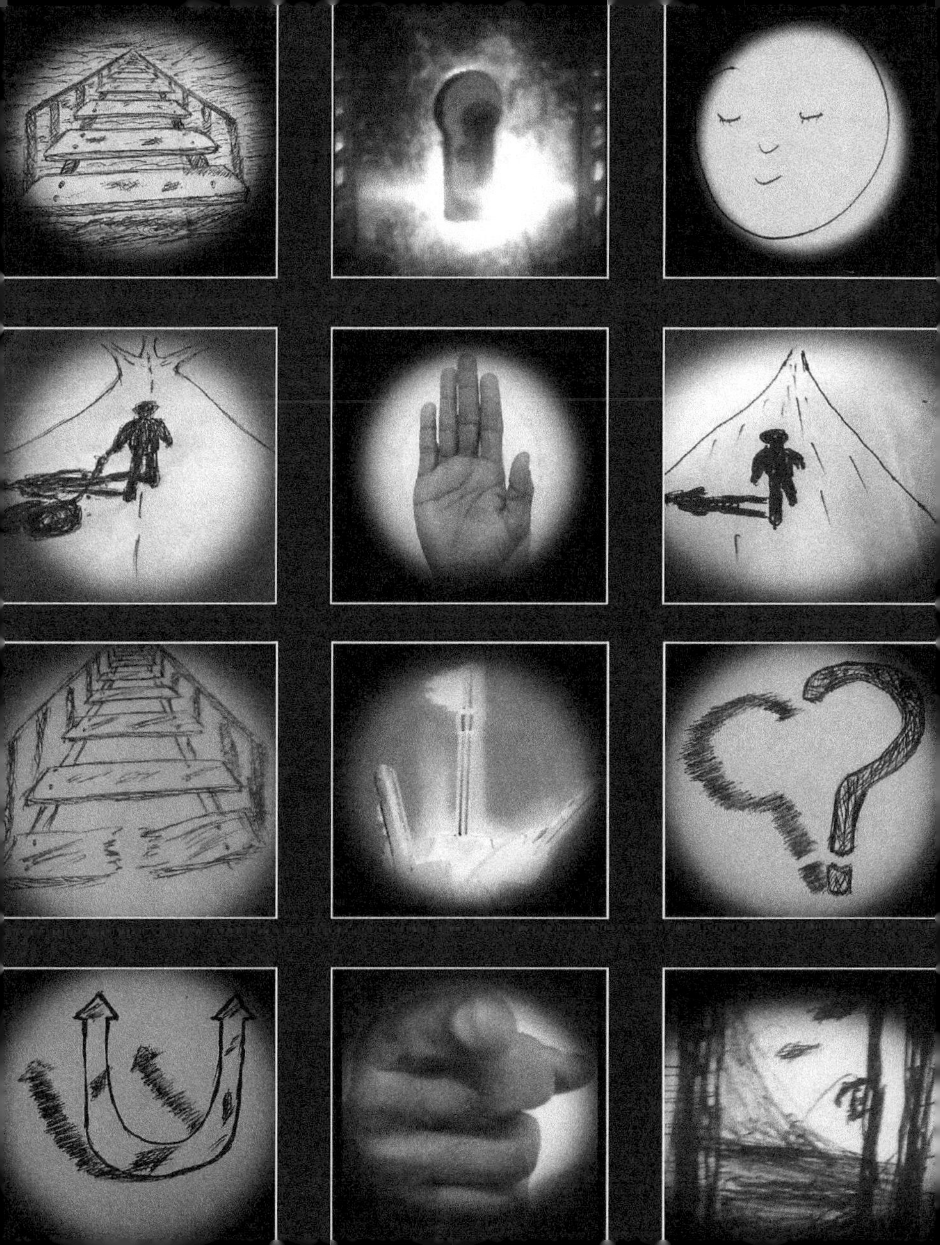

Verbal First Aid™ (Premiers soins oraux)

Le *Verbal First Aid* est langage curatif, un protocole pour les primo-intervenants, les professionnels de santé et toute personne aidant une personne en situation de crise, de peur ou de traumatisme. Il est conçu pour calmer, favoriser la guérison, soulager la douleur et sauver des vies. Il a été créé par Judith Acosta et Judith Simon Prager, qui ont écrit l'excellent livre *The Worst Is Over : What to Say When Every Moment Counts* (Le pire est passé : quoi dire lorsque chaque instant compte).

Nous avons demandé à Judith Simon Prager de décrire comment utiliser des mots curatifs pour désactiver la réponse au stress et activer celle de la relaxation afin d'aider une personne en proie à la peur, au danger ou à la douleur, à commencer sa guérison. Avec les bons mots, la pression sanguine peut baisser, les saignements peuvent s'arrêter, les niveaux d'adrénaline et de cortisol peuvent diminuer. Le Verbal First Aid est incroyablement utile lorsqu'il est combiné à des interventions comme la TTT et le Havening.

Judith Simon Prager nous répond :
« Le *Verbal First Aid* utilise des mots spécifiques lorsque nous avons un langage commun, mais il utilise aussi des techniques non verbales pour établir un bon rapport afin que la confiance s'installe (là où elle peut manquer à cause des traumatismes) et que les suggestions de soins (verbales et non verbales) soient acceptées.

Le principe premier du *Verbal First Aid* consiste à établir un rapport, c'est-à-dire à faire savoir à la personne qu'elle est écoutée, qu'elle est appréciée et qu'elle n'est pas seule. Au-delà des mots, nous pouvons transmettre la sécurité, les soins et une direction pour la guérison. C'est dans le ton de la voix, dans les yeux, dans le sourire : on dit que tout le monde sourit dans la même langue et vous savez que c'est vrai. C'est dans la présence, le fait d'être là, de respirer avec quelqu'un qui ne se sent plus seul, qui se sent peut-être même compris pour un moment.

C'est l'intérêt du *Verbal First Aid*. Ce que nous sommes lorsque nous entrons en relation avec quelqu'un est la réponse à une prière. Etre écouté et regardé est une guérison en soi.

Pour établir ce rapport, nous utilisons le pacing, c'est-à-dire que nous rencontrons la personne là où elle se trouve et l'amenons à se sentir en sécurité.

- Il s'agit de vous permettre, lorsque vous aidez une autre personne, de prendre conscience de la façon dont votre langage corporel peut refléter le sien. Par exemple, s'agenouiller pour être au niveau d'un enfant, ou marcher au pas avec lui. Renvoyer le salut d'un signe de tête à quelqu'un qui a fait de même. Sans que cela soit trop évident, montrez que vous voyez comment leur corps transmet leur histoire. En utilisant les bons mots dans une situation critique, vous pouvez aider la personne à aller mieux.

- Le ton de votre voix, même si vous ne faites que des sons qui disent « Je vous entends », « J'entends le sentiment derrière votre douleur », « mmmm », « ohhhh. »

- Respirez avec eux, et si leur respiration devient trop rapide ou trop lente, partez de là où ils sont et montrez leur, sans parler, comment ralentir ou respirer normalement.

- Amenez les gens à une sorte de confiance via la TTT, montrez que c'est quelque chose qui se passe entre vous, pas seulement pour eux, mais un sentiment partagé d'élévation vers un autre endroit, un lieu d'apaisement et parfois même d'émerveillement.

- Et comme ils se sentent en confiance avec vous, ils peuvent partager ce sentiment. Nous utilisons quatre concepts : Confiance, Crédibilité, Compassion et Présence, invitant l'autre personne à atténuer les affres de son passé et à croire qu'elle peut désormais vivre sa vie intérieure différemment.

- En particulier avec la TTT, parce que le toucher est très important (bien qu'ils puissent se tapoter eux-mêmes s'ils sont particulièrement sur la défensive), établir d'abord un lien peut instaurer la confiance et optimise les effets de la TTT.

Ce que vous dites à une personne qui est effrayée et dont l'esprit est prisonnier de ses peurs passées lui permet potentiellement de retrouver la paix. Dans le protocole du *Verbal First Aid*, nous insistons sur le fait que les personnes qui vivent ces émotions fortes sont dans un état d'esprit altéré et que ce qu'on leur dit peut être une suggestion à l'inconscient. Ils ont souvent besoin d'une orientation positive et claire. Il existe des phrases très utiles que vous pouvez toujours utiliser :

« Le pire est passé... »

« Je reste là avec vous... »

« Détendez-vous, vous êtes en sécurité maintenant... »

« Voulez-vous m'aider à vous montrer quelque chose qui m'a aidé ? »

Par ces mots, vous aidez la personne à entrer dans un état d'esprit plus serein, qui est la première étape vers la paix intérieure.

Avec le *Verbal First Aid*, nous vous proposons de dire ce que vous voulez qu'il se passe, et non ce que vous ne voulez pas qu'il se passe. Nous suggérons de ne pas utiliser « ne … pas. » Il y a une différence entre dire « N'ayez pas peur », ce qui incite à penser à toutes les choses qui font peur, souvent à juste titre. Au lieu de cela, nous proposons : « Vous pouvez vous sentir en sécurité ici, à mes côtés. » Les mots « avoir peur » libèrent des hormones de combat, de fuite et d'immobilisation (adrénaline et cortisol, entre autres) qui désactivent la partie logique du cerveau et l'orientent vers le mode de survie, ce qui signifie que la personne n'a pas les idées claires. Se sentir en sécurité libère une cascade d'hormones qui nous permettent de nous reposer, de digérer, de nous intérioriser et de commencer à aller mieux.

Ainsi, au lieu de dire « Ne pleurez pas », une phrase dans laquelle le mot « pleurer » est actif, nous pourrions dire « Dites-moi ce qui se passe. J'écoute. Je suis juste là. » A la place de « Ne vous inquiétez pas », nous pourrions dire « Souvenez-vous de quelque chose de personnel qui vous aide à vous sentir en sécurité. » Ou encore «si un enfant que vous aimez vous interrogeait sur l'espoir, que lui diriez-vous? » ou «comment votre foi peut-elle vous aider ? »

Si vous avez déjà vu le visage de quelqu'un qui se souvient d'un moment d'amour, de bienveillance ou de connexion dans sa vie, aussi léger soit-il dans un monde déchiré par les guerres, vous pouvez l'aider à trouver cette lumière et à s'y accrocher.

Après le tapotement, pour combler tout espace où la peur peut encore se terrer, vous pouvez leur rappeler de chercher des modèles, des personnes qu'ils connaissent ou dont ils ont entendu parler et qui ont agi d'une manière qui les inspire, puis d'agir « comme s'ils étaient cette personne. » Vous pouvez leur rappeler des souvenirs, des lieux ou des moments où ils ont ressenti de la paix ou de l'amour, et en faisant remonter ces souvenirs, ils peuvent changer leur niveau d'énergie ici et maintenant ! Vous pouvez leur procurer un « point d'ancrage émotionnel » une fois qu'ils ont évoqué ce sentiment. Par exemple, en rapprochant l'index et le pouce comme si vous ramassiez quelque chose de minuscule, vous créez ce « point d'ancrage » pour leur faire se souvenir de ce bon sentiment et le « réactiver » en faisant le même geste plus tard.

Suggérez-leur de noter les changements (« Avant, je me sentais… et maintenant, quand cela se produit, je… ») pour créer et réaffirmer de nouvelles voies neuronales, de nouveaux schémas ; pour imaginer un avenir ou une façon d'être différents.

Ainsi, lorsque vous utilisez la très précieuse TTT pour les aider à modifier la façon dont le corps retient ces peurs et ces souvenirs, tout ce que vous dites, vos gestes, votre présence attentive et aimante, ainsi que vos paroles, communiquent et envoient également des messages qui sont des suggestions d'évolution vers le rétablissement et la plénitude. L'utilisation des protocoles contenus dans ce merveilleux livre vous aidera à devenir une lumière dans le monde, un cadeau pour tous ceux que vous rencontrerez. Et c'est une bénédiction pour tout le monde, y compris pour vous-même.

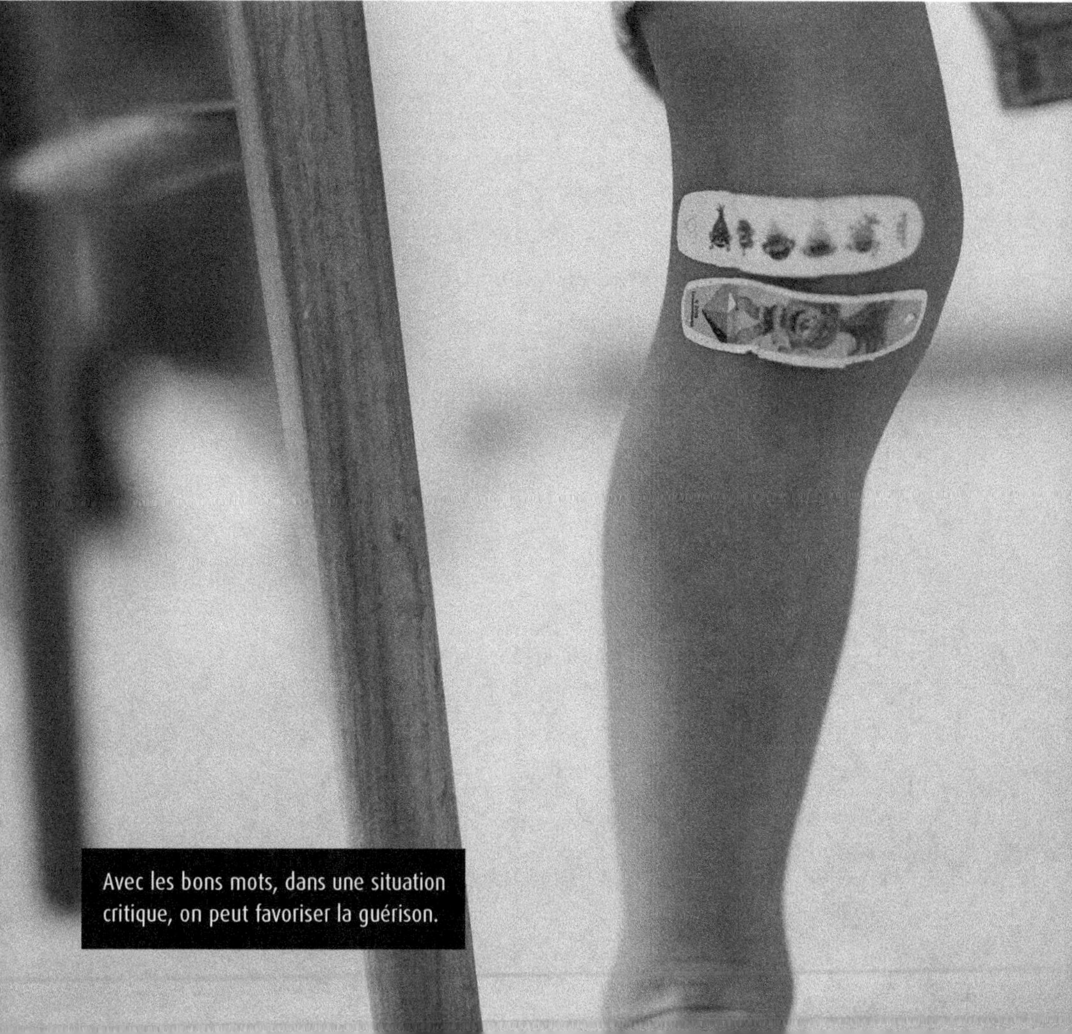

Avec les bons mots, dans une situation critique, on peut favoriser la guérison.

Vue de la route au-dessus de la Rusizi,
à la frontière entre le Rwanda et le Congo.

RESEAU PEACEFUL HEART NETWORK

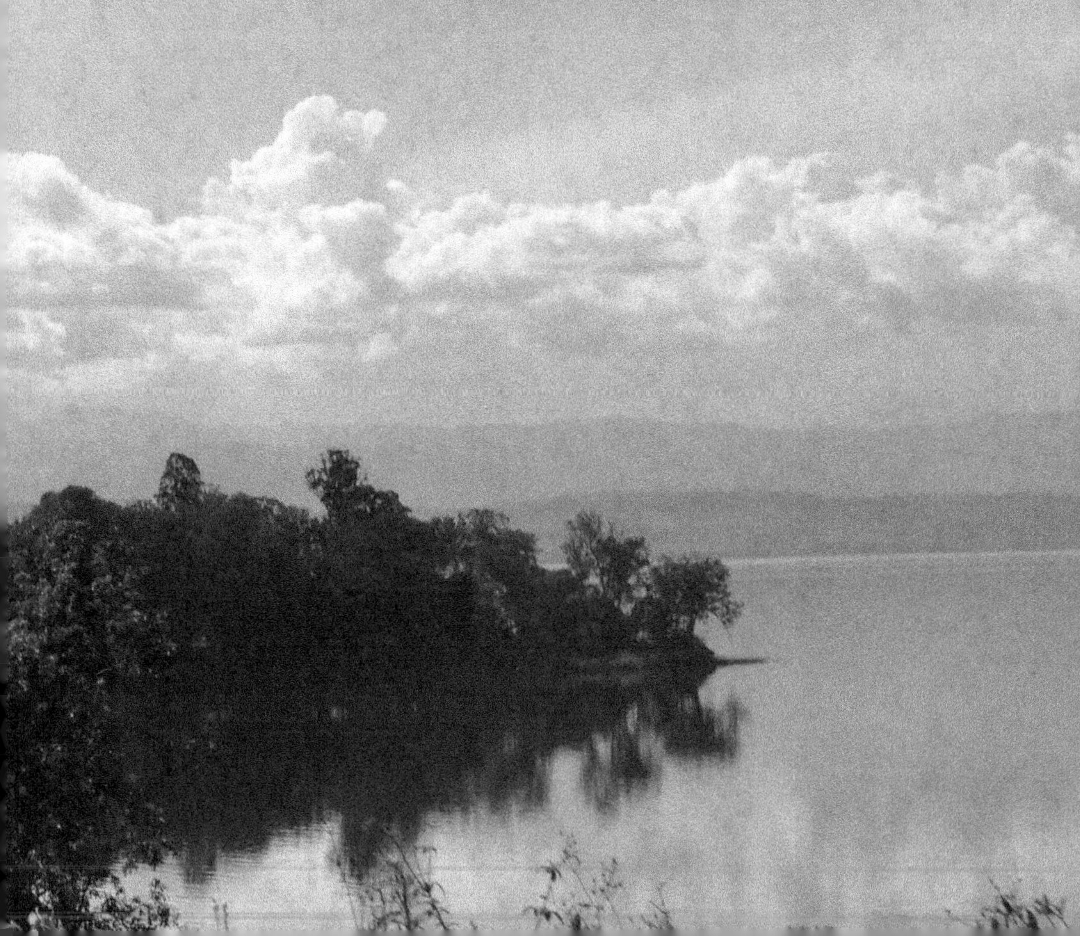

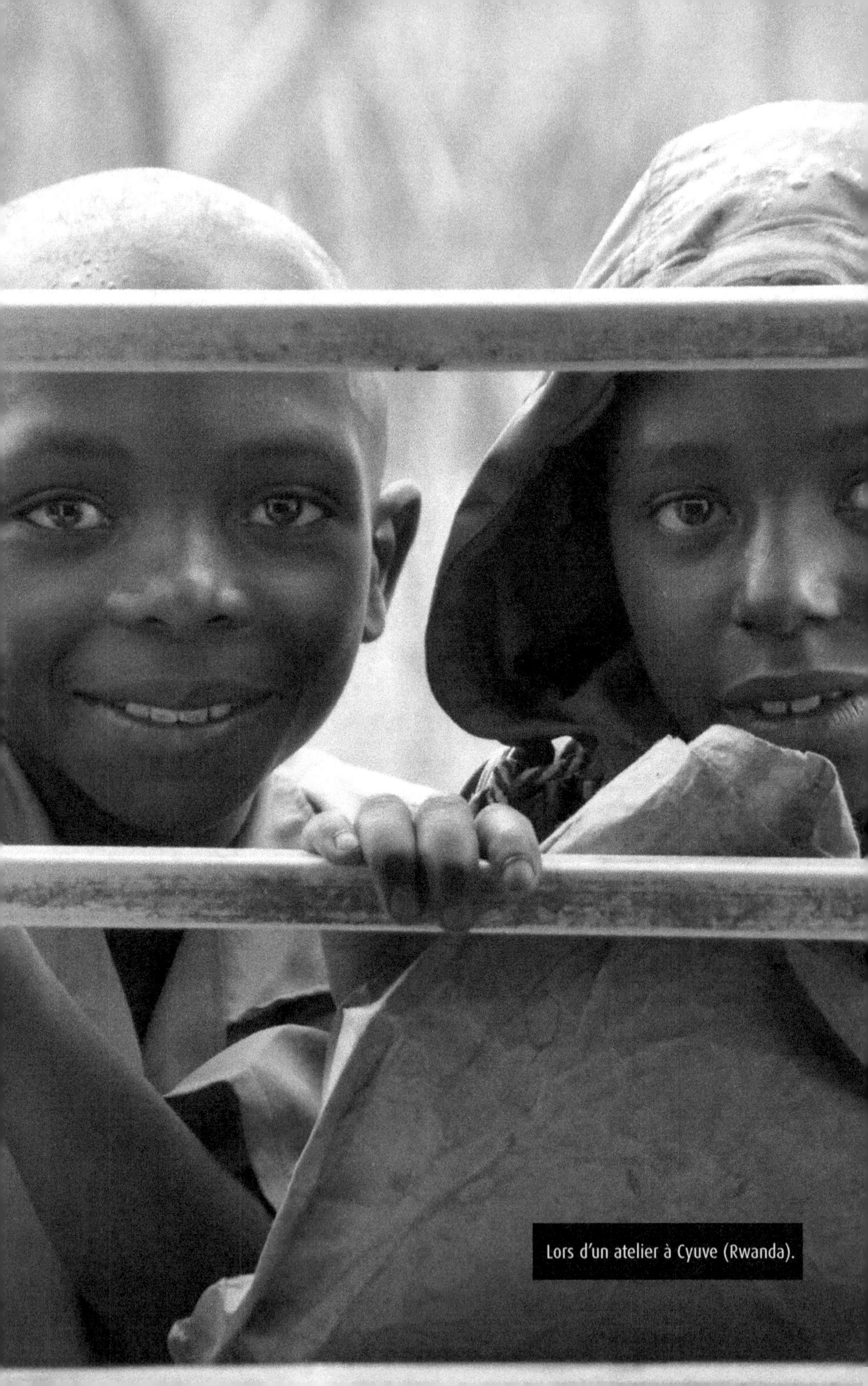

Lors d'un atelier à Cyuve (Rwanda).

Notre vision

En travaillant avec la TTT au sein du réseau PHN au fil des années, nous avons vu qu'il est possible de se rétablir du stress émotionnel et post-traumatique. Nous savons que cela peut se faire simplement, en grands groupes, avec des personnes présentant des traumatismes graves et à très faible coût. Nous savons que cela peut se faire avec cette méthode de premiers secours qui réside littéralement entre les mains de tous les êtres humains, et que chacun peut transmettre à tous.

Nous voudrions que la TTT soit étudiée, minutieusement examinée, testée et prouvée scientifiquement, mais en attendant que cela se produise, nous voulons que toute personne souffrant de cauchemars, d'anxiété, d'insomnies, de flash-back, de perte d'espoir, de flambées d'agression, d'indigestion et de tous les autres symptômes de stress post-traumatique, ait la possibilité de se rétablir et d'aller de l'avant en l'utilisant.

Nous voulons que tous ceux qui travaillent avec des enfants connaissent la TTT et la mettent en œuvre pour réduire l'impact des événements traumatisants durant l'enfance. En effet, il y a tant de nos craintes dans la vie qui s'impriment inutilement alors qu'elles peuvent être évitées.

Nous aimerions que la Croix-Rouge, les camps de réfugiés, les systèmes pénitentiaires et toutes les autres organisations qui s'occupent de l'enseignement des méthodes de premiers secours, ou qui s'occupent de personnes qui souffrent d'un traumatisme, en entendent parler et l'intègrent aux côtés du bouche-à-bouche et de la manœuvre de Heimlich, comme première aide au stress émotionnel.

Si vous voulez nous aider dans cette tâche, faites-le nous savoir. Demandez-nous un atelier. Téléchargez les fichiers. Faites-les circuler. La paix mondiale commence en vous.

Nous avons besoin de votre aide

« Soyez le changement que vous voulez voir dans le monde. »

Mahatma Gandhi

Notre organisation, le réseau Peaceful Heart Network, est une organisation à but non lucratif à faible effectif. L'objectif principal est de diffuser la TTT autant que possible. Pour ce faire, nous comptons sur les dons et la rémunération de nos ateliers et séminaires, créant un fonds qui peut être utilisé pour aller là où notre aide est demandée.

Comment procédons-nous lorsque quelqu'un nous dit *« Je veux participer à ce que vous faites »* ?

Nous disons *« Merci, comment voulez-vous contribuer ? »*

Lorsque vous travaillez avec nous, nous comptons sur votre engagement, votre congruence et votre capacité à vous organiser, vous-mêmes et vos contributions.

« Qu'en est-il de l'argent ? »

Nous n'avons pas de salariés, nous avons des fonds limités et nous nous efforçons d'obtenir de grands résultats avec ces moyens. Pour ce faire, nous allons, chaque fois que possible :

- Couvrir les coûts des praticiens locaux de TTT, comme ceux de nos centres de Mumosho et de Bukavu au Congo et ceux du Rwanda
- Financer le matériel, le transport et l'eau pendant la formation

Si vous voulez créer un atelier, vous pouvez postuler en tant que porteur de Projet pour la Paix sur notre site.

Nous recevons des dons de personnes, d'entreprises et d'organisations qui apprécient l'utilité de notre travail et veulent le soutenir.

Quel genre de bâtisseur êtes-vous ?

Une histoire qui résume ce que signifie le but non-lucratif est l'histoire de trois maçons qui travaillent à construire une grande église, une mosquée, un centre communautaire ou quelque chose de ce genre. Comme l'histoire le dit, trois maçons travaillent côte à côte :

A la demande, « Que faites-vous ? » le premier maçon répond :

« *Je pose des briques.* »

On demande ensuite au deuxième. Il répond :

« *Je nourris ma famille.* »

A la même question, le troisième répond :

« *Je construis un lieu de rencontre entre l'homme et Dieu pour les moments de tristesse ou de joie, les baptêmes, les mariages et les funérailles.* »

Voulez-vous participer ?

Vous êtes les bienvenus, à condition que vous puissiez vous organiser à tous les niveaux. Vous devez avoir votre propre assurance et être pleinement responsable de votre propre santé. Vous devez savoir voyager dans des conditions rudimentaires. Vous devez également vous informer sur les conditions de voyage dans ces zones étrangères et disposer des documents appropriés pour le faire.

Nous pouvons vous aider et vous soutenir dans tout ce qui a trait à la diffusion d'outils pour soulager le trauma par la TTT et les techniques connexes que nous enseignons. Nous pouvons vous former et partager nos expériences. Nous pouvons fournir les supports. Bienvenue !

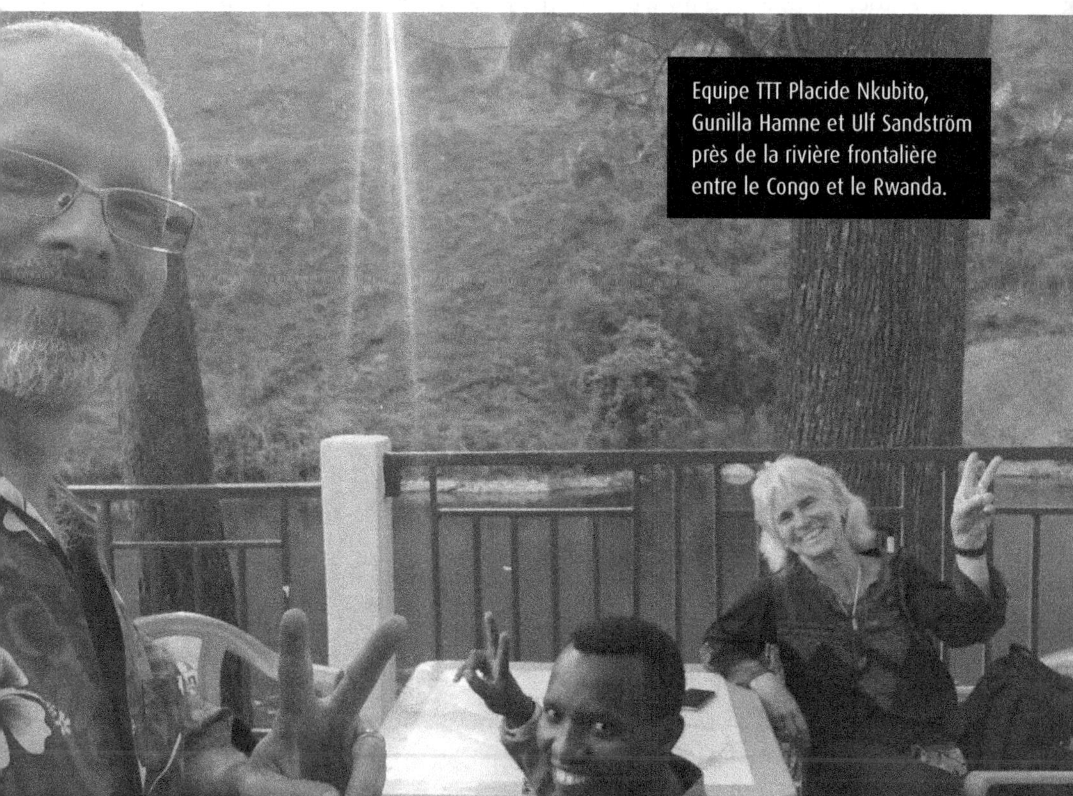

Manifeste de Peaceful Heart Network

Certains principes guident notre travail :

- La sécurité d'abord – Créez un espace sécurisant, soyez calme et centré. Venez avec votre plus beau sourire et un sentiment de stabilité.
- "Déchaussez-vous" et écoutez – Soyez humble face à la situation, évitez d'imposer vos pensées et vos idées.
- Apprenez autant que vous enseignez – Voyez chaque personne que vous rencontrez comme un enseignant. Soyez curieux. Evitez les stéréotypes ; chaque personne est un individu unique, quel que soit son groupe, sa communauté ou sa nationalité.
- Pas de souffrance – Une personne traumatisée ne doit pas nécessairement parler de ses expériences. Cela peut être douloureux et créer un nouveau trauma. La TTT fonctionne sans parole.
- Osez échouer – Faites de votre mieux. Certaines choses n'évolueront pas de la façon dont vous le souhaitez, ce sont des moments d'apprentissage.
- Utilisez ce que vous avez déjà – N'attendez pas d'avoir plus de temps, de formation, d'argent ou d'expérience : utilisez ce que vous avez déjà ; cela vous permet d'agir dès maintenant.
- Tout est relatif – Il n'y a pas de réponse exacte : tout dépend de la situation, de la personne, de l'environnement, du temps et du point de vue que vous choisissez d'adopter.
- Proposez sans insister – Même si vous avez quelque chose qui peut être utile à quelqu'un (comme la TTT), expliquez simplement ce que c'est et laissez la personne décider si elle souhaite l'utiliser ou non.
- Accordez du mérite au soulagement – Nous félicitons toujours le bénéficiaire après une session. Vous n'êtes pas un « réparateur », vous êtes un facilitateur. Réhabilitez la personne en reconnaissant son propre pouvoir de guérison.
- Faites passer – Faites comprendre à chaque personne que vous aidez qu'elle aussi peut être une facilitatrice et diffuser cette méthode de soulagement du stress et des traumas.
- Faites confiance à la technique – N'intervenez pas, laissez la technique faire son effet.
- La guérison est possible !

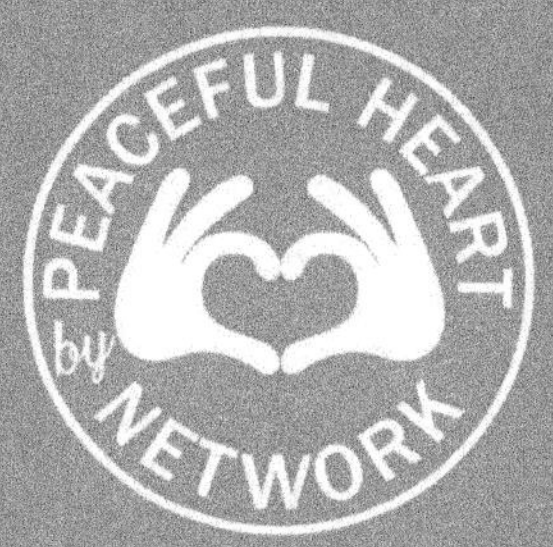

FIND

CALM

AND

PASS IT

ON

Construire la paix

L'imam Ashafa et le pasteur Wuye étaient des ennemis, le premier appartenant à une milice musulmane et le second à une milice chrétienne au nord du Nigéria. Lorsqu'il était jeune, Muhammad Ashafa a suivi la vocation familiale et est devenu imam. Il s'est joint à un groupe islamique fanatique dédié à islamiser complètement le nord du Nigéria et à chasser tous les non-musulmans de la région en incitant à de grandes violences dans le nord du Nigéria. Cela a conduit les chrétiens à créer leur propre contre-organisation, dirigée par le pasteur James Wuye, qui avait toujours été fasciné par les jeux de combat et de guerre impliqués dans les activités militantes chrétiennes. A un moment donné, ils ont compris la futilité d'agir en ennemis et ont commencé à travailler ensemble à l'élaboration d'une méthode pour aider les groupes de personnes et les communautés en conflit à construire la paix.

Le pasteur Wuye a perdu un bras dans les combats : « *Je l'ai perdu parce que nous ne savions pas comment parler* », dit-il souvent, pour montrer qu'il trouve une part de la responsabilité du bras perdu dans ses propres actions.

Grâce aux documentaires d'Alan Channer, leur travail est connu dans le monde entier et ils sont invités sur toute la planète à faciliter les processus de réconciliation et de construction de la paix.

De par leur propre expérience au Nigéria et dans d'autres parties du monde, l'Imam Ashafa et le pasteur Wuye se sont rendu compte qu'une méthode de traitement des traumas facile à transmettre à de grands nombres était nécessaire pour instaurer la paix dans les sociétés en conflit.

Nous nous sommes retrouvés pendant les stages de formation à la construction de la paix et à la réconciliation entre différents groupes ethniques et religieux au Kenya. Au cours de l'atelier, l'imam Ashafa a présenté la TTT aux

50 représentants : « *Ce tapotement du trauma est une méthode nouvelle et universelle. La méthode est au-delà de toutes les frontières de traditions spirituelles, de nationalité, sexe et race. Et c'est si simple. Nous avons besoin d'une telle approche pour aider ceux qui sont traumatisés et pour pouvoir construire une paix durable. Je vous encourage à y réfléchir sérieusement.* »

Presque la guerre

Emily Korir appartient à la tribu Kalenjin dans l'ouest du Kenya. Il y a parfois eu des affrontements entre les Kalenjins et les autres tribus de la région, en particulier les Kikuyus et les Luos. Les conflits sont nés de points de vue divergents sur la manière de partager les ressources foncières, d'intérêts contradictoires et du manque de communication.

Quelques jours avant notre atelier de TTT, Emily avait presque amorcé une petite guerre dans la ville d'Eldoret. Elle avait été bousculée par un négociant Kikuyu sur le marché du centre-ville d'Eldoret. Elle était blessée et tellement en colère qu'elle commença à crier pour appeler les Kalenjins présents à l'aider à se venger. Une foule s'est rapidement rassemblée, prête à se battre. Si les policiers à proximité n'avaient pas tiré des coups de feu de semonce, la situation aurait probablement dégénéré. C'est ce qui peut arriver lorsqu'il y a beaucoup de traumas non résolus dans une société.

Emily était toujours retournée par cette situation, c'est pourquoi nous avons pris ce cas pour montrer une session de tapotement du trauma, en l'aidant à se sentir mieux. Lorsqu'Emily a senti le changement radical de ses réactions émotionnelles, elle a été surprise.

« *Avant les tapotements, le simple fait d'entendre la langue kikuyo me rendait malade, tellement ma haine était profonde.* » expliqua-t-elle. Aujourd'hui, elle est l'une de nos « tapoteuses du trauma » les plus dévouées. Deux jours après l'atelier nous avons reçu ce message d'Emily :

« *Merci de nous avoir formés au tapotement du trauma. Je l'ai fait hier avec 32 femmes, et nous en sommes très contentes. Elles ont dit qu'elles allaient rentrer chez elles et le faire avec leur famille et leurs voisins. Demain, je le ferai avec des mères célibataires. L'école est fermée, mais en janvier, je le ferai avec les enfants de mon école. Pour les jeunes, je le ferai la semaine prochaine lors d'un forum de la jeunesse. En fait, je l'ai également fait avec un passager qui se trouvait hier dans le même bus.* »

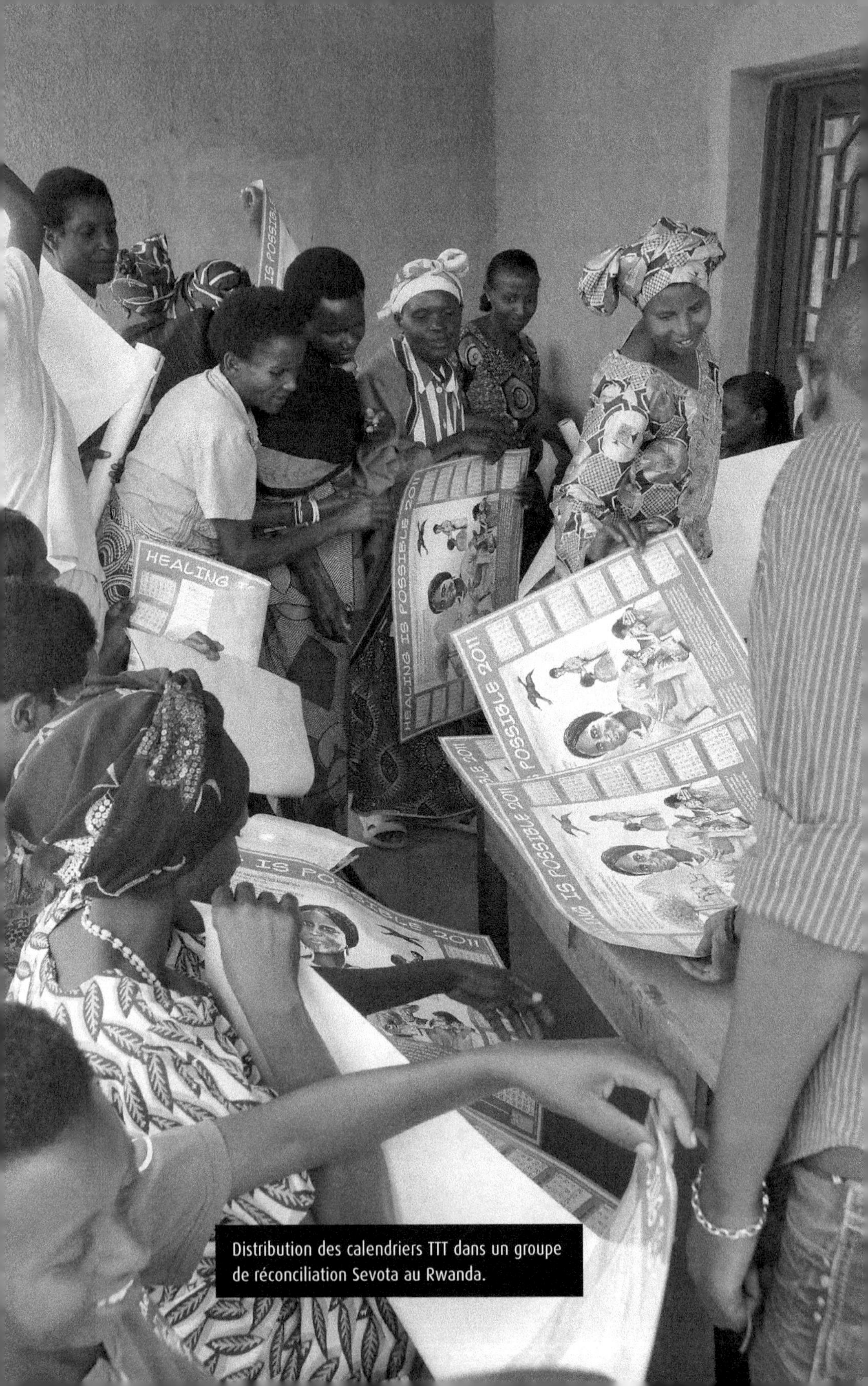

Distribution des calendriers TTT dans un groupe
de réconciliation Sevota au Rwanda.

Diffusion des informations

Nous recherchons constamment de nouveaux moyens de diffuser des informations sur la manière de traiter le stress émotionnel et post-traumatique en
utilisant la TTT.

Matériel vidéo

Certains ont appris la TTT en regardant les vidéos sur notre site internet, par
exemple, l'un d'entre eux est notre collègue et hypnothérapeute Fredrik Praesto
en Suède. Il avait un client qu'il ne parvenait pas accompagner en raison de
difficultés linguistiques. Fredrik s'est souvenu avoir entendu parler de la TTT et
a regardé le site sur son ordinateur au bureau tandis que le client attendait à la
clinique. Voici son histoire :

*« Il y a quelques années, j'ai aidé Marie à se débarrasser de sa phobie des
araignées en utilisant l'hypnose et la thérapie rapide de la phobie. Elle a été si
impressionnée par le résultat qu'elle m'a envoyé toute sa famille et nombre de
ses amis pour différents problèmes.*

*Il y a environ un an, ce fut le tour de sa mère, qui souffrait de beaucoup de
stress et avait besoin d'aide pour se détendre. Marie m'a demandé si elle pouvait
venir pour traduire parce que sa mère ne parlait ni suédois ni anglais. « Bien sûr »,
ai-dit : « Cela ne devrait pas poser de problème. »*

*La session ne s'est pas vraiment déroulée comme je l'avais pensé car il s'est
avéré que sa mère avait un grave problème d'audition et était presque sourde.
Marie ne s'en était jamais rendu compte car, entre mère et fille, elle se com-
prenaient bien. Je me battais pour obtenir un résultat et il ne restait que vingt
minutes avant l'arrivée de mon client suivant.*

*Soudain, une idée m'a frappé. Je me suis souvenu que mon ami Ulf m'avait
parlé de cette technique de tapotement qu'on peut utiliser sans parler la même
langue. J'ai dit à Marie et à sa mère que j'allais vérifier quelque chose sur You-*

tube (peut-être que cela ne faisait pas très sérieux, mais je savais que Marie avait un grand respect pour mon travail).

J'ai donc regardé la vidéo d'instructions et pris des notes, avant de revenir vers la mère de Marie pour commencer la session de TTT. A ma surprise, elle a soudainement paru calme et m'a dit que son niveau de stress avait fortement diminué.

Plus tard, j'ai participé à une formation à la TTT et j'ai appris que la manière dont je l'avais pratiquée au cours de cette session était loin d'être parfaite, mais tout de même suffisante. Je pense que c'est un des avantages de cette méthode. Elle est facile à apprendre et même si vous ne le faites pas parfaitement, vous obtenez souvent de bons résultats. La TTT fait depuis partie de ma boîte à outils. »

Matériel imprimé

L'une des difficultés a été d'imprimer des documents qui peuvent être reproduits localement à faible coût et qui ont le moins de contenu linguistique possible, pour éviter les problèmes de traduction.

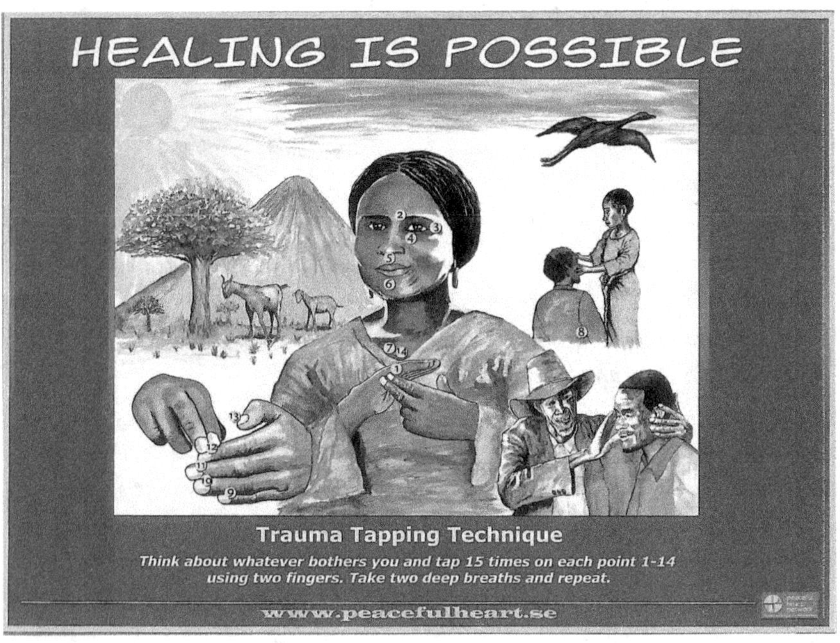

Un calendrier ou un poster

Les documents imprimés sont généralement jetés ou perdus. Toutefois, dans de nombreux pays, un calendrier ou un poster sera généralement autorisé à rester sur un mur dans une maison, une école ou une église.

Voici nos modèles de calendriers et posters que nous avons distribués par milliers au Rwanda et au Congo. L'artiste est Benard Githogori du Kenya. L'idée était d'apporter de l'espoir par le sourire de la femme, le paysage avec un soleil inspirant, un oiseau s'envolant, comme une métaphore du chagrin qui s'en va, et des hommes, des femmes et des enfants qui pratiquent le tapotement.

Manuels d'instruction

Il existe également des manuels et des instructions en images pour les ateliers et des études plus approfondies à télécharger gratuitement sur notre site.

Une illustration sans mots

Nous avons créé une illustration sans mots expliquant la procédure de tapotement du trauma.

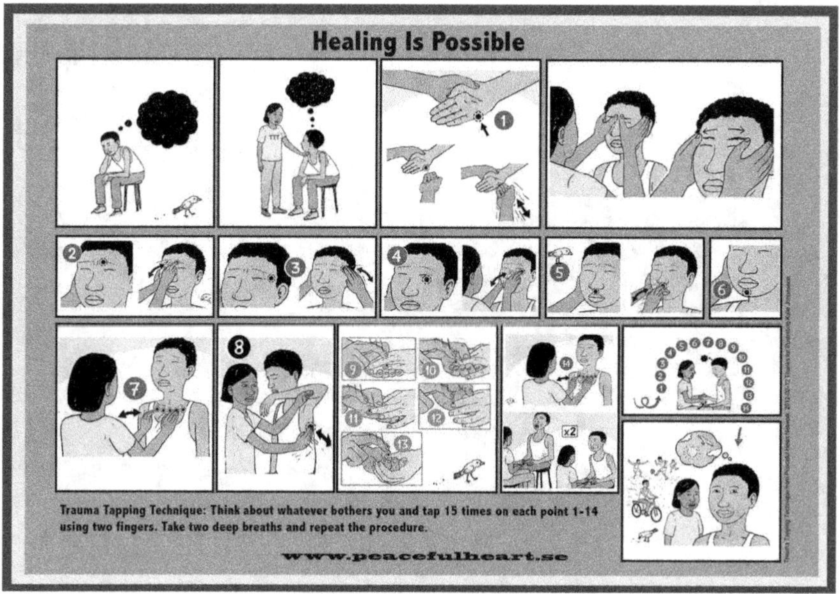

Application : auto-assistance pour les traumatismes

Nous sommes constamment à la recherche de moyens pour approcher les personnes qui ont besoin d'une aide personnelle afin de lutter contre le stress et les traumatismes. Lorsqu'il y a eu une recrudescence de l'afflux de réfugiés due au conflit en Syrie en 2015, nous avons collaboré avec une agence créative de New York appelée *Your Majesty* pour réaliser une page web expliquant la métode (selfhelpfortrauma.org) et plus tard une application appelée *Self Help for Trauma* qui est disponible pour iPhone et Android en 27 langues. Des milliers de personnes ont déjà téléchargé l'application gratuitement et ont suivi les instructions pour effectuer immédiatement des tapotements sur les traumatismes.

Le contenu de l'application comprend :
- un film pédagogique en dessin animé
- des instructions animées de la TTT (gif)
- des informations sur le stress et les traumatismes.

Téléchargez-la ! Essayez-la ! Partagez-la ! Vous pouvez utiliser ce code QR pour télécharger l'application : ou aller sur Google Play/Apple Store et chercher : *Self Help for Trauma*

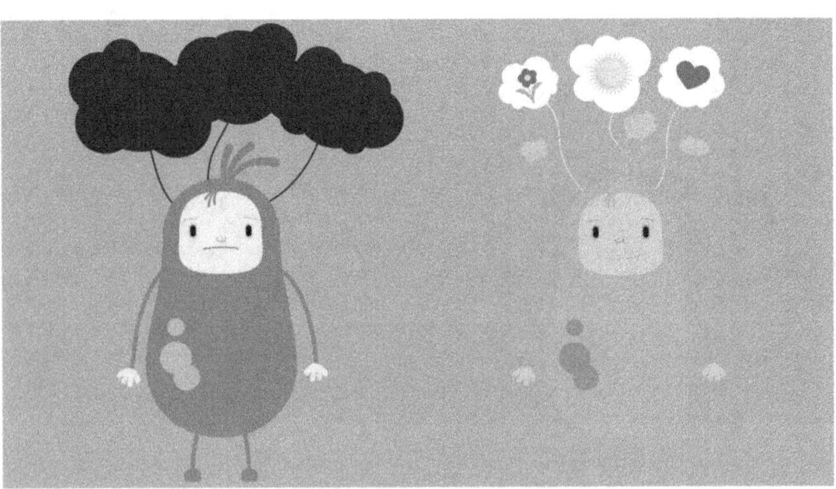

Trauma Tapping Technique

Quelque chose te contrarie, te stresse ? Mets tes pensées de côté et commence la TTT.
Tapote avec 2 doigts, une quinzaine de fois en rythme,
sur chaque point comme illustré ci-dessous.

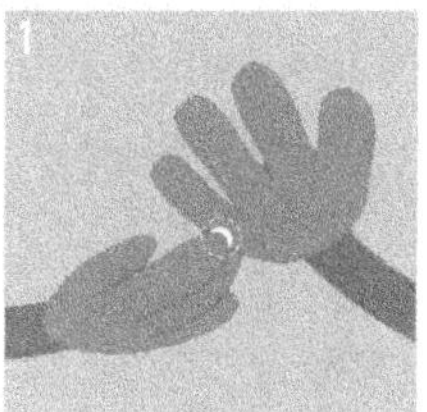

Sur le tranchant
de la main

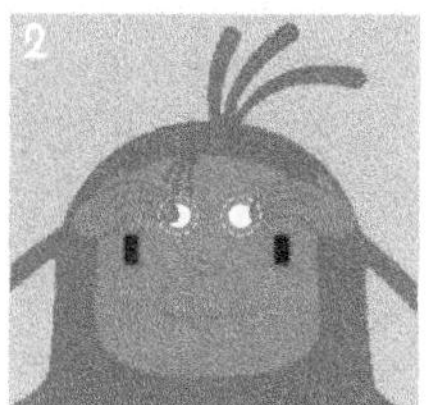

Sur la base intérieure
des sourcils

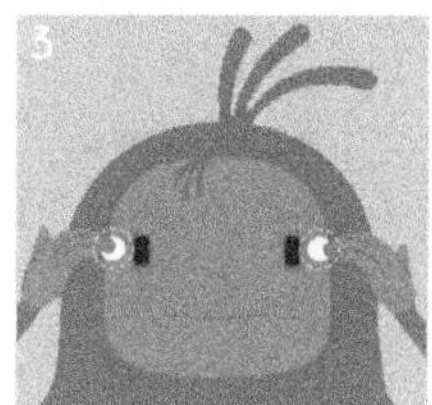

Sur la zone osseuse
aux extrémités des yeux

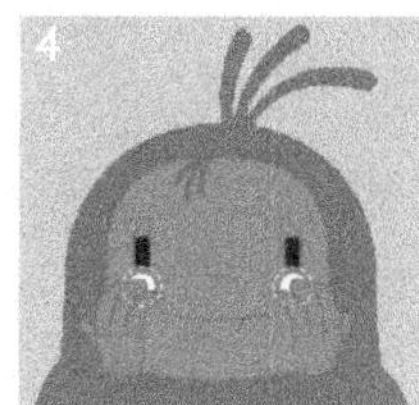

Sur la zone osseuse
en dessous des yeux

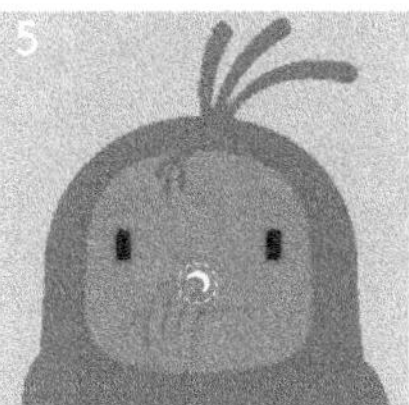

Sous le nez

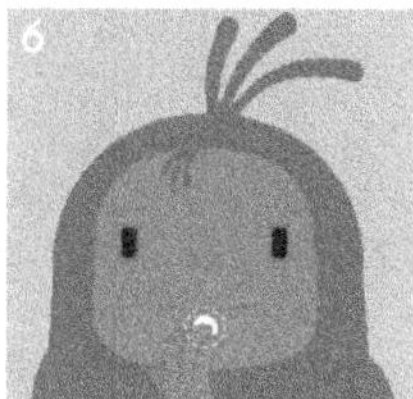

Dans le creux entre la lèvre
inférieure et le menton

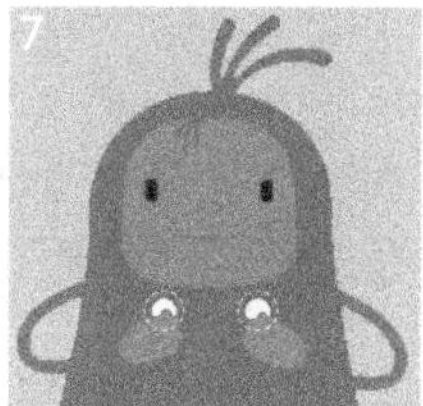

Juste en dessous
des clavicules

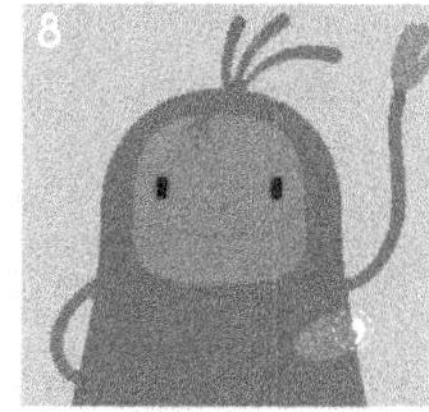

Sous un bras dans la
droite ligne du mamelon

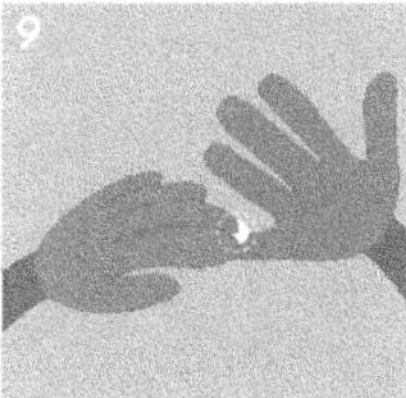

Sur l'extrémité interne
de l'auriculaire

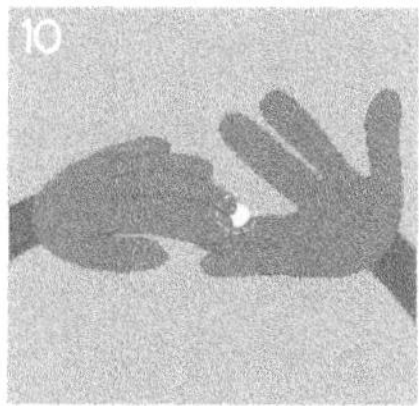

Sur l'extrémité interne
de l'annulaire

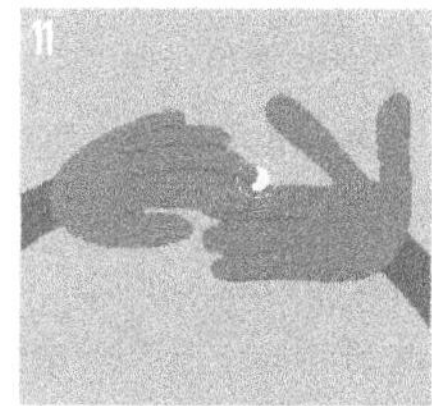

Sur l'extrémité interne
du majeur

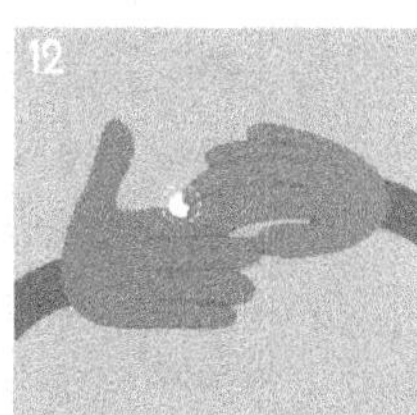

Sur l'extrémité interne
de l'index

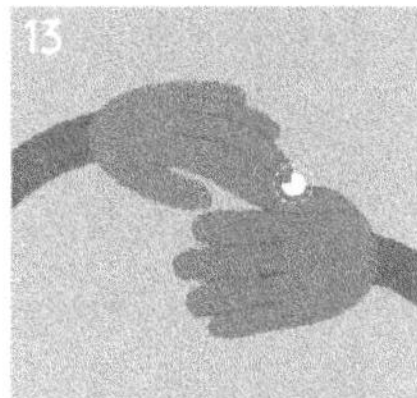

Sur l'extrémité interne
du pouce

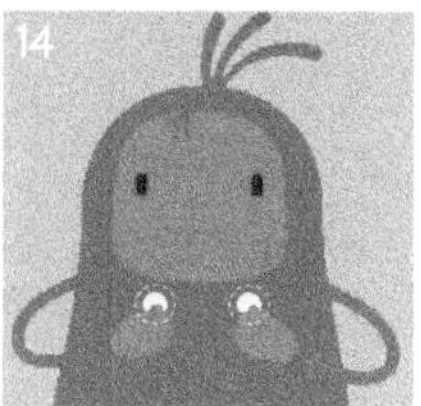

Juste en dessous
des clavicules

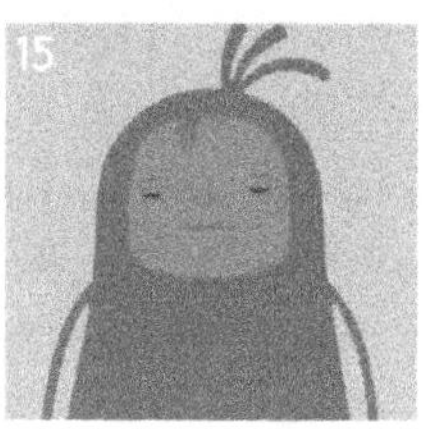

Inspire et expire deux fois
profondément

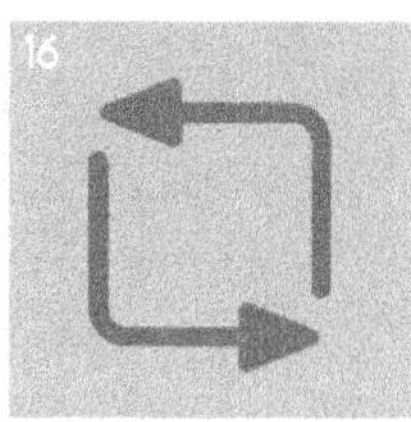

Répète une nouvelle fois
le même processus

L'effet de démultiplication

« Il y a maintenant plus de 7 000 réfugiés qui ont été formés à la TTT », a déclaré Murigo au téléphone. *« Ils sont 17 000 dans le camp, combien pouvons-nous en atteindre ? »*

Des familles entières de réfugiés vivent dans des maisons en feuilles de plastique de 4x3 mètres, collées les unes aux autres sur les pentes d'une colline au Rwanda. Oubliez l'intimité ou ce que l'on pourrait appeler une vie normale. Mais pourtant : ils sont en sécurité. Rien à voir avec la situation qu'ils ont laissée de l'autre côté de la frontière.

Murigo a rencontré l'un des membres de la commission des réfugiés, le président Benjamin, lorsqu'il était à Kigali pour mettre à jour certains documents. Celui-ci a raconté à Murigo son expérience et celle des autres réfugiés : chassés de leurs maisons au Congo, leurs biens et leur bétail pillés, les maisons incendiées et les personnes tuées. Murigo a dit qu'elle avait connu des événements similaires pendant le génocide au Rwanda et a ajouté :

« Voulez-vous apprendre une technique qui m'a beaucoup aidée ? »

Benjamin a immédiatement répondu *« Oui, s'il vous plaît ! Nous en avons besoin ! »*

Quelques jours plus tard, elle a pris l'autobus pour le camp et formé huit membres du comité. Quelques semaines plus tard, lorsque je (Gunilla) suis revenue avec elle, il y avait déjà 40 personnes qui connaissaient la technique, puisque les huit premières avaient fait ce que Murigo leur avait dit de faire, elles avaient formé cinq personnes chacune. Huit fois cinq font 40.

Nous avons rencontré ces 40 réfugiés dans un bar local, car nous ne pouvions pas entrer dans le camp lui-même sans autorisation spéciale. En nous serrant sur les bancs, nous avons tous réussi à rentrer. *« Nous avons l'habitude de nous tasser »*, a plaisanté le président.

Ils étaient tous très enthousiastes et désireux d'en savoir plus sur la TTT, et comment traiter les images internes de violence et d'atrocités avec lesquelles beaucoup d'entre eux vivaient. Nous avons montré nos vidéos d'autres formations et répondu de notre mieux à leurs questions.

« Pouvons-nous utiliser la TTT pour les enfants ? Certains hurlent de cauchemars toutes les nuits. »

« Oui »

« Ceux qui se parlent à eux-mêmes comme des fous peuvent-ils être traumatisés ? »

« Oui »

« Certains ne mangent pas, est-ce que cela peut être un symptôme de trauma ? »

« Oui »

« A quelle fréquence pouvons-nous utiliser la TTT ? »

« Aussi souvent que vous le voulez. »

A leur demande, nous avons refait une séance de la TTT. Ils se sont levés l'un après l'autre et montré qu'ils pouvaient le faire par eux-mêmes.

Un Bracelet orange

Lorsqu'il y a eu plus de 500 praticiens dans le camp de réfugiés, Murigo a suggéré que nous les rendions visibles.

« Pourquoi pas une sorte de bracelet ? » dit-elle.

Le résultat est un bracelet en silicone orange avec le texte :

Le bout des doigts apaise le trauma – TTT – peacefulheart.se

Le bracelet est devenu un outil de plus dans le processus de démultiplication de soulagement du trauma par la TTT.

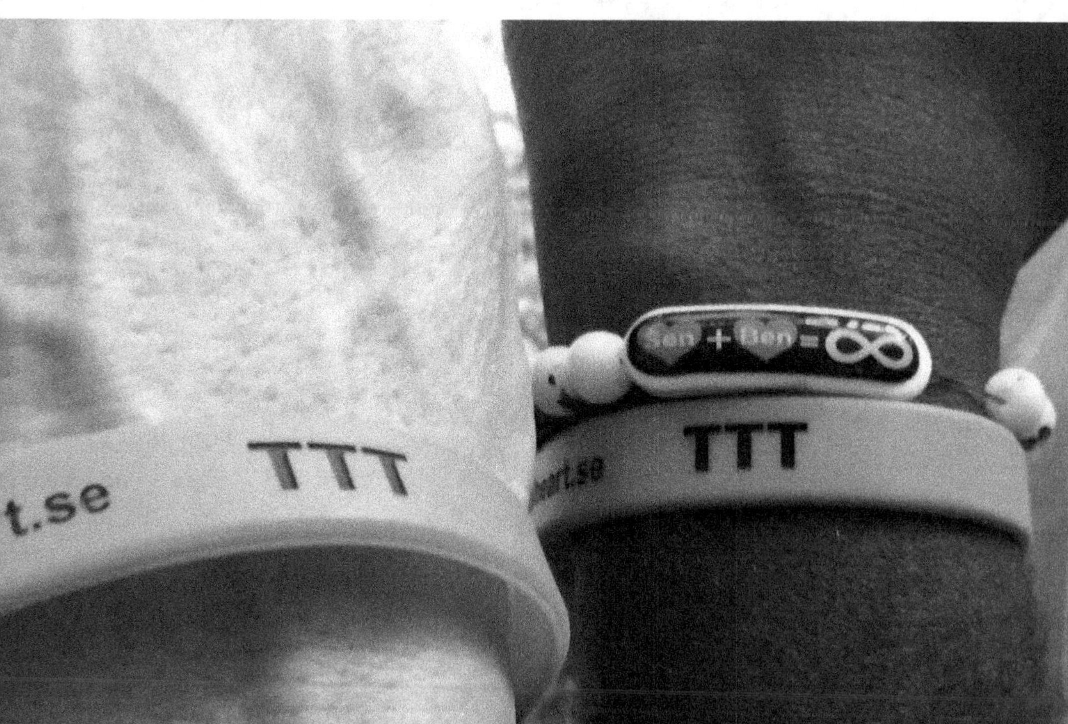

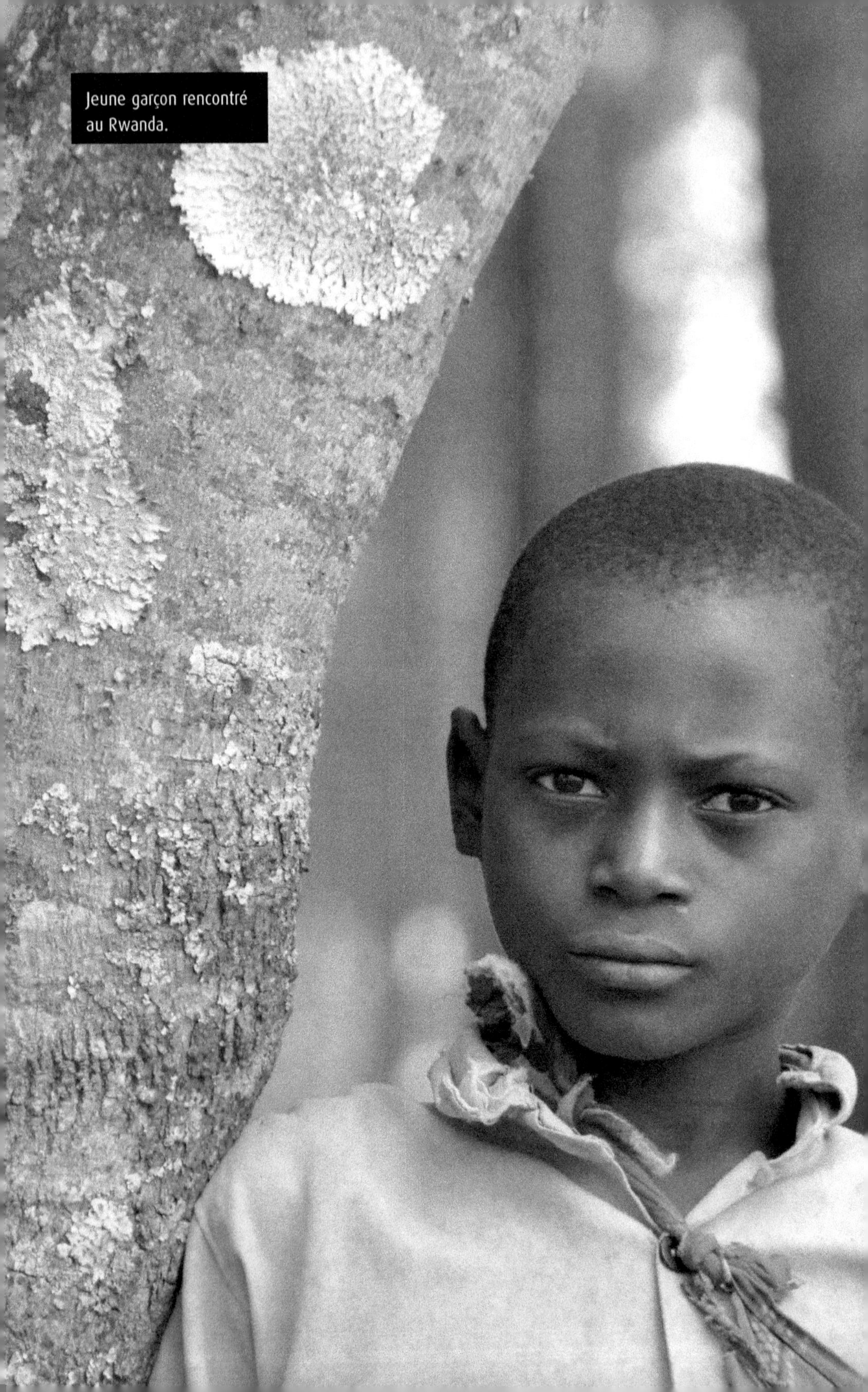

Jeune garçon rencontré
au Rwanda.

Pour soulager la souffrance et prévenir la violence

« En aidant les gens à reconnaître le rôle de l'anxiété dans les mauvaises déci-sions et habitudes personnelles et collectives, et en leur donnant des outils pour réduire les réponses physiques à l'anxiété, ils peuvent faire de meilleurs choix. Et c'est une contribution substantielle à une vie meilleure et à un monde meil-leur. »

Dr David Feinstein

L'Holocauste, les conflits en Iraq, en Afghanistan et en ex-Yougoslavie, chaque guerre est d'une manière ou d'une autre, traumatisante pour la communauté mondiale. Elles dépeignent, trop visiblement, le prix que nous paierons en tant que société si nous restons dans le cycle des traumas.

Les personnes traumatisées ont du mal à vivre en paix avec elles-mêmes et avec les autres. Dans certains cas, le traumatisme engendre la violence lorsque la douleur intérieure s'extériorise en actes. Dans les zones où les souvenirs de la guerre sont frais et où les deux parties du conflit cohabitent, le processus de ré-conciliation dépend de la paix de cœur et d'esprit de chaque individu. Au niveau national, nous voyons des pays en conflit ou en guerre à cause de traumatismes non résolus, souvent transférés d'une génération à l'autre. Lorsque le trauma est soulagé, les individus, les familles, les communautés et les nations peuvent faire de meilleurs choix et prendre de meilleures décisions.

Rien qu'aux Etats-Unis, il y a 300 000 ex-combattants traumatisés par les guerres du Viêt Nam, d'Irak et d'Afghanistan. Nombre d'entre eux sont devenus sans abri, sans travail et/ou violents en raison de leurs traumatismes. Chaque jour, au moins un ex-soldat se suicide et, à ce jour, beaucoup plus de soldats sont morts de leur propre main que dans les combats. Imaginez comment cela les affecte non seulement eux-mêmes, mais aussi leurs familles et la société !

Notre devise est *d'alléger les souffrances et de prévenir la violence.* C'est une grande souffrance d'être traumatisé, une souffrance qui affecte non seulement la personne mais aussi bien d'autres. Selon notre expérience, un outil qui peut soulager les réactions au stress post-traumatique est nécessaire à la réconcilia-tion. La TTT a l'avantage d'être facile à diffuser directement aux personnes qui en ont besoin, même en grands effectifs.

Réconciliation après le génocide au Rwanda

Pendant 100 jours, d'avril à juillet 1994, un génocide a eu lieu au Rwanda. Il était bien organisé, utilisant les médias, la peur et les préjugés, comme les nazis ont préparé le terrain pour l'Holocauste en Europe. Au Rwanda, le groupe cible était la population appelée Tutsis. Pour ouvrir la voie au génocide, ce groupe cible a été déshumanisé par les auteurs. Au Rwanda, les Tutsis étaient appelés « cafards » et « serpents », « dangereux » et « animaux indésirables. » Malgré les avertissements précoces du général des Nations Unies au Rwanda, Romeo Dallaire, la communauté internationale n'a rien fait pour arrêter le massacre. Plus de 800 000 personnes ont été tuées.

Tout le monde dans le pays a été affecté. Imaginez être l'un des milliers forcés à tuer, à subir ou assister à l'horrible violence. La seule façon de bâtir une société après de telles expériences passe par la réconciliation, mais il faut traiter le stress post-traumatique pour que cela se produise.

Le terme de traumatisme de masse est pertinent dans des endroits comme le Rwanda, le Soudan du Sud et le Congo, mais aussi dans de nombreux autres pays, dont les Etats-Unis, Israël, la Palestine et les Balkans. Pour y remédier, nous avons besoin de méthodes capables de traiter de grands groupes en même temps. La TTT est l'une de ces techniques.

Cauchemars de la guerre de Syrie

Nawar Alolabi témoigne :

« Avant la guerre, je n'avais jamais pensé quitter mon pays. On vivait une vie confortable à Damascus : ma mère travaillait à temps plein en tant qu'administratrice, j'étudiais l'économie à l'université, et mon frère le droit. Pendant les vacances, on allait sur la plage de Latakia avec nos amis, près de la mer Méditerranée. Tout a changé quand le Printemps arabe s'est transformé en guerre en 2011.

C'était difficile physiquement de survivre à la guerre en Syrie, de trouver un itinéraire pour s'échapper et de passer les frontières européennes. Je suis devenu le leader d'un groupe d'hommes syriens, j'étais le seul qui parlait anglais. On était toujours en fuite, on se cachait dans le noir, on passait les frontières, on se faisait prendre et on était renvoyés de l'autre côté. J'ai été emprisonné cinq fois. Chaque décision pouvait changer le cours de ma vie, et même la transformer en mort. Ça m'a pris trois mois pour venir en Suède depuis la Grèce en tant que réfugié en fuite. En avion ça aurait pris 3 heures, c'est un voyage que j'ai fait cinq ans plus tard pour aller travailler avec des réfugiés en Grèce.

Quand je suis arrivé en Suède en décembre 2004, j'étais, en théorie, au comble de la joie. Je m'attendais à pouvoir dormir profondément et à profiter de la chaleur de la sécurité, entouré de ma famille arrivée quelques mois avant moi. Je faisais des cauchemars dans lesquels je me faisais arrêter à des points de contrôle militaires en Syrie sans aucun papier d'identité. Je rêvais que j'étais forcé de me battre dans la guerre à laquelle j'avais échappé. Je me réveillais avec le cœur qui battait fort, et l'impression que j'étais toujours à la guerre.

Après des mois d'insomnie, j'ai demandé de l'aide à la responsable du centre d'accueil dans lequel je vivais. En cherchant sur internet, elle a trouvé la TTT, elle m'a demandé de m'asseoir près d'elle et a commencé à tapoter mes mains, mon visage et ma poitrine. J'ai pensé que c'était étrange. Cette nuit-là, j'ai enfin pu dormir, une sensation dont je me souviendrai toujours. La TTT est un outil qui a changé ma vie, qui m'a permis de mieux dormir sans médicaments.

J'ai appris à faire de la TTT chaque fois que je me sens stressé et aussi, par exemple, avant des examens à l'université, et d'autres situations difficiles.

En 2015, j'ai commencé à travailler dans un centre pour adolescents demandeurs d'asile isolés de leurs familles. Beaucoup d'entre eux avaient des souvenirs horribles de la situation dans leur pays et de leur long et dangereux voyage. Quand je les ai rencontrés, l'aide psychologique professionnelle était insuffisante. Certains devaient attendre des mois pour avoir un rendez-vous avec un psychologue. C'était inestimable de pouvoir leur proposer la TTT. Depuis, j'ai eu l'honneur de pouvoir aider beaucoup de ces adolescents et de mes collègues avec leur stress et leurs problèmes de sommeil.

La TTT est simple à utiliser parce que je n'ai pas besoin de donner beaucoup d'explications aux enfants, et la langue n'est pas une barrière. Je demande en suédois : « Tu sais ce qu'est un massage ? » et l'enfant hoche la tête si c'est le cas, et je demande « C'est une sorte de massage qui te permet de te détendre, est-ce que tu veux essayer ? » Beaucoup reviennent et me demandent d'utiliser la TTT sur eux de nouveau, parce que ça les a fait se sentir mieux. Je remarque très vite la différence dans les expressions de leurs visages et dans leurs comportements. J'ai aussi eu le plaisir de pratiquer la TTT avec ma famille et mes amis, et même avec des hommes politiques dans la commune où je vis.

Utiliser la TTT est une expérience qui me rend fier, je suis capable de proposer une aide magique. Utiliser la TTT m'a appris qu'une intervention très simple peut prodiguer de l'aide au sein d'une crise. L'efficacité de la TTT et sa facilité d'enseignement et de diffusion sont fascinantes. »

Se rétablir, et après ?

Lorsque nous sommes allés voir le groupe des femmes de Kiziguro, nous avons rencontré de la frustration. Quelques semaines plus tôt, nous avions organisé une session à l'ombre des grands pins, au cours de laquelle nous leur avions appris comment traiter le stress post-traumatique et nous avions donné des calendriers pour diffuser la TTT.

« *Quelle est votre frustration, ne vous sentez-vous pas mieux après la pratique ?* » avons-nous demandé.

« *Oui, nous y voyons maintenant beaucoup plus clair grâce au médicament (le tapotement du trauma) que nous avons reçu la dernière fois, et nous réalisons que nous n'avons nulle part où aller. Nous sommes pauvres, nous vivons dans de petites maisons avec un sol de terre battue et nous n'avons pas de bétail pour nous nourrir, maintenant quoi ?* »

Notre objectif a toujours été de diffuser un outil d'équilibre émotionnel et de survie pour capaciter les gens et leur permettre de progresser dans leur vie. Mais que se passe-t-il s'il n'y a pas de perspective d'avenir ?

Des vaches, des chèvres ou des poules ?

Nous avons pensé à donner des vaches, mais ce sont des animaux chers et fragiles qui peuvent soudainement avoir besoin de soins vétérinaires à un coût assez élevé, ce qui est hors de question pour ces femmes. Ensuite, nous avons pensé à donner des chèvres, qui sont un bon investissement en Afrique. Elles mangent n'importe quoi et survivent avec un minimum de soins. Toutefois, il faut jusqu'à six mois avant qu'elles commencent à produire un revenu. Nous avons étudié un programme de dons de chèvres à des groupes de femmes, en les incitant à donner leurs petits à d'autres groupes, afin de créer un effet démultiplicateur. Nous avons commencé à donner, mais nous avons vite compris que, pour que ce type d'aide fonctionne, il faut être présent sur place. Les suivre. Les aider tout au long du chemin. Nous avons pensé aux poulets et aux porcs, mais arrivés à ce point, nous avons compris que cela ne correspondait ni à notre infrastructure ni à notre mission, et nous avons donc commencé à rechercher des organisations déjà investies avec succès dans ce domaine pour intégrer notre tapotement du trauma a leur action et vice versa. Nous avons compris que les chèvres ou les poulets ne sont pas notre voie. Nous nous concentrons plutôt sur la diffusion des premiers secours du stress émotionnel et post-traumatique, la TTT. Sentez-vous libres de nous rejoindre.

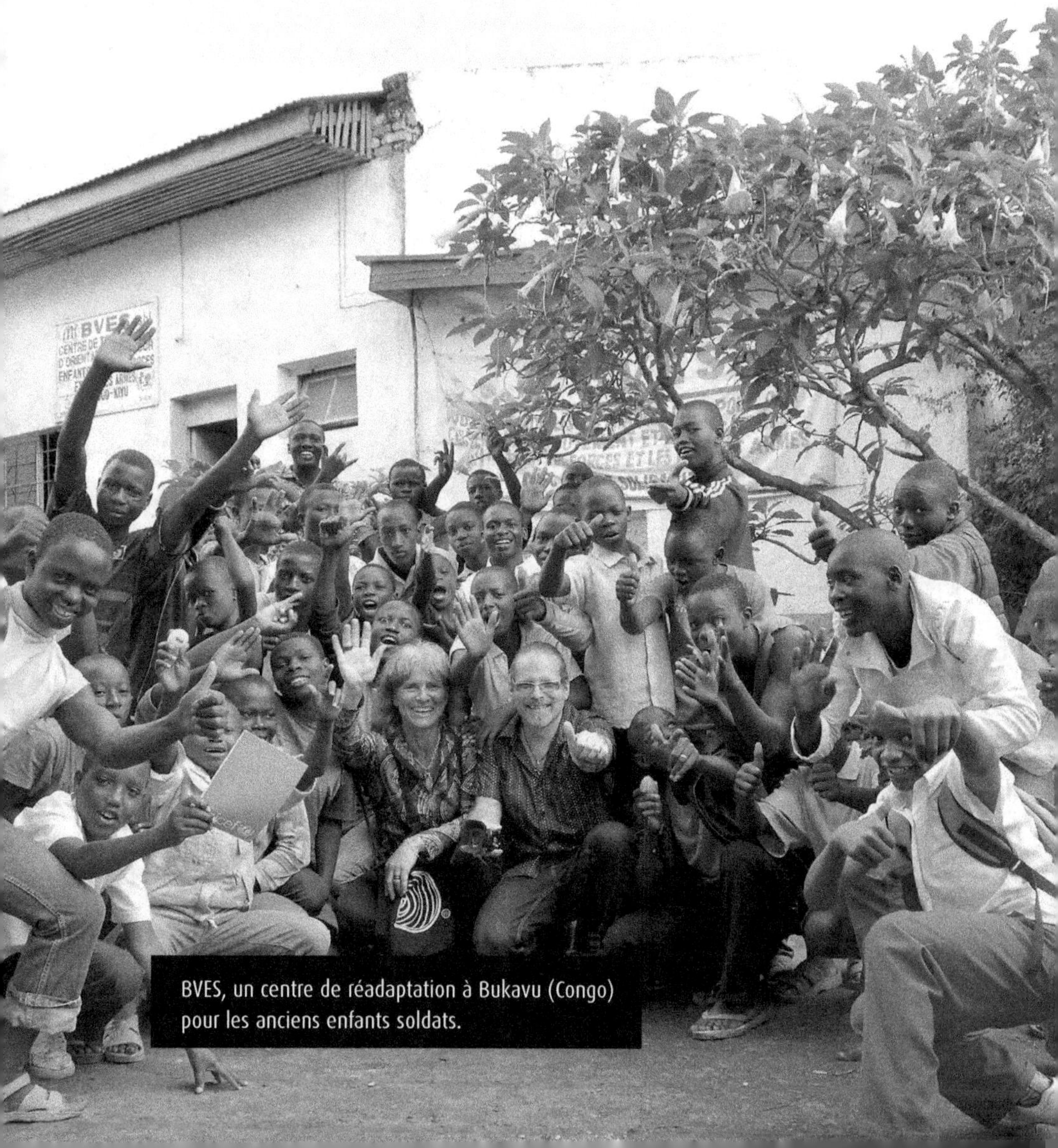

BVES, un centre de réadaptation à Bukavu (Congo) pour les anciens enfants soldats.

Lac Kivu, entre le Rwanda et le Congo.

SCIENCE ET EFFICACITÉ

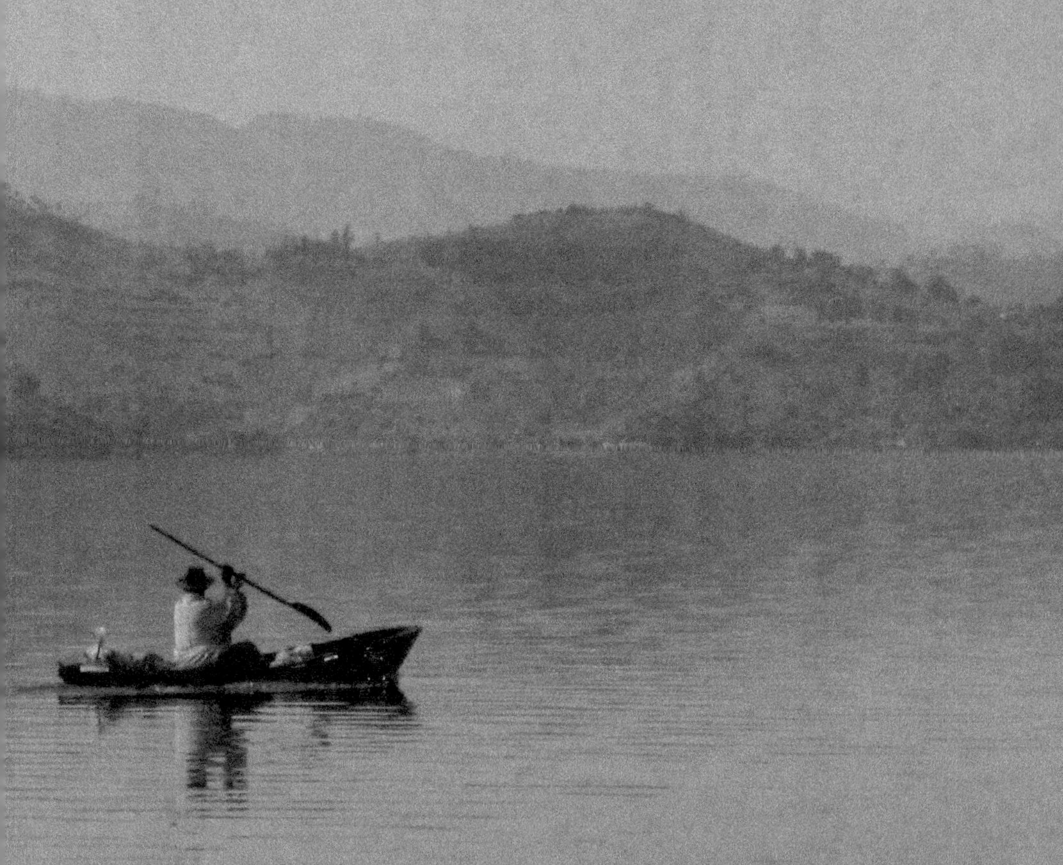

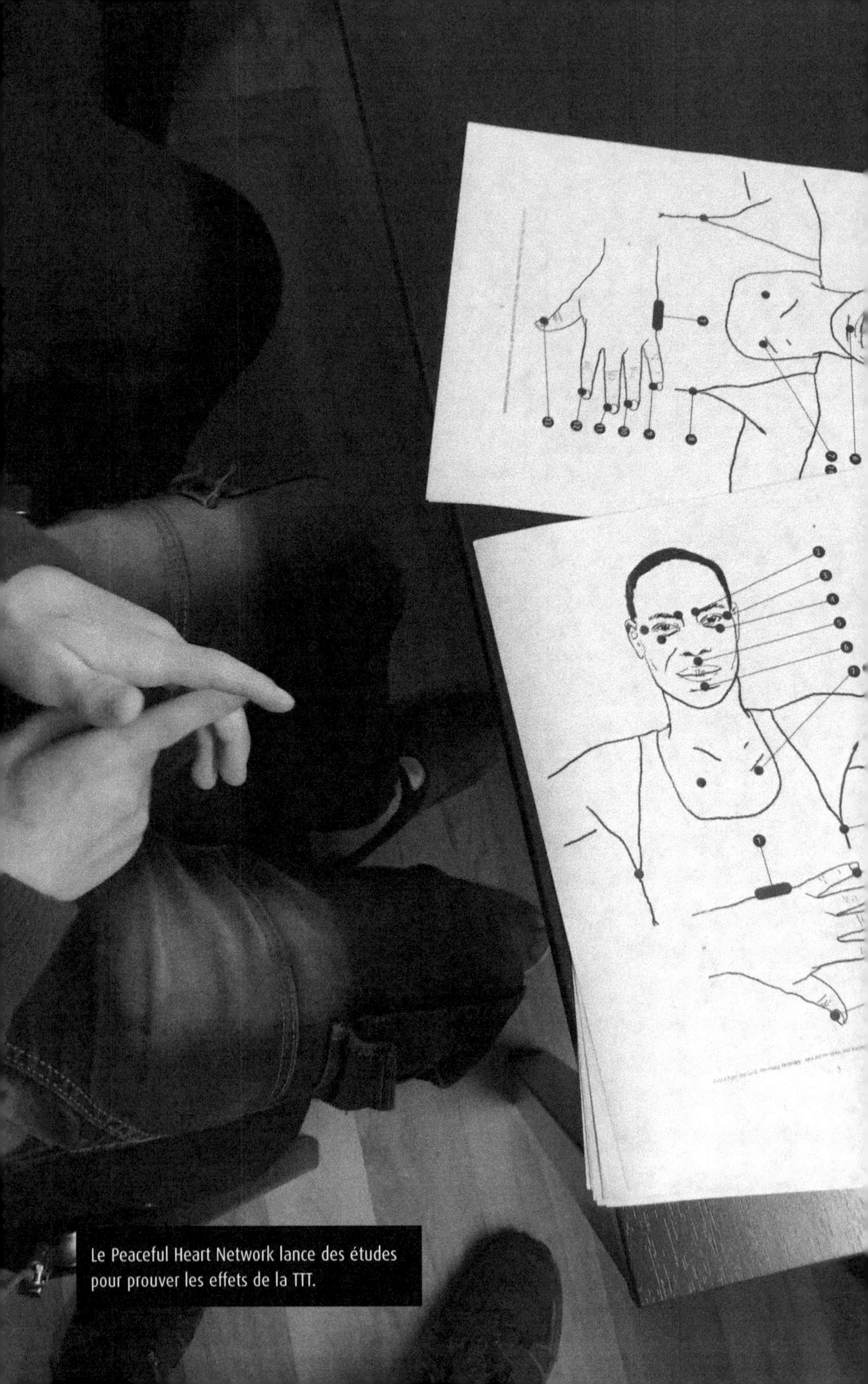

Le Peaceful Heart Network lance des études
pour prouver les effets de la TTT.

Science et efficacité

Quand il s'agit d'interventions pour l'amélioration de la santé mentale, une grande différence existe entre les études scientifiques contrôlées, les théories et l'efficacité réelle. C'est pourquoi nous avons besoin d'informations sur les trois, et nous en collectons constamment pour nous permettre d'avoir accès aux meilleures pratiques.

Que sont les pratiques factuelles ?

On nous demande souvent si la TTT est un pratique thérapeutique ou une pratique factuelle. Que signifie « pratique factuelle » ?

A première vue cela semble simple et évident : toutes les pratiques doivent se baser sur des preuves scientifiques pour que les pratiques les meilleures, les plus efficaces et les moins dangereuses soient celles utilisées. Cela signifie éliminer les pratiques qui sont obsolètes, inefficaces et parfois même dangereuses. Une difficulté à prendre en compte est le coût des études scientifiques, et leur manque de fiabilité quand il s'agit de psychologie. Il est difficile d'isoler une personne des autres influences qui auront des effets sur son état psychologique.

Aux Etats-Unis, par exemple, le National Repertory of Evidence Based Practices and Procedures (NREPP), la division de la Substance Abuse and Mental Health Administration (SAMHSA), qui évalue les modalités et les traitements, a officiellement validé la TTT comme factuelle. Au Royaume-Uni, l'autorité de la Health Research, NICE, a approuvé un financement pour la recherche sur la TTT car cette technique a obtenu de bons résultats, et les autorités souhaitent donc encourager la recherche sur ce sujet.

Au moment où nous écrivons, il existe plus de 100 études examinées par des pairs, dont 51 essais randomisés contrôlés (ERC). Cela fournit une base factuelle pour évaluer les revendications et les critiques entourant ces approches. L'analyse de David Feinstein, psychologue clinicien, dans l'article « Energy Psychology: Efficacy, Speed, Mechanisms » montre qu'un nombre croissant de preuves indiquent que ces interventions sont rapides et efficaces dans la production de résultats positifs pour le traitement de l'anxiété, la dépression, le SSPT, et potentiellement d'autres conditions. Cela est considéré comme une bonne base factuelle.

Efficacité versus efficience

Ces deux termes sont utilisés pour évaluer les interventions, mais ils ont une différence importante. L'efficacité est la mesure dans laquelle une intervention fait plus de bien que de mal, dans des circonstances idéales pendant une étude contrôlée. L'efficience évalue la mesure dans laquelle une intervention fait plus de bien que de mal, dans les circonstances normales de pratique de la médecine, dans la vraie vie. Puisque notre objectif principal est de réduire le stress et le trauma dans des communautés vulnérables, nous nous concentrons sur l'efficience et la qualité de nos résultats.

Notre première initiative a été de documenter les résultats de nos deux centres de TTT entre 2012 et 2014 au Congo. Ces centres étaient localisés dans des zones très difficiles à l'est du pays, où les violences sexuelles, les abus et les attaques des rebelles étaient omniprésents à l'époque, et le sont toujours au moment où nous écrivons. Les centres étaient administrés par Amani Matabaro, activiste local et Germando Barathi, travailleur social, ainsi que des conseillers locaux. Les patients pouvaient venir et demander à ce qu'on pratique la TTT sur eux-mêmes, ainsi qu'apprendre à la pratiquer sur eux-mêmes : en dehors de l'accueil de patients dans les centres, les praticiens de TTT ont aussi travaillé avec des écoles, des églises et des centres de soin.

Ces centres de TTT nous ont permis de garder une trace des séances et des effets obtenus de façon organisée. Quand nous avons relu les documents sur les cas traités, nous avons constaté des résultats prometteurs. Plus de 85 pour cent des patients voyaient leurs symptômes diminuer après une seule session. Les patients devaient noter leur détresse avant et après la session en utilisant ce qu'on appelle une échelle des unités subjectives de détresse 0-10 (SUD), et émettre un commentaire qualitatif. Les statistiques pour 620 cas sur une période de 12 mois apparaissent sur la page suivante (voir les graphes).

Notre seconde initiative a été faite en collaboration avec le Dr Peta Stapleton, également au Congo. Vous en trouverez une description complète dans le chapitre Notre étude au Congo.

La troisième étude a été faite avec le fondateur et directeur du Kitrinos Healthcare, Dr Siyana Mahroof Shaffi, dans le camp de réfugiés Moria à Lesbos, en Grèce. Nous avons mesuré la tension artérielle et le pouls des patients, et nous leur avons demandé un SUD (avec des émoticônes) avant et après l'intervention en TTT. Nous avons demandé une réponse à la question suivante : « Quelle différence remarquez-vous ? »

850 cas ont été enregistrés d'octobre 2018 à décembre 2019. En nous basant sur le matériel qualitatif, nous avons trouvé une réponse positive claire aux effets de la TTT ainsi qu'une baisse du SUD. L'étude a montré une amélioration significative des scores de bien-être. La TTT a aussi eu un effet remarquable sur les personnes ayant une tension artérielle haute grave et persistante, qui prenaient déjà plusieurs formes de médicaments antihypertenseurs. Les résultats étaient incroyables.

Au moment où nous écrivons, nous venons juste de recevoir l'approbation pour une quatrième étude, dont la responsable sera la psychologue Dr Peta Stapleton. L'objectif sera de proposer 3 techniques somatiques différentes, disponibles en ligne, pour aider les personnes ayant récemment vécu des situations très stressantes ou provoquant de la détresse dans leur profession (par exemple le personnel de premiers secours), ou ayant une réponse traumatique de manière générale. L'étude sera consultable sur worldwidestressrelief.org.

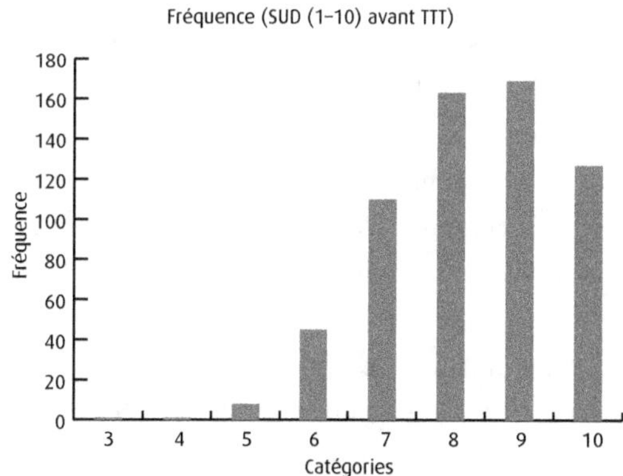

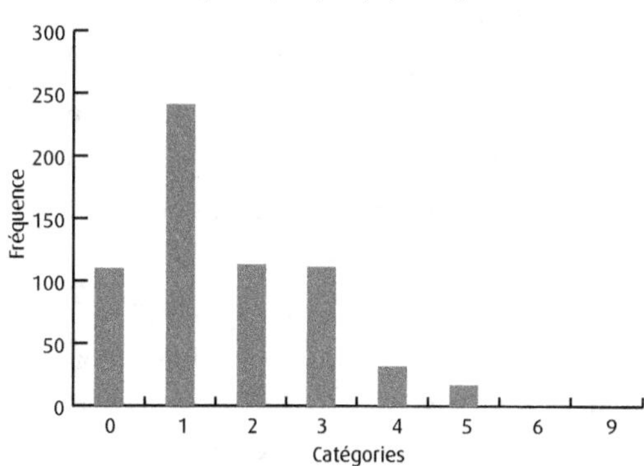

Notre étude au Congo

Avec le Dr Peta Stapleton de la Bond University en Australie, nous avons mené une étude sur les effets de la TTT dans l'est du Congo, cette étude a été publiée dans le journal *OBM Integrative and Complementary Medicine* (2018) sous le titre « The Peaceful Heart 3-week Model of group training with Trauma Tapping Technique (TTT) for stress reduction in youth » (« Peaceful Heart », Modèle de formation en groupe de 3 semaines en Technique de Tapotement du Trauma (TTT) pour diminuer le stress chez des sujets jeunes). Nous avons mené cette étude en 2016–2017, avec nos collègues M. Murhabazi Namegabe, directeur, Germando Barathi et Placide Nkubito, travailleurs sociaux, ainsi que Aksanti Gaël et Balibuno Barati, psychologues, au centre de réadaptation pour jeunes ayant été utilisés par les groupes armés comme enfants soldats et esclaves sexuels, ainsi que dans quelques écoles ordinaires situées dans des zones de conflits.

Voici ce que déclare le Dr Peta Stapleton à propos du processus :
Comme indiqué dans ce livre, l'un des plus gros problèmes au niveau des processus de réconciliation et de consolidation de la paix suite à une guerre ou un génocide est le traumatisme, ou « Trouble de Stress Post-Traumatique » (TSPT). La Technique de Tapotement du Trauma (TTT), conçue spécialement pour minimiser les interventions parlées, a été utilisée avec succès dans les situations de groupe sans que les membres de la communauté n'aient à revivre leur traumatisme.

Cette technique a été enseignée, entre autres, à des groupes de survivants et d'auteurs du génocide au Rwanda et de violences de guerre et de violences sexistes au Congo depuis 2007. Toutefois, aucune étude n'a pour le moment évalué les résultats de trois semaines d'utilisation régulière, ni suivi l'inversion des symptômes de stress et de traumatisme éventuels, ni l'indice de bonheur général.

J'ai été ravie d'avoir été contactée par les fondateurs du Peaceful Heart Network, Ulf Sandström et Gunilla Hamne, pour superviser une évaluation de la TTT auprès de jeunes de la République Démocratique du Congo. Nous avons pu évaluer l'efficacité d'une version par auto-application de trois semaines de la TTT pour réduire le stress.

Cette étude a impliqué 77 jeunes ayant choisi de participer au programme. Ces jeunes étaient âgés de 10 à 30 ans et deux sites ont été impliqués. Un groupe comprenait 24 jeunes de sexe masculin et 24 jeunes de sexe féminin âgés de 14 à 30 ans, qui s'étaient eux-mêmes inscrits au programme d'intervention du centre de réadaptation dans lequel ils étaient scolarisés (n= 48 ; 68.8 %). Le Centre de Transit et d'Orientation (Transit and Orientation Center) de l'organisation BVES est conçu pour les enfants démobilisés des forces et groupes armés de la région Est du Congo. En général, ces jeunes sont orphelins suite à la guerre.

Le second groupe comprenait 19 jeunes de sexe masculin et 10 jeunes de sexe féminin de la même zone de conflit et vivant dans des conditions quotidiennes stressantes, tous élèves du Lycée Karhana (n=29 ; 37.7 %). Ces jeunes ont participé à l'étude avec le soutien et l'autorisation des dirigeants de l'école et le consentement de leurs parents.

Tous les jeunes se sont engagés dans une session initiale de traitement en groupe de deux heures. La session de traitement a couvert la théorie et les symptômes liés au traumatisme, l'auto-application de la technique de tapotement, l'enseignement des techniques de respiration et l'utilisation de chants pour facilement mémoriser la technique. Les thérapeutes présents ont pu faire une démonstration du traitement et les participants ont pu l'auto-appliquer. Les participants se sont ensuite entrainés, sous supervision, à l'auto-application du tapotement sous forme de routine quotidienne pendant les trois semaines suivantes.

A l'issue de cette période de trois semaines, les jeunes ont été encouragés à continuer d'utiliser la technique et nous les avons réévalués six mois plus tard.

Ce que nous voulions surtout mesurer était la diminution éventuelle des symptômes d'expériences stressantes ou de traumatismes, et toute augmentation éventuelle du bonheur en général. Nous avons aussi demandé aux personnes impliquées si elles avaient envie d'apprendre et d'utiliser la TTT, y compris les professeurs de l'école et les parents, pour savoir si elles remarqueraient des améliorations.

Pendant les trois semaines du programme TTT, l'ensemble du groupe de 77 élèves a indiqué une amélioration importante en matière de bonheur (12,12 %) et une réduction importante des symptômes de stress ou de traumatisme (diminution de 6 %). Six mois plus tard, les jeunes indiquaient toujours une réduction de 11,4 % de leurs symptômes de traumatisme.

Autre point encourageant : les commentaires des autres personnes impliquées.

L'école s'est déclarée ouverte à poursuivre l'utilisation de la TTT dans le cadre du programme continu, et a aussi remarqué une diminution du refus de l'école et de l'échec scolaire. « *Nous avons progressivement observé une*

*incroyable diminution de la violence et des agressions à l'école, de la part
des élèves comme de celle des professeurs. La TTT a suscité de nombreuses
inscriptions à notre école grâce à cette amélioration des relations et des résultats
scolaires des étudiants depuis l'année dernière, lorsque la TTT a été introduite
à notre école. Il y a eu une diminution importante des cas d'échec et d'abandon
scolaire, que nous avons pu évaluer à plus de 63,4%, un record jamais atteint
par les écoles de la région. A partir de l'année prochaine, nous ferons de la TTT
une activité pédagogique essentielle dans notre école et pour nos enfants, et
l'intégrerons au programme scolaire local en tant que cours de Science sur la vie
et la santé pour toutes les classes. Ceci a été décidé lors de la réunion de direction de l'école et du comité technique au vu des résultats significatifs obtenus
lors de l'évaluation de l'impact. »* (Représentant du rectorat).

Un représentant des parents a indiqué la même chose : « *Que ce soit à l'école
ou à la maison, les enfants ont vraiment changé de comportement et ne sont
plus ces petits diables que nous connaissions six mois plus tôt, au lieu de cela, ce
sont de petits anges avec lesquels il est agréable de vivre. Cette malédiction, ces
démons que nous blâmions pour le comportement de nos enfants, ont disparu
grâce à une technique simple et gratuite : nous n'avons rien payé ni sacrifié,
nous sommes simplement heureux de voir que nos enfants sont devenus les
enfants que nous voulions qu'ils deviennent.* » (Représentant des parents).

Les élèves l'ont eux-mêmes confirmé : « *Je n'arrivais pas à dormir ou à entrer
seul(e) dans une maison ; j'avais peur, le jour comme la nuit. J'avais l'impression
que quelque chose de mauvais m'était arrivé(e), parfois je hurlais car je voyais
des choses, des choses que les autres autour de moi ne voyaient pas. J'avais
des problèmes de lecture en classe : je commençais à une page et je pouvais lire
pendant deux heures sans la terminer ni comprendre ce que j'avais lu, parce
que mes idées étaient ailleurs, emportées par je ne sais quoi. Ce n'est plus le cas
aujourd'hui. Non ! Tout cela est complètement terminé, j'ai été libéré(e) et j'ai
l'impression de renaître. J'étais allé(e) voir mon pasteur pour prier plusieurs fois
mais en vain, jusqu'à ce que je découvre la TTT. Pour moi, la TTT est une com-
munion que je fais chaque jour.* » (Elève âgé de 15 ans).

Au centre de réadaptation, l'un des jeunes garçons a commenté : « *Je suis resté 10 mois en prison, le travail était difficile et je n'ai rien eu à manger pendant*

des semaines. *J'étais en prison pour avoir fait partie d'un groupe armé. Pour nous punir, ils nous faisaient nettoyer les latrines. Après ma sortie de prison je n'ai pas pu dormir pendant dix mois. Au début, j'ai pris la TTT comme une plaisanterie et j'en ai fait une plaisanterie, mais ensuite le formateur m'a expliqué que c'est un traitement utile qui a aidé de nombreuses personnes. Je l'ai essayé pour voir. La TTT m'a changé car elle m'a permis de dormir. J'avais aussi de nombreuses pensées que la TTT m'a permis d'évacuer. Après ma sortie de prison, j'étais incapable de parler, car j'étais en prison dans ma tête, mais grâce à la TTT, j'ai recommencé à parler. Maintenant je mange beaucoup plus, j'ai grandi et je suis en bonne santé.* » (Ancien enfant-soldat âgé de 16 ans).

Le docteur du centre de réadaptation a indiqué : « *Je suis docteur et éducateur de santé au Centre Uvira depuis trois mois. Je sais quels traumatismes on rencontre ici et j'ai vu des résultats très positifs de la Technique de Tapotement du Trauma. Ils la pratiquent deux fois par semaine. Lorsqu'ils arrivent ici après avoir été dans la rue ou l'armée, ils sont renfermés sur eux-mêmes et ne parlent pas ; ils sont stressés et ne veulent pas s'intégrer. Avec ces sessions de TTT, ils deviennent joyeux et espiègles, et grâce à la musique et à l'exercice, ces sessions ne sont pas ressenties comme une activité sérieuse à laquelle on doit participer* »

Globalement, nous avons pu démontrer par cette étude que la TTT est une précieuse technique de soins psychologiques d'urgence. Toutes les personnes impliquées ont indiqué avoir trouvé le programme positif et satisfaisant : il est important que la communauté soit d'accord pour l'intégrer une fois la recherche terminée. Ce commentaire final résume le succès de la recherche : « *Aujourd'hui, notre école offre un mode de vie que notre entourage apprécie et que nos homologues nous envient, il pousse même les parents à vouloir inscrire leurs enfants dans notre école... La [TTT] est capable de guérir tous les membres de notre communauté qui sont gravement affectés par le traumatisme consécutif aux conflits et d'y mettre fin. [Nous devrions] faire de la TTT un exercice commun que chacun peut adopter et utiliser.* »

Si vous voulez en savoir plus sur les recherches sur le Tapotement, consultez le livre du Dr Peta Stapleton « *The Science Behind Tapping.* » Une partie de l'étude a été menée grâce au soutien de l'ACEP (Association for Comprehensive Energy Psychology). Nous l'en remercions.

Notre approche du stress post-traumatique

Au fil des ans, le syndrôme de stress post-traumatique (SSPT) a été considéré
comme un syndrôme chronique difficile à traiter, surtout après les conflits
de guerre (Bou Khalil, 2013). Les deux traitements les plus courants sont la
thérapie cognitive comportementale (TCC) et les médicaments. Dans la TCC,
il y a des résultats positifs après une longue période de traitement, mais en
même temps il existe un risque de retraumatisation, lié à la nature même de la
thérapie qui est d'exposer le traumatisme. Avec les médicaments, les symptômes
diminuent temporairement, avec comme conséquence la diminution d'autres
émotions. Il est également vital de contenir les symptômes de stress post-traumatique. En effet ils ont un grand impact sur la santé et les tendances suicidaires, en plus de l'éventail de symptômes physiques qui y sont associés, tels
que douleurs musculo-squelettiques chroniques, hypertention, hyperlipidémie,
obésité et maladies cardiovasculaires. (McFarlane, 2010). A long terme, le stress
post-traumatique affecte la stabilité des familles et de la société.

Avec plus de 3 millions de personnes au Rwanda souffrant de symptômes de
l'ESPT (Gishoma et al., 2014), nous estimons qu'il est nécessaire de prendre du
recul et d'envisager une intervention qui peut être administrée avec très peu de
formation dans une zone ou un groupe en difficulté, comme toute autre technique de premiers secours. La TTT est un développement de la technique utilisée par le Dr Carl Johnson pour traiter l'ESPT au Kosovo en 2001 (Johnson,
Shala, Sejdijaj, Odell, & Dabishevci, 2001). Il a été conçu spécifiquement pour
la démultiplication, et notre intention est d'introduire davantage de perspectives
dans l'équation et de débattre de la manière dont l'ESPT peut être traité.

Les premiers soins psychologiques sous une forme ou une autre sont considérés comme une intervention initiale appropriée, mais ils n'ont pas de fonction thérapeutique ou préventive (Litz, Gray et al., 2002). Lorsque l'aide de
première intention est mentionnée en cas de traumatisme psychologique, elle est
principalement axée sur des principes de sécurité tels que le sentiment de sûreté,
l'apaisement, l'efficacité personnelle, la connexion et l'espoir (Wade, Howard et
al., 2013). Nous proposons d'ajouter systématiquement une technique de réduction des symptômes telle que la TTT, qui peut être administrée par des pairs
dans des régions et des situations similaires à celles du Rwanda.

Le fait que le stress post-traumatique (SSPT) soit considéré comme durable,
et même chronique, est un problème auquel nous sommes confrontés (Hogberg, Pagani et al., 2008). Selon notre expérience, les symptômes persisteront

s'ils ne sont pas traités, mais ils peuvent être résolus par dépotentialisation de l'amygdale, comme le montre la recherche (Hong, Song et al., 2009), et c'est ce que nous pensons être obtenu grâce à des méthodes d'exposition sensorielle comme la TTT (Ronald A. Ruden, 2005).

On peut débattre sur le fait de permettre à des pairs ou à des profanes d'administrer les premiers soins pour les symptômes de stress post-traumatique. Dans ce cas, la principale crainte serait qu'une personne déclenche une abré-action pendant la séance. Selon notre expérience, la TTT ne provoque pas d'abréactions du type de celles qui nécessiteraient des praticiens plus qualifiés. Même si une abréaction se produisait dans les zones reculées en question, une méthode de premiers secours telle que la TTT est probablement le seul recours disponible à des kilomètres à la ronde.

Nous considérons qu'il n'est pas judicieux d'empêcher la diffusion d'un outil tel que la TTT qui a montré des effets de réduction des symptômes. En effet certains symptômes d'ESPT tels que des cauchemars, des pensées intrusives, des flash-back et autres qui sont généralement vécus par les personnes souffrant du SSPT, peuvent être transmis à leur environnement immédiat sous la forme d'un traumatisme secondaire. Au-delà de cela, l'ESPT d'un membre de la famille est potentiellement transmissible aux générations suivantes, ce qui entrave le développement psychologique des enfants. (Klaric, Kvesic et al., 2013).

Nous avons choisi de proposer une séance à tous les membres d'une communauté dans une région où des événements traumatiques se produisent sans même que le diagnostic d'ESPT ait été posé. Etant donné que la plupart des personnes de la région ont été directement impliquées dans des expériences traumatisantes, un grand nombre d'entre elles sont susceptibles de développer des symptômes, avec un impact psychosocial significatif, comme l'abus éventuel de substances toxiques et d'autres effets négatifs sur la santé. (Warner, Warner et al., 2013).

La TTT aura un effet et implique très peu d'efforts ou de temps et aucun coût. Nous nous efforçons de parvenir à toucher le plus grand nombre possible. Une procédure plus longue et plus formelle de diagnostic de leurs symptômes serait plus exigeante sur le plan personnel, nécessiterait plus d'administration et prendrait plus de temps. Dans certains cas, cela pourrait aussi être re-traumatisant.

Nous suggérons que des méthodes plus objectives de diagnostic du stress, telles que la variabilité du taux cardiaque, puissent être normalisées et ajoutées sur le terrain, puisque la relation avec le stress post-traumatique a été indiquée par des études où les anciens combattants atteints d'ESPT liés à la maladie ont

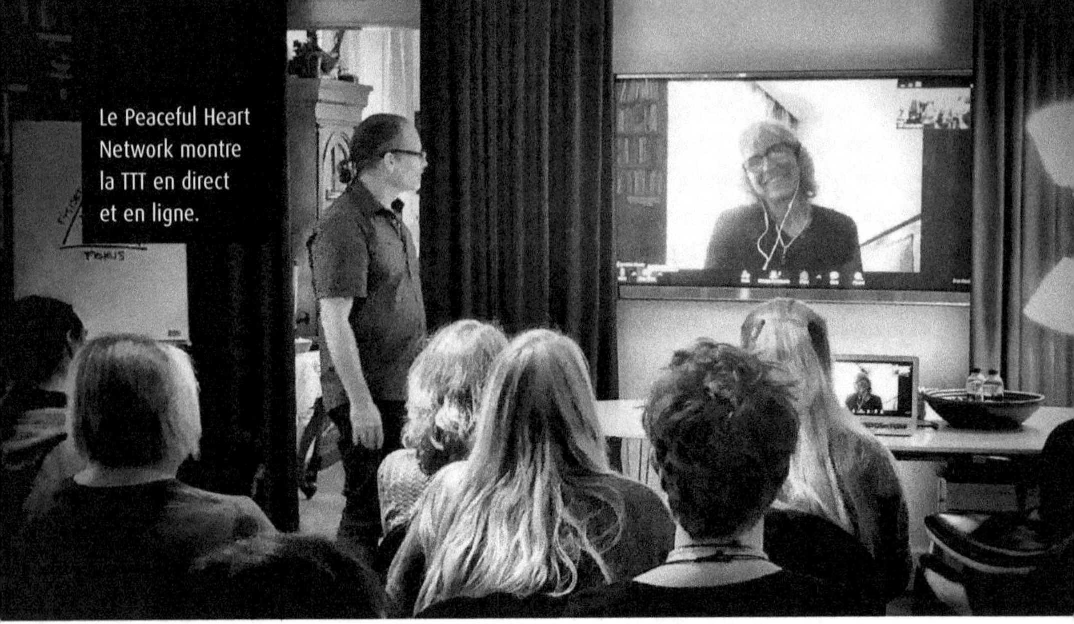

montré une diminution significative du taux cardiaque par rapport aux sujets sans ESPT (Tan, Dao et al., 2011).

Nos conclusions montrent qu'une seule session de l'aide de première intention de tapotement du trauma semble réduire sensiblement les symptômes subjectifs de stress post-traumatique. Les résultats et les expériences que nous avons obtenus depuis 2007 dans les mêmes zones difficiles montrent que la TTT est une méthode valable pour améliorer la santé mentale et émotionnelle à un niveau de premiers secours dans les zones d'après conflit. Nous invitons à répéter des études avec une structure affinée et à suivre également les conséquences pour la santé générale des participants, soit à titre personnel, soit en surveillant les rapports de la police et des hôpitaux concernant les agressions générales, les violences psychosociales ou les suicides. D'une part, l'exposition à la violence peut entraîner des symptômes de troubles post-traumatiques et, d'autre part, le comportement violent et l'agressivité sont quelques-uns des symptômes de stress post-traumatique. On pourrait dire que la violence fait partie intégrante du stress post-traumatique (Begic et Jokic-Begic, 2002).

Nous suggérons que davantage d'études soient réalisées en collaboration avec des chercheurs de plusieurs domaines : sciences sociales, soins de santé et soins psychosociaux.

Nous formons l'hypothèse que l'intégration de la TTT dans les habitudes quotidiennes en tant que mesure préventive pour les personnes exposées à des événements traumatisants est une action simple et rentable qui améliorera la qualité de vie des personnes qui la pratiquent.

Références

Begic, D. et N. Jokic-Begic (2002). « Comportement violent et syndrôme de stress post-traumatique. » Current Opinion in Psychiatry 15(6): 623-626.

Bou Khalil, R. (2013). « Where all and nothing is about mental health: beyond post-traumatic stress disorder for displaced Syrians. » (Là où tout et rien concerne la santé mentale : au-delà du syndrôme de stress post-traumatique pour les réfugiés syriens). Am J Psychiatry 170(12): 1396-1397.

Gishoma, Darius, Brackelaire, Jean-Luc, Munyandamutsa, Naasson, Mujawayezu, Jane, Mohand, Achour Ait, & Kayiteshonga, Yvonne. (2014). Supportive-Expressive Group Therapy for People Experiencing Collective Traumatic Crisis During the Genocide Commemoration Period in Rwanda: Impact and Implications (Vol. 2).

Hogberg, G., et al. (2008). « Treatment of post-traumatic stress disorder with eye movement desensitization and reprocessing: Outcome is stable in 35-month follow-up. » Psychiatry Research 159(1-2): 101-108.

Hong, I., et al. (2009). « Extinction of cued fear memory involves a distinct form of depotentiation at cortical input synapses onto the lateral amygdala. » Eur J Neurosci 30(11): 2089-2099.

Johnson, Carl, Shala, Mustafe, Sejdijaj, Xhevdet, Odell, Robert, & Dabishevci, Kadengjika. (2001). Thought Field Therapy – Soothing the bad moments of Kosovo. Journal of Clinical Psychology, 57(10), 1237-1240. doi : 10.1002/jclp.1090

Klaric, M., et al. (2013). « Secondary traumatisation and systemic traumatic stress. » Psychiatr Danub 25 Suppl 1: 29-36.

Litz, B. T., et al. (2002). « Early intervention for trauma: Current status and future directions. » Clinical Psychology-Science and Practice 9(2): 112-134.

McFarlane, A. C. (2010). « The long-term costs of traumatic stress: intertwined physical and psychological consequences. » World Psychiatry 9(1): 3-10.

Ronald A. Ruden, M., PhD. (2005). « Why Tapping Works A Sense For Healing. » (March 2005).

Tan, G., et al. (2011). « Heart rate variability (HRV) and posttraumatic stress disorder (PTSD): a pilot study. » Appl Psychophysiol Biofeedback 36(1): 27-35.

Wade, D., et al. (2013). « Early response to psychological trauma What GPs can do. » Australian Family Physician 42(9): 610-614.

Warner, C. H., et al. (2013). « Identifying and managing posttraumatic stress disorder. » Am Fam Physician 88(12): 827-834.

Glossaire

Abréaction
Une abréaction, ou débordement, se produit lorsque quelqu'un revit une expérience traumatisante comme si elle se reproduisait ; un type de catharsis. Il existe des thérapies conçues pour guérir en provoquant des abréactions, mais jusqu'à présent, nous n'avons pas vu la nécessité d'abréactions ou débordements pour traiter les traumas lors d'une session de TTT.

Adrénaline
L'adrénaline est une hormone que nous produisons dans des situations de stress élevé ou d'excitation, *y compris lors d'une réponse fuite ou combat.* L'adrénaline stimule le rythme cardiaque, contracte les vaisseaux sanguins et dilate les passages d'air, ce qui augmente le flux sanguin vers nos muscles et l'oxygène vers nos poumons. Des expériences longues ou intensives de situations de *fuite ou combat* augmentent les niveaux d'adrénaline et conduisent à des états d'agitation mentale et physique jusqu'à ce que l'hormone soit éliminée de notre système. La TTT, le Do-In, un travail physique constructif et l'Adrenaline Blow-Out peuvent contribuer à cette élimination, nous permettant de nous détendre.

Adrenaline Blow-Out
Exercice simple pour éliminer l'adrénaline accumulée, le cortisol et le dioxyde de carbone après une situation de tension, de peur ou d'agression (réponse *fuite ou combat*).

Aide de première intention
Technique de premiers secours nécessitant un équipement minimal et constituée d'approches simples et susceptibles de sauver des vies. Nous considérons la TTT comme une technique de premiers secours pour les symptômes de stress émotionnel et post-traumatique.

Allergie
Une allergie est une réaction d'hypersensibilité du système immunitaire. Les symptômes d'une réaction allergique comprennent la rougeur des yeux, les démangeaisons, l'œdème, l'écoulement nasal, l'eczéma, l'urticaire ou la crise d'asthme. Une session de TTT peut libérer ou diminuer les symptômes allergiques. La voie est ouverte à des recherches complémentaires, pour savoir si c'est parce que le système nerveux est calmé ou si certaines réactions allergiques sont éventuellement conditionnées de la même manière que les symptômes de stress post-traumatique.

Amygdale
L'amygdale est un ensemble de neurones situés en profondeur dans le cerveau, qui jouent un rôle clé dans le traitement des émotions. L'amygdale fait partie du système limbique. Chez

l'homme et chez d'autres animaux, cette structure cérébrale subcorticale est liée à la fois
aux réactions de peur et au plaisir. On soupçonne un lien entre des états tels que l'anxiété,
l'autisme, la dépression, le stress post-traumatique ainsi que les phobies, et le fonctionnement
de l'amygdale. La thèse principale du docteur Ronald Ruden sur les traitements sensoriels
d'exposition (comme la TTT ou le Havening) est que l'amygdale est dépotentialisée et que le
lien entre les mémoires sensorielles d'un événement traumatisant et les réponses émotionnelles et somatiques est dissous.

Anxiété

L'anxiété est un sentiment de peur, d'inquiétude et de malaise souvent accompagné de tensions musculaires, d'agitation, de fatigue et de problèmes de concentration. L'anxiété est un
symptôme commun de stress émotionnel ou post-traumatique qui est souvent atténué avec
succès par la TTT.

Automédication

On parle d'automédication lorsqu'un individu utilise une substance ou un comportement
pour s'administrer lui-même un traitement pour un malaise physique ou psychologique
souvent non diagnostiqué, par exemple s'alcooliser pour échapper à l'anxiété ou s'adonner
aux jeux d'argent pour augmenter un faible taux de dopamine. Nous recommandons la TTT
lorsque l'envie irrépressible se fait sentir ou crée une réaction émotionnelle.

Capacitation

La capacitation consiste à être capable de prendre en charge tout les aspects de sa vie. Nous
considérons la TTT comme un outil de capacitation, car elle permet à tout le monde, même
à un enfant non scolarisé, de prendre en charge ses émotions et d'aider les autres à faire de
même. Passer de l'état de victime de violence qui a besoin d'une aide d'experts à l'état de
survivant qui peut aider d'autres à se rétablir, à avancer et à survivre, c'est véritablement
capacitant.

Cartes-guides (Pathfinder Cards)

Les cartes-guides sont un ensemble de cartes d'entraînement visuel inspirées par la PNL,
que nous avons développées avec l'artiste Osenele Ukpan pour trouver des solutions internes
à un défi, par association métaphorique, indépendamment du langage ou des compétences
d'apprentissage.

Cauchemar

Un cauchemar est un rêve qui évoque une réponse désagréable ou indésirable. Il s'agit là
d'un symptôme commun de stress post-traumatique. De nombreuses personnes disent que
leurs cauchemars s'arrêtent après avoir reçu ou pratiqué la TTT.

Clean Language

Méthode permettant de faire émerger les métaphores d'un client et d'induire un changement positif. Développée par David Grove pendant plus de 30 ans, elle consiste en un petit
nombre de questions spécifiquement formulées.

Confiance

La confiance est un état de certitude quant à quelque chose, par exemple qu'une hypothèse
ou une prédiction est correcte ou qu'une action spécifique est la meilleure ou la plus efficace
par rapport à d'autres.

Congruence

Le mot « congruence » vient du latin « être ensemble » ou « en alignement avec. » Dans
notre contexte, nous entendons qu'une personne est congruente lorsque ses pensées, ses
comportements et ses sentiments correspondent à ses croyances fondamentales.

Cortex frontal

Le cortex frontal est la partie de notre cerveau où siège la pensée logique, réfléchie et
stratégique. Lorsque nous sommes en situation de stress extrême, par exemple lorsque la
réponse *fuir ou combattre* est activée, cette partie peut se déconnecter, ce qu'on appelle
parfois « prise de contrôle par l'amygdale. » La TTT contribuera à le remettre en marche.

Cortisol

Le cortisol est une hormone libérée en réponse au stress, pour libérer du glucose à destina-
tion du cerveau, en générant de l'énergie à partir de réserves stockées. Les activités de
moindre priorité, telles que celles du système immunitaire, sont court-circuitées pour réagir
aux menaces immédiates et y survivre. La sécrétion prolongée de cortisol en raison du stress
peut entraîner des modifications physiologiques indésirables.

Croissance post-traumatique

Un changement psychologique positif se produit à la suite de la lutte menée dans des
conditions de vie extrêmement difficiles. Très souvent, le fait de déconnecter les réactions
émotionnelles des souvenirs traumatisants avec une méthode de dépotentialisation telle
que la TTT permettra d'y parvenir, ce qui rendra les gens plus forts qu'auparavant.

Débordement (voir Abréaction)

Dépotentialisation

On pense que le stress post-traumatique perdure par la peur conditionnée sous forme de
potentialisation (activation) induite des récepteurs AMPA de surface (AMPAR) sur les synapses excitatoires dans l'amygdale latérale. Ces récepteurs fonctionnent comme une alarme

conditionnée pour l'un des stimuli présents au moment de la potentialisation, le codage de l'événement traumatique. La dépotentialisation, l'inversion du conditionnement induit par la potentialisation, a été proposée comme mécanisme cellulaire pour l'extinction de la peur. C'est la théorie proposée pour expliquer le fonctionnement de la TTT.

Do-In
Exercice d'auto-massage japonais qui dynamise le corps, apaise le système nerveux et contribue à construire la résilience au trauma.

Dopamine
La dopamine est un neurotransmetteur qui est un élément essentiel des centres de récompense et de plaisir du cerveau et de la vigilance cognitive. La dopamine contribue également à réguler le mouvement et les réactions émotionnelles. La dopamine nous permet non seulement de prendre conscience d'éventuelles récompenses, mais aussi de prendre des mesures pour les atteindre (motivation). Les personnes avec une faible activité dopaminergique peuvent être plus à risque de toxicomanie.

Effet démultiplicateur
En économie, un multiplicateur est un facteur de proportionnalité qui mesure à quel point une variable de début peut affecter une variable de résultat. L'effet démultiplicateur auquel nous faisons référence dans ce livre est celui de l'enseignement de la TTT en tant que méthode de premiers secours à un certain nombre (x) de personnes qui l'enseignent à un certain nombre (y) de personnes, ce qui fait que les vagues de rétablissement sont multipliées par x fois et ainsi de suite.

EFT - Emotional Freedom Technique (technique de libération émotionnelle)
l'EFT est probablement la version la plus connue des méthodes de tapotement. Elle a été créée par Gary Craig à la fin des années 1990 comme version simplifiée de la TCM.

EMDR – Eye Movement Desensitization and Reprocessing (désensibilisation et retraitement par les mouvements oculaires)
La désensibilisation et le retraitement par le mouvement oculaire (EMDR) est un traitement d'exposition sensoriel développé par Francine Shapiro, utilisant les mouvements oculaires comme principale stimulation sensorielle. L'EMDR est généralement réalisé dans un protocole qui prévoit que les personnes rappellent des images douloureuses tout en recevant un des différents types d'apports sensoriels bilatéraux, y compris les mouvements latéraux des yeux. L'utilisation de l'EMDR a été initialement développée pour accompagner les adultes souffrant du SSPT. Cependant, il est également utilisé avec les enfants, et aussi pour traiter d'autres problèmes.

Emotion

Une émotion est une réaction de notre esprit, ou de notre âme, provoquée par une stimulation venue de l'environnement. Elle diffère d'un ressenti, en cela qu'elle fait intervenir nos sens, par exemple la sensation de fatigue, de faim, de bonheur, de pression ou de chaleur. Il existe des théories attestant de cinq émotions communes à toutes les cultures : l'amour, la haine, la joie, la douleur et la peur. Les recherches montrent que les émotions sont impliquées dans la culture, le fonctionnement social, le tempérament, la personnalité, la santé et des variables biologiques telles que les maladies physiques. Les sentiments sont des indicateurs courts alors que les émotions sont des humeurs qui peuvent durer longtemps. Le stress émotionnel (la haine, la douleur, la peur) en est un exemple.

Enfants soldats

Dans plus de vingt pays du monde, les enfants sont directement impliqués dans la guerre. Privés d'enfance et souvent soumis à des violences horribles, on estime que 200 000 à 300 000 enfants servent comme soldats, tant pour les groupes rebelles que pour les forces gouvernementales dans les conflits armés actuels. (Source : Human Rights Watch 2007)

Entre pairs

Un réseau de pair à pair, en termes informatiques, est une architecture de réseau dans laquelle les nœuds individuels du réseau (appelés pairs) servent à la fois de fournisseurs et de consommateurs de ressources, contrairement à un modèle centralisé client-serveur, où les nœuds clients demandent l'accès aux ressources fournies par les serveurs centraux. Dans ce contexte, nous nous référons à nos méthodes d'enseignement de la TTT comme un modèle de distribution entre pairs.

Epinéphrine (voir Adrénaline)

Esclave sexuel

L'esclavage sexuel est un crime sous forme d'esclavage qui comprend des activités sexuelles forcées. Contrairement au crime de viol, qui est un délit fini, l'esclavage sexuel constitue une infraction continue. Tant l'esclavage sexuel que le viol sont des expériences traumatisantes, entraînant des symptômes de stress, même de nombreuses années plus tard, souvent déclenchés par une seconde expérience traumatisante, parfois sans rapport avec la première.

ESPT

Etat de stress post-traumatique. Voir SSPT.

Etirement du crâne

L'étirement du crâne consiste à placer vos doigts au milieu du front d'une personne (ou de vous-même) et à tirer vers l'extérieur, vers les côtés de la tête. L'effet est apaisant. Il est parfois utilisé dans la séquence de TTT.

Flash-back

Un flash-back est le revécu soudain, généralement puissant, d'une expérience passée. C'est un symptôme commun de stress post-traumatique.

Génocide

Le terme génocide renvoie à la destruction systématique et délibérée d'un groupe ethnique, religieux ou national.

Glutamate

Le glutamate est le principal neurotransmetteur excitatoire (création d'actions) dans les synapses du système nerveux central. C'est une molécule qui lie les récepteurs post-synaptiques tels que les récepteurs AMPA de l'amygdale, qui reliera les stimuli traumatiques aux réponses émotionnelles et qui, selon nous, sont dépotentialisés (désactivés) lors de la mise en œuvre de la TTT.

Havening

Le Havening est un traitement psychosensoriel du stress émotionnel et post-traumatique développé par le Dr Ronald Ruden. Il est à bien des égards similaire à la TTT, et nous pensons que les données scientifiques présentées par Ron A. Ruden s'appliquent aux deux méthodes.

Hypnothérapie

L'hypnothérapie est une forme de thérapie visant à créer de nouvelles réponses, pensées, attitudes, comportements ou sentiments chez un sujet sous hypnose : un état d'esprit avec une suggestibilité et un accès accrus à l'insconscient. Il existe de nombreuses écoles et traditions différentes dans l'hypnose clinique et expérimentale. Nous trouvons que la TTT est un ajout extrêmement précieux à la boîte à outils de l'hypnothérapie.

Indépendant du contenu

Le travail thérapeutique avec un état ou une émotion, sans essayer de trouver un événement déclencheur spécifique ou une cause profonde, est également appelé « indépendant du contenu. »

Méditation

Le mot méditation a des significations différentes dans différentes situations. La méditation est pratiquée depuis des millénaires dans le cadre de nombreuses traditions religieuses. La méditation implique généralement un effort d'autorégulation du mental. La méditation est également utilisée pour libérer l'esprit et réguler certains problèmes de santé, tels que l'hypertension, la dépression et l'anxiété. Il y a un élément méditatif dans la TTT et de nombreuses personnes entrent en transe pendant une session.

Méridiens

Selon la médecine traditionnelle chinoise, il existe un réseau de canaux énergétiques dans le corps, appelés les méridiens. Quatorze grands méridiens ont été décrits, reliés aux organes intérieurs et nommés d'après eux. Sur les méridiens, il existe des points de traitement spécifiques, utilisés pour les traitements par acupuncture, acupressure, shiatsu et autres traitements corporels pour des problèmes somatiques. Il y a près de 400 points d'acupuncture.

Selon la médecine chinoise, si le flux énergétique (Qi) d'une personne est perturbé, la personne peut souffrir d'une maladie physique ou émotionnelle. Lorsque le flux est rétabli, la personne commence à guérir. Des exercices tels que le Tai Chi, le yoga et le Qi Gong dérivent de cette théorie. Bien que l'acupuncture ait prouvé son efficacité sur un certain nombre de problèmes et qu'elle soit utilisée dans de nombreux traitements médicaux, il n'a pas encore été possible de vérifier scientifiquement l'existence des méridiens. Les points de TTT sont placés le long de ces méridiens et sont corrélés aux points d'acupuncture.

Métaphore

Une métaphore est une comparaison figurative entre une situation ou un objet et un autre dans l'intention de faire comprendre les mécanismes en jeu. La plupart de nos connaissances sont métaphoriques. Le Clean Langage est un exemple de méthode thérapeutique visant à nous aider à définir nos métaphores et à les modifier afin de changer notre relation à la vie. De nombreux témoignages après les sessions de TTT sont métaphoriques : *« Une couverture a été levée »*, *« Un poids a été retiré de mes épaules »*, *« Les bruits dans ma tête se sont arrêtés »*, *« Tout est devenu plus lumineux autour de moi. »*

Méthode scientifique

Une méthode scientifique est une technique utilisée pour étudier quelque chose d'inconnu dans la nature et acquérir de nouvelles connaissances. Elle repose sur des données empiriques et mesurables.

Neurones

Un neurone est une cellule électriquement excitable (également appelée cellule nerveuse) qui traite et transmet des informations par des signaux électriques et chimiques. Les neurones sont les composants essentiels du système nerveux et ont une part importante dans le codage et le décodage du stress post-traumatique.

Neurotransmetteurs

Les neurotransmetteurs sont les substances chimiques qui communiquent des informations dans tout le cerveau et le corps. Ils relaient les signaux entre les cellules nerveuses, appelées neurones. Par exemple, le cerveau utilise des neurotransmetteurs pour dire à notre cœur de battre, à nos poumons de respirer, à notre estomac de digérer. Ils affectent également l'humeur, le sommeil, la concentration, le poids et peuvent provoquer des symptômes divers lorsqu'ils sont déséquilibrés. Nous constatons que le rééquilibrage du système nerveux avec

la TTT affectera positivement la respiration, l'humeur, le sommeil et la concentration. Cela
donne à penser qu'un équilibre est également créé au niveau des neurotransmetteurs.

Nocebo
Effet négatif sur la santé des personnes créé par une croyance négative. L'opposé du placebo.

Norépinéphrine
La norépinéphrine (également appelée noradrénaline) est à la fois une hormone et un neurotransmetteur, régulée par le système nerveux sympathique pour arrêter les saignements,
augmenter la fréquence cardiaque, la pression artérielle et le taux de sucre dans le sang. Elle
fait partie de notre réponse *fuir ou combattre*. En cas de symptômes de stress post-traumatique, les taux de norépinéphrine augmentent.

Ocytocine
L'ocytocine est une hormone généralement connue pour les effets qu'elle a sur la facilita-
tion de l'accouchement, la sécrétion du lait, la confiance et l'attachement entre les individus.
Cependant, l'ocytocine a un rôle complexe et participe également aux perceptions de la
peur et de l'anxiété. Des recherches montrent que le contact humain contribue à produire de
l'ocytocine. Nous pensons que la production d'ocytocine peut être un effet secondaire de la
TTT, mais il faut davantage de recherches.

Ondes alpha (voir les Schémas des ondes cérébrales)

Ondes bêta (voir les Schémas des ondes cérébrales)

Ondes delta (voir les Schémas des ondes cérébrales)

Palpitation
La palpitation du cœur est un battement cardiaque anormal qui va des battements sautés
à une accélération du rythme cardiaque avec des vertiges ou des difficultés respiratoires
comme conséquences possibles. Les palpitations peuvent être provoquées par le stress post-
traumatique, l'anxiété, la panique, l'adrénaline, l'alcool, la nicotine, la caféine, la cocaïne, les
amphétamines et autres drogues, la maladie ou comme symptôme de troubles paniques.
Pendant les palpitations, la TTT peut être très efficace.

PDI – Personnes déplacées internes
Les personnes déplacées à l'intérieur du pays sont des personnes qui ont été contraintes
de fuir leurs foyers pour éviter les effets des conflits armés, des situations de violence gé-
néralisée, des violations des droits de l'homme, des catastrophes naturelles ou causées par
l'homme, et qui n'ont pas encore franchi une frontière d'état internationalement reconnue,
en fait des réfugiés dans leur propre pays.

Phobie

Une phobie est une peur paralysante provoquée par un stimulus qui peut ne présenter
aucun danger. Souvent, une session de TTT résoudra une phobie, surtout si elle est appliquée
lorsque la peur phobique est activée.

Placebo

Le placebo est l'effet guérisseur positif d'une croyance positive.

Pleine conscience

La pleine conscience est un programme de réduction du stress créé par Jon Kabat-Zinn, à
l'Ecole de Médecine de l'Université du Massachusetts. Il repose sur une combinaison de
méditation, de psychologie occidentale et de science. La pleine conscience s'est révélée
utile pour aider les gens à faire face au stress, à l'anxiété, à la douleur et à la maladie. Nous
estimons que la TTT aide les gens à devenir conscients.

PNL – Programmation neuro-linguistique

La programmation neurolinguistique (PNL) est une approche de la communication, du développement personnel et du changement, créée par Richard Bandler et John Grinder dans les
années 1970. La technique repose sur la conviction qu'il existe un lien entre nos processus
neurologiques (« Neuro »), notre utilisation du langage (« Linguistique ») et nos schémas
comportementaux (« Programmation »).

Poème somatique

Dans ce contexte, nous faisons référence à un poème que nous utilisons comme cadre avant
une formation de groupe à la TTT, pour nous assurer que tout le monde se connecte à ses
ressentis corporels (odorat, ouïe, toucher, goût et vue) liés aux souvenirs de stress émotionnel ou traumatique.

Point karaté

Le premier point utilisé pour le tapotement dans la séquence de la TTT, situé sur la tranche
de la main à l'opposé du pouce (entre le petit doigt et le poignet). Aussi connu sous le nom
de coup du karaté.

Procédure des 9 points de gamme

La procédure des 9 points de gamme (neuf gamut) est une séquence de mouvements
oculaires et d'exercices verbaux pour activer et équilibrer les deux hémisphères du cerveau.
Utilisée dans la TCM, et comme méthode séparée que nous utilisons parfois, mais pas dans
le cadre du protocole TTT de base.

Psychologie énergétique

La psychologie énergétique est un terme utilisé à la fois en EFT, en TCM et d'autres méthodes
qui font le lien entre le sytème énergétique du corps et l'esprit, comme décrit dans la méde-

cine traditionnelle chinoise. Le système énergétique est généralement appelé le réseau des méridiens du corps.

Possession par les démons

La possession par les démons, d'après de nombreux systèmes de croyances, est la possession spirituelle d'un individu par un être malveillant, appelé démon. Parfois, dans certaines régions, une personne présentant des symptômes de stress émotionnel et post-traumatique se comportera d'une manière qui est perçue ou expliquée comme la possession par un démon. Proposer une session de TTT peut littéralement lui sauver la vie, car les personnes soupçonnées de possession démoniaque sont souvent craintes et victimes d'agression.

Prise de contrôle par l'amygdale

Nous avons un esprit qui pense et un esprit qui ressent. La recherche de Joseph Le Doux, rapportée par Goleman (1995), affirme : « ... *l'architecture du cerveau donne à l'amygdale une position privilégiée comme sentinelle émotionnelle, capable de prendre le contrôle sur le cerveau.* » Ce mécanisme de survie nous permet de réagir aux choses avant que le cerveau rationnel ait le temps de réfléchir. L'amygdale s'est montrée capable chez les animaux de répondre en un peu moins de douze milliardièmes de secondes. Le « radar » dans l'amygdale scannera constamment notre environnement à la recherche de tout ce qui pourrait nous blesser et réagira instantanément. Une réaction de stress post-traumatique est une prise de contrôle par l'amygdale, réagissant à des stimuli similaires à l'expérience d'encodage, en déclenchant les récepteurs AMPA créés à ce moment là.

Psychologie cognitive

La psychologie cognitive est l'étude de processus mentaux tels que la capacité d'attention, l'utilisation de la langue, la mémoire, la perception, la résolution de problèmes, la créativité et la réflexion.

Psychosensoriel

La psychosensorialité décrit notre perception mentale et notre interprétation des stimuli sensoriels. La TTT fait partie d'un champ de traitements psychosensoriels par exposition.

Récepteurs AMPA

Les récepteurs AMPA sont des synapses dans l'amygdale qui participent à l'apprentissage de la peur et sont potentialisés lorsqu'une expérience traumatisante est codée. Ils restent codés, déclenchant les mêmes réactions de peur même après la fin de l'événement, à moins d'être dépotentialisés avec une technique comme la TTT.

Réponse fuir ou combattre

La réponse *fuir ou combattre* est une réaction biologique automatique au stress aigu, qui déclenche un certain nombre de mécanismes, permettant de préserver la vie et d'optimiser la défense dans notre système corps-esprit. L'adénaline (l'épinéphrine), la norépinéphrine et le cortisol sont libérés dans notre flux sanguin, ce qui entraîne une augmentation de la circulation et de l'énergie dans certains systèmes corporels, et une diminution de ceux qui sont, à ce moment, moins importants, tels que le système immunitaire et la digestion, en mode maintenance. De cette façon, la réponse *fuir ou combattre* nous prépare à une action extrême.

Résilience

La résilience est notre capacité à s'adapter et reconstruire nos vies après avoir été exposés à des situations de stress et de tragédie extrêmes. C'est une chose à laquelle beaucoup pensent que nous pouvons nous entraîner, et qui se développe dans l'adversité. Elle consiste en une combinaison de comportements, de pensées et d'actions qui peuvent être appris.

Respiration Alpha-Thêta

En vous concentrant consciemment sur l'inspiration profonde à l'aide du diaphragme, en allongeant le temps pendant lequel vous retenez le souffle, et en expirant proportionnel-lement au temps d'inspiration, vous pourrez atteindre les niveaux plus lents des ondes cérébrales alpha et thêta, idéaux pour la relaxation, la visualisation guidée et l'hypnose. Nous utilisons la respiration alpha-thêta deux fois entre les deux séquences de tapotement du trauma dans une session de TTT complète.

Ressenti

Un ressenti est une réponse à une entrée sensorielle qui peut être réelle ou imaginée. Les ressentis peuvent comprendre à la fois des sensations physiques et des états mentaux. Par exemple, vous pouvez vous sentir fatigué, hyperactif, nerveux et affamé. La plupart des ressentis vont disparaître s'ils sont traités par le repos, la sécurité et/ou la médication.

Retraumatisation

La retraumatisation a lieu lorsque l'impact négatif d'un événement est renforcé ou réactivé. C'est l'une des raisons pour lesquelles les formateurs de TTT n'entrent pas dans le détail verbal de l'expérience d'une personne, elle n'est jamais nécessaire.

Schémas d'ondes cérébrales

Il existe quatre grands types de schémas d'ondes cérébrales qui peuvent être mesurés par électroencéphalographie (EEG). De la fréquence la plus élevée à la plus basse, ce sont les ondes gamma, bêta, alpha, thêta et delta. L'activité bêta s'observe dans un état de conscience d'éveil normal, y compris une réflexion animée ou anxieuse. Les schémas de l'EEG sont censés représenter l'activité du cortex visuel à l'état inactif. Les ondes alpha sont associées à la relaxation lorsque les yeux sont ouverts ou fermés, mais toujours à l'éveil. Les ondes thêta sont associées à de profonds rêves éveillés, à un rêve lucide, au sommeil léger et à l'hypnose. Les ondes delta apparaissent dans le sommeil profond et participeraient à la dépotentialisation de l'amygdale lors de thérapie par exposition exposition psychosensorielle tels que la TTT ou le Havening.

Sens

Les créatures vivantes perçoivent le monde par leurs sens : la vue, l'ouïe, l'odorat, le goût, le toucher et l'équilibre/le mouvement. Tous les souvenirs sont codés et stockés au travers des sens. Il peut s'agir par exemple de la perception d'une odeur ou d'une image et la personne se rappelle instantanément une situation dans le passé. Chaque expérience des sens peut servir de déclencheur et se produit pour des souvenirs agréables comme pour des souvenirs désagréables. Ainsi, si une expérience traumatisante est codée, tous les détails du moment traumatisant feront partie du souvenir, permettant ainsi qu'un détail sensoriel déclenche à nouveau l'expérience traumatisante. Les techniques de dépotentialisation comme la TTT déconnecteront les réactions émotionnelles, permettant à une personne d'avoir la perception des détails sans déclencher la réponse au stress.

Sensoriel

Un système sensoriel est constitué de récepteurs sensoriels, qui sont des voies neuronales dans notre système nerveux et des parties du cerveau impliquées dans la perception sensorielle. (voir Sens)

Sérotonine

La sérotonine est un neurotransmetteur, un type de produit chimique qui permet de relayer les signaux d'une région du cerveau à une autre. La plupart des cellules cérébrales sont influencées directement ou indirectement par la sérotonine. Cela inclut les cellules cérébrales liées à l'humeur, au désir et à la fonction sexuels, à l'appétit, au sommeil, à la mémoire et à l'apprentissage, à la régulation de la température et à certains comportements sociaux. En termes de fonction corporelle, la sérotonine peut également affecter le fonctionnement de notre système cardiovasculaire (cœur/sang), des muscles et des différents éléments du système endocrinien (hormonal). Bien qu'il soit largement admis qu'un déficit en sérotonine joue un rôle dans la dépression, il n'y a aucun moyen de mesurer son niveau dans le cerveau vivant.

Somatique

Le mot somatique provient du grec et signifie "du corps", en fait lié au corps comme étant distinct de l'âme ou de l'esprit. En médecine, la maladie somatique est une maladie corporelle et non mentale. Lorsqu'une maladie du corps provient d'un déséquilibre de l'esprit, elle est appelée psychiatrique ou psychosomatique. La TTT, appliquée sur la sensation ou l'émotion non désirée qui en résulte, atteint à la fois le corps et l'esprit.

Sous-cortex

Le sous-cortex est la partie du cerveau impliquée dans le contrôle moteur et l'apprentissage des compétences. Il comporte trois parties principales : le système limbique, le thalamus et l'hypothalamus. Le système limbique est impliqué dans la détection et l'expression de l'émotion, y compris l'amygdale pour la réponse *fuir ou combattre* et l'hippocampe pour l'apprentissage, le rire et les sentiments positifs. Le thalamus est le principal relais sensoriel pour tous les sens sauf l'odorat et l'hypothalamus est responsable de la température corporelle, de la faim, du comportement sexuel et de la soif.

SSPT

Le SSPT ou syndrôme de stress post-traumatique est un diagnostic utilisé pour décrire un certain nombre de symptômes pouvant survenir chez une personne qui a vécu un ou plusieurs événements (traumatisme) très stressants tels que des accidents, des agressions sexuelles, la perte d'êtres chers ou des guerres. Les symptômes sont nombreux et comprennent les flash-back, l'hypervigilance, l'engourdissement émotionnel, la dépression et l'anxiété. Nous considérons qu'il ne s'agit pas d'un trouble mais plutôt d'un signal d'alarme qu'il s'agit de réinitialiser.

Stress

Le stress est une réponse à quelque chose qui est perçu comme une menace pour notre bien-être. Une réponse au stress peut avoir des effets physiques, mentaux et/ou émotionnels. A petites doses, le stress fait partie de nos mécanismes normaux de rétroaction dans la vie. Le fait d'avoir trop de stress sur une longue période peut entraîner des problèmes médicaux tels que l'anxiété, le syndrôme d'irritation du colon, les épaules tendues, l'agressivité et le stress post-traumatique. Ces symptômes disparaîtront souvent avec le temps à la suite de quelques sessions clés de TTT.

Stress post-traumatique

Une réaction de stress qui se déclenche ou persiste après l'événement traumatique codant, comme si l'événement se produisait encore et toujours. La TTT vise à atténuer cette réaction.

SUDs – Unités subjectives de détresse

La SUD est une échelle subjective permettant à la personne elle-même de mesurer/calibrer sa réponse émotionelle. L'échelle va de 0 à 10, où 0 n'est pas gênant, et 10 est une gêne maximale. On l'utilise avant et après chaque session, afin de fournir des informations en retour à la fois au praticien et à la personne qui reçoit la TTT.

Survie

Pour survivre, il faut rester vivant. Toutes les créatures vivantes ont des systèmes et des stratégies de survie intégrés. Parfois, les mécanismes de survie sont « embouteillés », ce qui entraîne une vigilance constante. L'utilité de la TTT est de réinitialiser ce mécanisme afin que la survie puisse se poursuivre à un niveau normal.

Système nerveux autonome

Le système nerveux autonome (SNA) est un système de contrôle qui fonctionne indépendamment de la conscience (de manière autonome) pour contrôler les fonctions de maintien

. de la vie telles que la fréquence cardiaque, la digestion, la respiration, la salivation, la transpiration, la dilatation pupillaire, l'émission d'urine, l'excitation sexuelle et la déglutition. Le contrôle est partagé avec le système nerveux somatique, qui nous donne un contrôle volontaire. Les deux principales subdivisions du SNA sont le système nerveux sympathique (SNS) ou « *fuite-ou-combat* » et le système nerveux parasympathique (SNP) ou subdivision « repos-et-digestion », qui agissent constamment de concert. Nous constatons que le système nerveux autonome se rééquilibre souvent après une session de TTT.

Symptôme

Un symptôme peut être défini comme toute émotion, tout déséquilibre ou maladie remarquée par le patient et considérée comme une expression ou un signe de quelque chose qui l'a causé. Un symptôme diffère des fonctions ou perceptions normales d'une personne.

Par exemple, l'éternuement peut être le symptôme d'un refroidissement, d'une réaction allergique ou de l'inhalation de poudre à éternuer. Dans notre contexte, nous parlons de symptômes de stress émotionnel ou post-traumatique tels que : automédication, flash-back, cauchemars, anxiété, perte d'espoir, vision en tunnel, etc. La plupart de ces symptômes peuvent être soulagés par une ou plusieurs sessions de TTT.

Synapse

Dans le système nerveux, un neurone passe ses signaux chimiques et électriques via une structure appelée synapse. La synapse est le moyen de créer une connexion d'une cellule à l'autre. Les récepteurs AMPA (voir les Récepteurs AMPA) sont des synapses dans l'amygdale.

Système limbique

Le système limbique est une partie du cerveau parfois appelée cerveau mammifère ou émotionnel, qui est le siège de l'amygdale (voir Amygdale).

Système nerveux parasympathique

Le système nerveux parasympathique (SNP) est une subdivision principale du système nerveux autonome (SNA) qui domine les fonctions « repos-et-digestion » lorsque la situation ne demande pas d'action immédiate. Le SNP promeut un rythme cardiaque plus lent, un rythme respiratoire plus lent, l'apaisement, une augmentation de la transpiration et de la salivation, des pupilles plus étroites, une meilleure élimination des déchets et une meilleure sensibilité sexuelle. La plupart des actions du SNP sont automatiques. Certaines, comme la respiration, travaillent de concert avec l'esprit conscient.

Système nerveux sympathique

Le système nerveux sympathique (SNS) fait partie du système nerveux autonome (SNA) et contrôle des fonctions corporelles involontaires telles que la digestion, respiration, etc. Son action générale consiste à mobiliser la réponse *fuir ou combattre*. Il est toutefois constamment actif au niveau de base pour maintenir l'homéostasie. Le stress post-traumatique indique que ce système est suractivé. La TTT nous aide à le réinitialiser.

Taoïsme

Le taoïsme est une tradition philosophique, éthique et religieuse d'origine chinoise. Dans ce contexte, le taoïsme désigne quelque chose qui est à la fois la source et le moteur de tout ce qui existe. Nous trouvons dans la tradition taoïste beaucoup de proverbes et d'histoires utiles, que nous citons parfois lors d'ateliers de TTT.

Tapotement du gorille

Ce que nous appelons le tapotement du gorille, c'est le tapotement sous les clavicules, sur toute la largeur de la partie supérieure de la poitrine. Il est efficace pour dissoudre l'anxiété et fait partie de la séquence de la TTT. Il peut être utilisé seul pour relâcher le stress. Il est également similaire à ce que font les gorilles lorsqu'ils se sentent bien, raison pour laquelle nous l'appelons le tapotement du gorille.

TAT – Tapas Acupressure Technique

La TAT est une méthode permettant de traiter les symptômes de traumatisme en plaçant une main à l'arrière de la tête et l'autre sur le front (ou en plaçant trois doigts sur des points d'acupuncture spécifiques autour de la partie supérieure du nez).

TCC – thérapie cognitivo-comportementale

La thérapie cognitivo-comportementale (TCC) est une approche psychothérapeutique fondée sur un certain nombre de procédures systématiques explicites orientées solutions, basée sur l'exposition aux stimuli déclencheurs. Nous estimons que la TTT est un complément important à ce type de thérapie, car elle dépotentialisera toute réponse déclenchée.

TCM – Thérapie du champ mental

La TCM a été la première méthode utilisant le tapotement pour guérir les symptômes de stress émotionnel. Elle a été créée par le Dr Roger Callahan au début des années 1980. La TTT possède des liens avec la TCM, dans la mesure où il s'agit d'une technique de premiers secours non verbale qui repose sur un ensemble de présupposés différents à propos des mécanismes en jeu.

Théorie scientifique

Une théorie scientifique est une explication d'un phénomène naturel, obtenue par une méthode scientifique. Elle doit également être confirmée de façon répétée par des expériences et/ou des observations.

Thérapie par exposition sensorielle

Une thérapie par exposition sensorielle repose sur a) l'exposition à une réaction émotionnelle à un stimulus b) une intervention à travers un ou plusieurs de nos systèmes sensoriels. (Voir Sensoriel).

Trauma secondaire

Le traumatisme secondaire est une forme de stress post-traumatique résultant de l'exposition à des personnes traumatisées ou souffrantes dans le cadre du travail ou par leur fréquentation. Toute personne travaillant avec ou sous l'influence ou en présence de personnes traumatisées doit toujours être consciente de ce risque et se traiter de manière préventive ainsi que ses collègues, avec la TTT ou autrement.

Trauma cumulatif

Le traumatisme cumulatif désigne des symptômes de stress post-traumatique qui se sont développés dans le temps, et pas nécessairement suite à des événements reliés entre eux. Les mécanismes et la possibilité de les résoudre avec la TTT sont les mêmes.

Trauma psychologique

Le traumatisme psychologique est un réflexe conditionnant notre esprit suite à un événement extrêmement douloureux et important pour nous, dont nous avons perçu à l'époque qu'il n'avait ni issue ni solution.

TSPT

Trouble de stress post-traumatique. Voir SSPT.

TTT – Technique de Tapotement du Trauma

Technique d'exposition sensorielle de premiers secours pour alléger les symptômes de stress émotionnel et post-traumatique optimisée pour se propager par démultiplication.

TTT en chanson

La TTT peut être enseignée et appliquée sous la forme d'une chanson, très efficace avec de grands groupes.

Vision en tunnel

Perte de vision périphérique entraînant un champ de vision similaire à un tunnel, souvent due à une réaction de stress dans le système nerveux autonome. La vision en tunnel est un symptôme qui peut disparaître après une session de TTT.

Index

A

B

C

D

E

F

G

H

I

Ouvrages de référence et d'inspiration

Un long chemin a été parcouru, Ishmael Beah, Harper Perennial, 2008

A Time for New Dreams, Ben Okri, Rider, 2011

Awareness, The Perils and Opportunities of Reality, Anthony de Mello, Image Books, Double-day, 1992

Black Swan: The Impact of the Highly Improbable, Nassim Nicholas Taleb, Random House Trade, 2010

Clean Laguage, Judy Rees, Wendy Sullivan, Crown House Publishing, 2008

Dancing in the Glory of Monsters, Jason Stearns, PublicAffairs, 2012

David vs Goliath : Underdogs, Misfits, and the Art of Battling Giants, Malcolm Gladwell, Little, Brown & Company Hachette Book Group, 2013

Energy Medicine: How to use Your Body Energies for Optimum Health and Vitality, Donna Eden and David Feinstein, Piatkus Books, 2008

Energy Tapping for Trauma, Fred Gallo, New Harbinger Publications, 2007

Everything you need to know to feel Go(o)d, Candace Pert, Hay House Inc, 2007

Four Hour Work Week, Timothy Ferris, Vermilion, 2011

Getting Past Your Past – Take Control of Your Life With Self-Help Techniques from EMDR, Francine Shapiro, Rodale Incorporated, 2013

Healing Trauma, Peter Levine, Sounds True, 2008

Indian Handbook of Hypnotherapy, Drs Bhaskar and Rajni Vyas, Concept Publishing, 2009

King Leopold's Ghost, Adam Hochschild, Mariner Books, 1998

Managing Groups – The Inside Track from Good to Great, Michael Grinder, Michael Grinder & Associates, 2008

Mapping The Mind, Rita Carter, Phoenix, 2010

Mindfulness Meditation for Everyday Life, Jon Kabat Zinn, Piatkus, Judy Publishers, 1994

Molecules of Emotion – Why you feel the Way you feel, Candace Pert, Scribner Book Company, 1999

Peace is Every Step, Thich Nhat Hanh, Bantam Books, 1992

Stop The Nightmares of Trauma: Thought Field Therapy, the Power Therapy for the 21st Century, Roger Callahan, 2000

Sway: The Irresistable Pull of Irrational Behaviour, Ori & Brom Brafman, Broadway Business, 2009

Tao Teh King, Lao zi, translation by Aleister Crowley, Askin Publishers, 1976

Tapping the Healer Within, Roger Callahan, McGraw-Hill Contemporary, 2002

The Antelope's Strategy: Living in Rwanda After the Genocide, Jean Hatzfeld, Picador, 2010

The Big Book of NLP Techniques, Shlomo Vaknin, 2008

The Biology of Belief – Unleashing the Power of Counsciousness, Matter & Miracles, Bruce Lipton, Hay House Inc, 2011

Heart of Darkness, Joseph Conrad, 1899

The Healing Wisdom of Africa, Malidoma Patrice Somé, Tarcher, 1999

The Logic of Life, Tim Harford, Abacus, 2009

The Long Road Turns to Joy, Thich Nhat Hanh, Full Circle, 1996

The Origins of Neurolinguistic Programming, edited by John Grinder, Frank Pucelik, Crown House Publishing Ltd, 2013

The Power of Now, Eckhart Tolle, Hodder Paperback, 2005

The Promise of Energy Psychology, David Feinstein, Donna Eden, Gary Craig, Tarcher/Penguin, 2005

The Rainbow Machine, Andrew Austin, Real People Press, 2007

The Survivors Club, Ben Sherwood, Hachette UK, 2009

The Way to Happiness, Dalai Lama and Howard C. Cutler, 1998

The Wisdom of no Escape and the Path of Loving Kindness, Pema Chödrön, Shambala Classics, 1992

Waking the Tiger, Healing Trauma, Dr Peter Levine, North Atlantic Books, 1997

We wish to inform you that tomorrow we will be killed with our families, Philip Gourevitch, Picador, 2000

What is the What, Dave Eggers, McSweeney's, 2007

When the Past is Always Present – Emotional Traumatization, Causes and Cures, Dr Ronald A. Ruden, Taylor & Francis, 2010

Where There is No Doctor – A Village Care Handbook, David Werner, Carol Thuman, Jane Maxwell, Macmillan Education Ltd, Edition of 1993

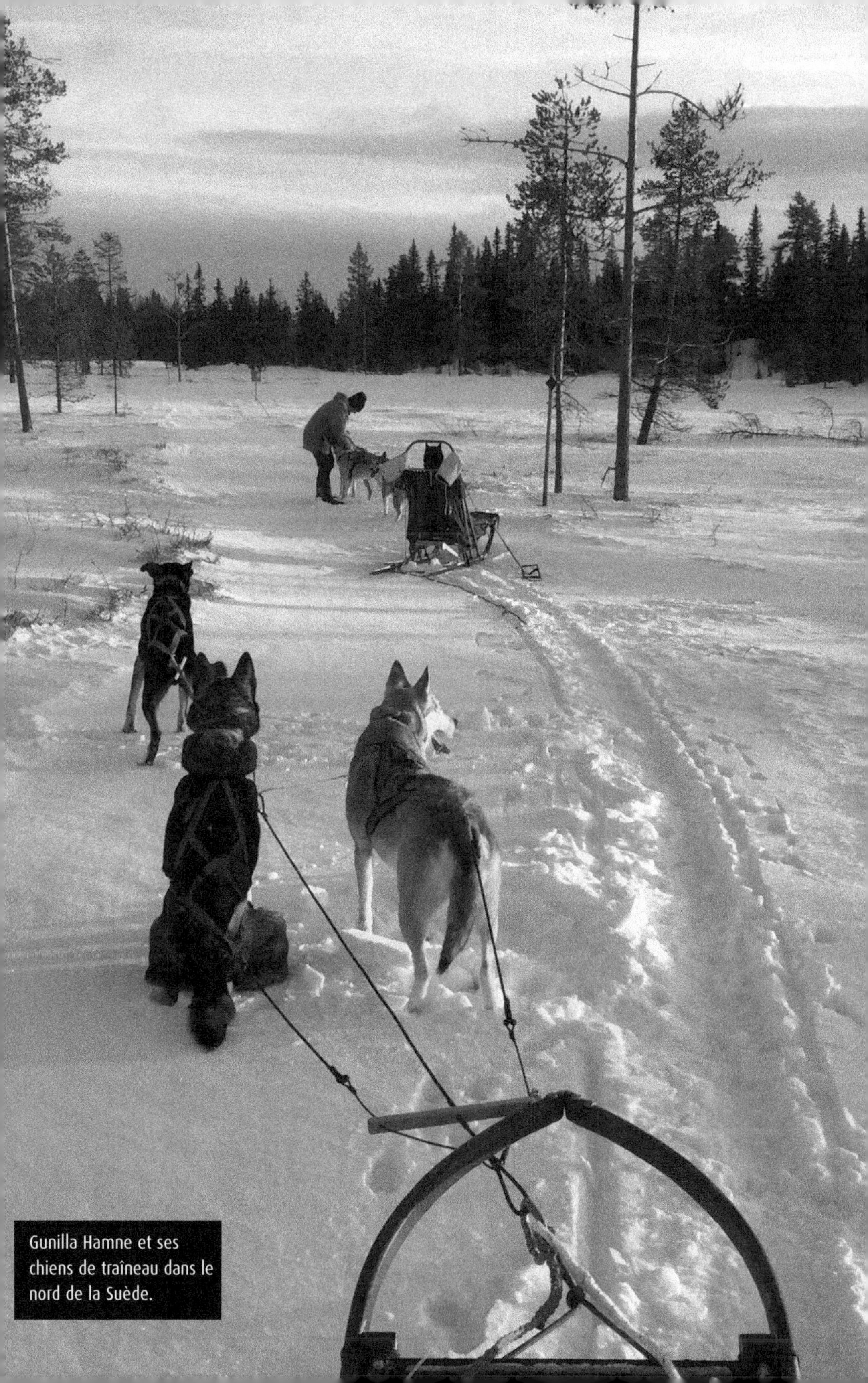

Gunilla Hamne et ses chiens de traîneau dans le nord de la Suède.

Témoignages à propos de ce livre

Bert Fellows, MA, Directeur Emérite, Service Psychologique
Centre de Gestion de la Douleur de Paducah (Etats-Unis)

Ce que Gunilla et Ulf ont fait de façon remarquable durant leurs années de pratique avec les cas les plus complexes de stress post-traumatique, c'est d'affiner et transformer différentes techniques de tapotement en une méthode interventionniste de premiers secours révolutionnaire qui apporte l'espoir aux désespérés et la capacitation aux démunis. Ils l'ont nommée « Trauma Tapping Technique », Technique de Tapotement du Trauma (TTT), une technique émotionnelle de premiers secours qui est, d'une part, si étonnamment simple, facile et polyvalente, et, d'autre part, si puissante et efficace qu'elle libère même l'individu le plus traumatisé de ses souffrances et de son désespoir, parfois en une seule session de 15 à 25 minutes, parfois, miraculeusement, juste en quelques minutes.

Ces résultats spectaculairement cohérents défient toutes les attentes de l'esprit rationnel, logique, traditionnel qui crie, « impossible » ! Mais les résultats d'Ulf et de Gunilla disent autre chose et affirment que ces résultats sont non seulement possibles mais probables. C'est comme quand on croyait autrefois qu'il était impossible de courir le mile anglais en moins de 4 minutes jusqu'à ce que Roger Bannister arrive en 1954 et pour la première fois coure le mile en moins de 4 minutes. Depuis que cette barrière a été franchie, il est devenu courant de courir le mile en moins de 4 minutes. De même, la remédiation rapide des traumatismes graves deviendra monnaie courante lorsque que le monde s'apercevra que la barrière de l'impossibilité à soulager rapidement et définitivement les traumatismes a été brisée et que la TTT a été à l'avant-garde de cette évolution.

Qui plus est, ils ont souligné et démontré la facilité de transmission de la TTT par des interventions de groupe en contournant les barrières culturelles et linguistiques et en répétant à leurs publics qu'ils leur apprennent à s'aider eux-mêmes, qu'une fois qu'ils ont appris ils n'ont plus besoin des formateurs. Leur discours est toujours celui de la capacitation, de l'autonomie et de l'efficacité personnelle, et toujours sur le ton de l'humour et de la bonne humeur, même dans les situations les plus graves.

La TTT est une belle technique structurée de façon ferme et simple, mais pas liée par des règles de procédure rigides et dogmatiques. Elle fonctionne plutôt au gré des circonstances au service de la présence, de la compassion et la préoccupation d'honorer l'individu plutôt qu'un traitement avec un objectif strict. C'est un magnifique exemple d'adaptation, de flexibilité créative. Le résultat est une capacitation extraordinaire, comme en témoignent les nombreuses histoires poignantes de triomphe sur le trauma.

Dans ce monde compliqué et stressé, nous avons grand besoin d'outils d'autogestion simples qui offrent des solutions. La grande majorité d'entre nous cherche toujours de tels outils pour améliorer nos vies, mais nous sommes si occupés que nous ne voulons que ceux qui sont les plus avancés, efficaces, éprouvés, prouvés, faciles à apprendre, rapides, portables et abordables. Parce que nous vivons à l'ère de l'information, nous sommes submergés d'offres de ce type d'outils qui nous assaillent de tous côtés et le défi devient de tamiser le sable pour trouver les pépites d'or. La TTT est l'une de ces pépites.

Que vous soyez travailleur social, psychologue, psychiatre, conseiller en santé mentale ou tout autre professionnel de services de santé ou de services à la personne travaillant pour une organisation gouvernementale ou privée, ou que vous souhaitiez utiliser cette technique en tant que bénévole pour aider toute personne dans le besoin en demande, vous constaterez que la TTT est un outil utile, pratique, efficace et facile à apprendre. Vous pouvez même l'utiliser sur vous-même, et c'est probablement le meilleur point de départ pour constater par votre propre expérience combien il peut être magique. Si le livre ne vous suffit pas tout à fait, ne vous inquiétez pas, car *le site Web du Peaceful Heart Network* contient beaucoup d'informations supplémentaires, y compris des liens vers des démonstrations sur YouTube et autres ressources.

Si vous recherchez un outil de changement de vie simple, avec des exigences minimales, facilement transmissible avec un minimum de barrières linguistiques/ culturelles, facilement démultiplié par des interventions en groupe, qui développe la capacitation, alors la Technique de Tapotement du Trauma est pour vous et ce livre en est la clé d'accès.

Prenez le départ ici pour entamer le voyage. Vous ne le regretterez pas.

* * *

John Grinder
Co-créateur de la Programmation Neuro-Linguistique
C'est horrible de connaître la violence de la guerre. Et ces expériences persistent souvent, comme de nombreuses personnes peuvent en témoigner, tirant les survivants hors de leur présent pour revivre ce à quoi ils ont survécu. Une telle

existence dans le passé, des régressions si puissantes dans ce qu'elles ont subi, signifie que leur expérience actuelle est filtrée par la réactivation inconsciente de leurs défaites passées. Ils doivent faire un effort considérable pour laisser ce passé derrière eux et avancer avec grâce et force vers un avenir de leur choix et de leur conception.

Ils sont piégés dans la cage de leur propre histoire personnelle – leur expérience quotidienne déformée par le prisme de leur passé, corrompue par des choses qu'ils n'ont pas choisies. Ils n'ont survécu aux horreurs de la guerre que pour se retrouver emprisonnés dans les souvenirs de ce à quoi ils ont réussi à survivre.

La question est de savoir comment aider ces personnes à se libérer de ces expériences résurgentes qui dominent leurs expériences post-traumatiques. Heureusement, il y a de nombreux choix sur la manière de le faire – de nombreux modes d'intervention qui ont fait leurs preuves et peuvent offrir l'assistance que ces personnes recherchent. Malheureusement, les personnes bien formées à la mise en œuvre de ces modes d'intervention ne sont généralement pas disponibles pour les gens qui en ont le plus besoin.

J'ai été témoin du travail de Gunilla Hamne et de son collègue Ulf Sandström dans des démonstrations de leurs protocoles de tapotement, l'un des nombreux schémas d'intervention proposés pour accomplir ce travail ; j'ai reçu d'eux-mêmes et d'autres des rapports très positifs de leur travail dans différentes régions du monde, et en particulier dans certaines régions d'Afrique, qui ont subi des guerres génocidaires.

Ces rapports m'amènent à soutenir le travail qu'ils accomplissent avec leurs collègues. Leur travail a touché la vie de nombreuses personnes de façon très positive. Sensibles aux différences culturelles qui existent entre leur culture natale (Scandinave) et les diverses cultures des différentes régions d'Afrique, ils ont élaboré, en collaboration avec leurs collègues africains, des formes d'intervention (rythme, mouvement et chant) qui soutiennent et intensifient la méthode de tapotement qu'ils appliquent. Je respecte profondément leur engagement et leurs intentions extrêmement positives pour soulager le peuple africain des ravages des guerres et traumatismes récents.

* * *

Carl Johnson, PhD

Des événements atroces se produisent tous les jours. Certains sont dus aux pouvoirs de la nature ; nombre d'entre eux sont accidentels ; mais beaucoup sont dus aux faiblesses de l'humanité, et ils sont violents. Ceux qui vivent un traumatisme peuvent y rester mentalement bloqués, incapables de fonctionner pleinement dans le présent. Ils souffrent du syndrôme de stress post-traumatique [SSPT]. La conscience du soi intérieur se restreint. L'accès à l'esprit est bloqué par une obsession permanente du passé et par des efforts énergivores pour gérer l'angoisse.

Le noyau émotionnel du problème est déterminant quand au sens de l'expression de la personne atteinte du SSPT. Malheureusement, sa principale composante est la rage. Lorsque je travaillais dans des zones dévastées par l'homme, j'ai été frappée par la prévalence de personnes pleines de rage, et prêtes à passer à l'action. L'intensité de l'émotion, et même son origine, peuvent être largement inconscientes. Par conséquent, les manifestations comportementales sont souvent des manifestations irrationnelles de cette rage accablante, ou des réactions démesurées à des situations objectivement un peu agaçantes. Les organisations criminelles et terroristes recherchent les services des victimes du SSPT, et certaines sont des recrues enthousiastes.

Il est intéressant de noter que nombre des personnes touchées n'ont pas personnellement vécu l'événement traumatisant qui semble les contrôler ; ils ont hérité leur ESPT de ceux qui l'ont traversé. Ils sont influencés par quelque chose qu'ils ne peuvent identifier ou comprendre, et ils agissent par instinct.

Je parle ici du lien de cause à effet entre la souffrance traumatique et la violence. Elle a de nombreuses causes et origines. Elle reste souvent sans soulagement, et comme l'incidence de l'ESPT non pris en charge dans le monde s'accroît, la guerre devient plus probable. Tout le monde est en danger, il faut trouver des solutions.

Il y a de l'espoir. J'ai été témoin de miracles au cours de mon travail avec des patients atteints d'ESPT – au Kosovo, au Rwanda et en République démocratique du Congo ; avec la nation zouloue d'Afrique du Sud ; et avec les anciens combattants américains. Une modification de la personnalité qui change la vie s'engage dès le rétablissement. Par exemple, des hommes qui avaient terrifié leur femme et leurs enfants pendant des années se sont transformés en membres de la famille doux et prévenants. Un homme qui avait la nostalgie de la guérilla est devenu un travailleur de la paix. Et les personnes méprisées qu'on évitait pour leur méchanceté ont fini par recevoir des critiques positives de leurs détracteurs. Le traitement et le rétablissement ne leur ont pas injecté de l'amour. L'esprit d'amour avait toujours été là, masqué par le stress actuel des événements passés.

Ayant observé d'innombrables cas de rétablissement, j'étais convaincu que Dieu apporterait une paix durable à de nombreuses zones de troubles une fois qu'Il aurait trouvé suffisamment de guérisseurs pour mener à bien Son œuvre. J'ai réalisé que ma méthode préférée et précise [diagnostic de la thérapie du champ mental de Callahan (TCM)] ne pouvait pas atteindre les masses avec son format d'intervention un pour un. J'espérais l'arrivée de quelqu'un qui pourrait organiser et développer un programme capable de soulager les traumatismes à très grande échelle.

Gunilla Hamne m'a contacté en 2006 et nous nous sommes rapidement retrouvés au Rwanda, traitant les survivants du génocide de 1994. Certains Rwandais avaient assisté depuis leurs cachettes aux meurtres à la machette de leurs familles et amis. Les vivants, y compris ceux qui avaient été massacrés et laissés pour morts, ont énormément souffert de la culpabilité des survivants. Evidemment, le problème central de cette population est un sujet particulièrement sensible. Une approche délicate et prudente est indispensable pour obtenir la confiance permettant l'intervention d'un conseiller. Gunilla Hamne, qui se soucie profondément des personnes, a pu gagner leur confiance. Mes échanges avec Ulf Sandström me convainquirent qu'il a également cette préoccupation à cœur. Gunilla et Ulf sont guidés par une vision commune. Leurs intentions sont merveilleuses et leur intégrité incontestable.

Gunilla et moi avons traité individuellement les survivants rwandais avec une TCM avancée. Tandis que les 150 premières personnes atteignaient leurs objectifs de rétablissement, toutes les séquences d'intervention nécessaires ont été enregistrées, puis analysées et structurées sous la forme d'un algorithme de traitement assez long écrit pour cette population. Cet algorithme a été très efficace au Rwanda, et il a même fonctionné dans les pays africains voisins.

La TTT a été conçue différemment, en réponse à des exigences pragmatiques. Etant donné le grand nombre de techniciens nécessaires pour atteindre les masses de personnes traumatisées, il était nécessaire de choisir un protocole facile à mémoriser et à administrer par ces travailleurs, dont beaucoup sont des enfants. Et, comme vous êtes sur le point de le découvrir dans ce livre, tout s'est très bien déroulé pour la TTT. Je pense que vous apprécierez ce livre et, je l'espère, vous joindrez à moi pour applaudir Gunilla Hamne et Ulf Sandström pour leurs efforts visant à fournir un soulagement à grande échelle. Il y a là une superstructure solide, et je pense qu'elle pourra soutenir un programme évolutif et efficace pour trouver la paix sur terre.

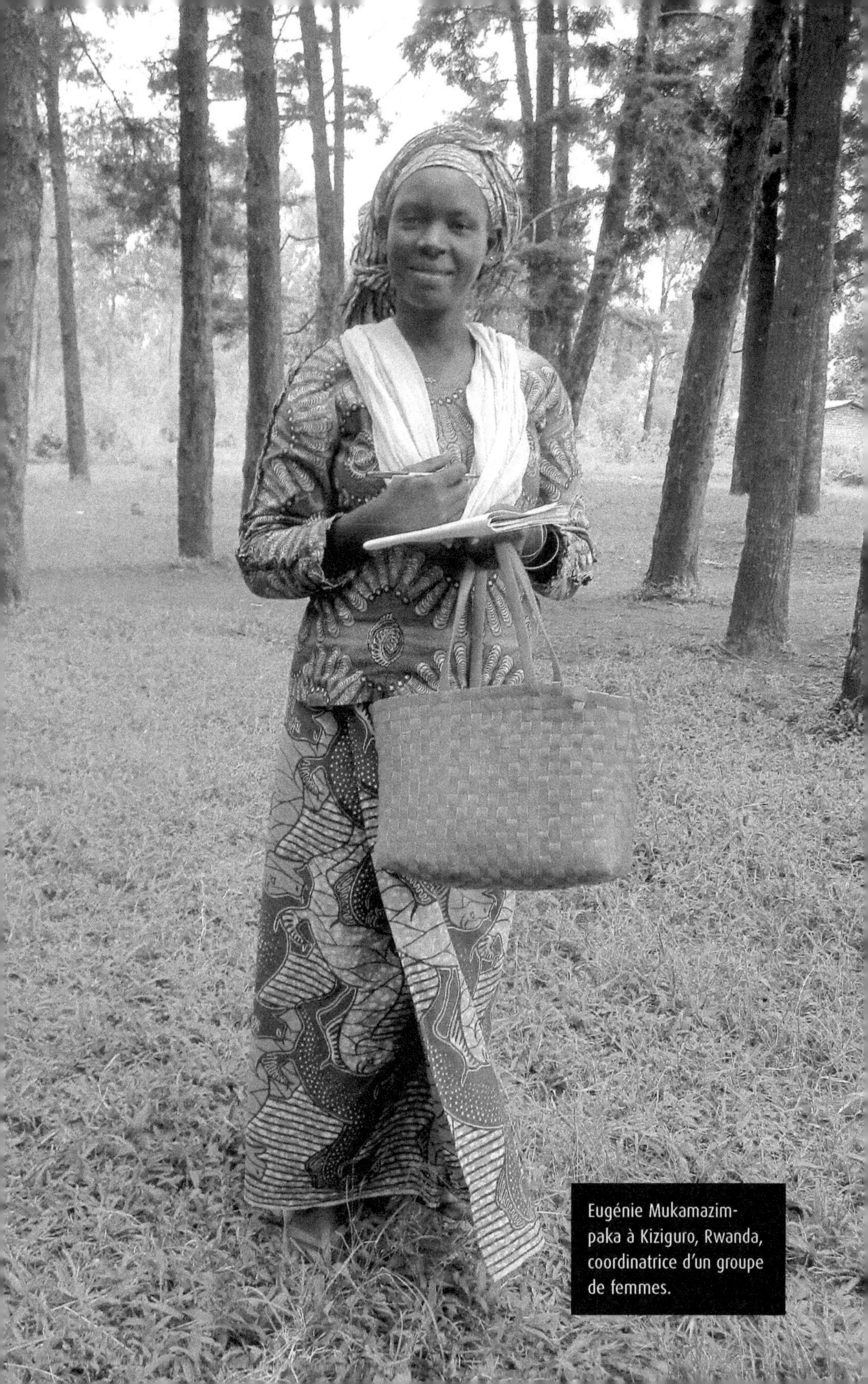
Eugénie Mukamazim-
paka à Kiziguro, Rwanda,
coordinatrice d'un groupe
de femmes.

Remerciements

Ce livre est dédié aux survivants d'inimaginables faits de guerre et de génocide, et de détresse émotionnelle de toutes sortes que nous avons rencontrés au
Tchad, au Rwanda, en Afghanistan, en Ouganda, en Sierra Leone, au Congo,
au Canada, en Finlande, au Soudan du Sud, en Suède et dans de nombreux
autres pays. Merci de nous avoir fait confiance et de nous avoir permis de partager avec vous et votre communauté la TTT ; merci de nous avoir prouvé que
la TTT (technique du tapotement du trauma) est l'un des outils les plus utiles
aujourd'hui pour mettre un terme aux réactions de stress post-traumatique.
Vous nous avez montré que le rétablissement est possible.

Un remerciement particulier au Dr Carl Johnson, sans qui le développement de
la TTT n'aurait jamais eu lieu, et à nos frères et sœurs au Rwanda :
Robert Ntabwoba, Murigo Veneranda, Jacques Sezikeye, Godelieve Mukasarasi
et Didacienne Mukahabeshimana. Remerciements infinis à nos collègues au
Congo: Germando Barathi et Amani Matabaro. Les jeunes femmes, Christine
Shuler Deschryver et le reste du personnel de la Cité de la joie, les enfants artistes à
ASO, les anciens enfants soldats, et le personnel et Murhabazi Namegabe à BVES.
Et à tous nos praticiens de TTT : Salim Rajani en Afghanistan, Cherif Choukou
et Clément Abaifouta au Tchad, John Njoroge et Emmily Korir au Kenya, Ajing
Chol Giir et Maketh Kuot Deng au Soudan du Sud, Masu Sesay et Lilian Morsay
en Sierra Leone, et à toutes les personnes que nous avons rencontrées et avec qui
nous avons partagé la TTT. Merci également à Alan Channer, Dr Pasteur James
Wuye, Dr Imam Muhammad Ashafa, Florrie Widén, Göran Gunér, Mia Hallberg,
Maj Stoddard, Gerard Osenele Ukpan, Åsa Ottosson, Mats Ottoson, Martina
Lindroos, Fredrik Praesto, Nils Ola Nilsson, Benoit Charlebois, Rob Nelson, notre
fantastique graphiste Marina Wiking, et de chaleureux remerciements pour leurs
efforts à Tom Oberbichler, Chris Pape, Bert Fellows, John Grinder, Ronald Ruden,
John Obonyo, Placide Nkubito, Dr Peta Stapleton, Santosh Bandhari, Osoque
Daktari, Dr Siyana Mahroof Shaffi, Kristin Miller, Nawar Alolabi, ACEP (Associa-
tion for Comprehensive Energy Psychology), Gwyneth Moss et Anna K Nelson.
Merci également à Melodie Sandström, Annika McKillen, Agneta Sandström, Moa
Hamne, Anders Sandström et le reste de nos amis et familles, ainsi qu'à Anna G.
Hildenbrand Wachtmeister, à Judith Simon Prager et au Dr Fred Gallo. A Maya
Mazzaschi et Florence Aasen pour la relecture minutieuse de la version française.
Si vous n'êtes pas mentionné sur papier, vous l'êtes très probablement sur notre
site, et vous l'êtes certainement dans nos cœurs.
Avec amour, *Gunilla Hamne* et *Ulf Sandström*

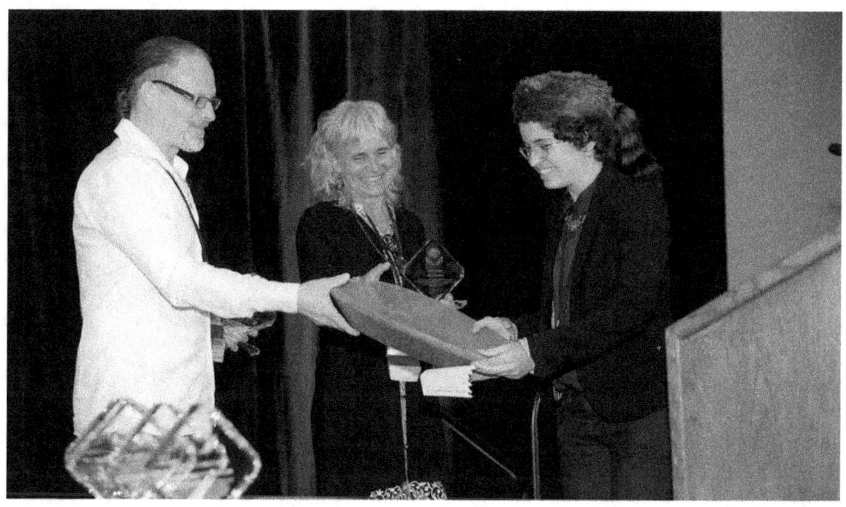

ACEP Prix humanitaire

En mai 2017, nous avons eu l'honneur d'accepter l'Humanitarian Award de l'ACEP (Association of Comprehensive Energy Psychology) pour notre diffusion mondiale de la TTT. La psychologue Diana Badilla, qui, avec le Dr Kristin Holthuis, a joué un rôle essentiel dans l'implémentation de la TTT au Costa Rica, a présenté le prix :

« Ce soir, je prends la parole pour récompenser le travail de deux personnes incroyables. Elles ont développé une méthode de tapping qui se distingue des autres par son approche sociale et humanitaire. Cette technique a permis à la psychologie énergétique de faire son entrée dans les institutions gouvernementales du Costa Rica, en particulier dans les services de famille d'accueil. Et ce n'est qu'un des éléments de ce projet. Dans de nombreux endroits en conflit sur la planète, des personnes ont pu, grâce à cette technique, vivre les bienfaits de la guérison de traumas causés par la guerre, le génocide, les catastrophes et les injustices sociales.

Vivre l'évolution de la guérison et de la conscience signifie avoir un point de vue critique et ouvrir son cœur à la situation sociale actuelle du monde. Et je crois que cela est clair pour Ulf Sandström et Gunilla Hamne, les créateurs de la TTT (Trauma Tapping Technique), et pour le réseau Peaceful Heart. Ce sont de véritables pionniers humanitaires de la psychologie énergétique. A travers le symbole de ce cœur, l'International Institute for Energy Psychology du Costa Rica souhaite reconnaître leur incroyable travail en leur présentant le Humanitarian Award. »

Ressources en ligne

www.peacefulheart.se
www.selfhelpfortrauma.org

Notre chaine YouTube : Peaceful Heart Network

Podcast: Podbean Peaceful Heart Network

 Facebook: Peaceful Heart Network

 Instagram: Peaceful Heart Network

 LinkedIn: Peaceful Heart Network

#traumatapping
#peacefulheart
#selfhelpfortrauma
#healingispossible

Des ressources en ligne sur la TTT et d'autres techniques psycho-sensorielles
sont disponibles sur les sites des organisations avec lesquelles nous collaborons :
Toolkit.judithprager.com – Judith Simon Prager
www.r4r.support – Resources for Resilience
www.frea.support/videos – FREA – Finding Recovery and Empowerment from
Abuse

La TTT en France

« J'ai rencontré Gunilla Hamne un dimanche matin à Bukavu en 2009, alors
que je travaillais comme humanitaire pour des ONG internationales en RDC.

J'ai tout de suite compris que la TTT pourrait m'aider dans ce que je vivais à
ce moment là (début d'épuisement général, accumulation de stress, traumatisme
secondaire, surcharge de travail), avec le fil de ma propre histoire et avec tout ce
que j'avais accumulé au fil des ans dans l'humanitaire.

Dès la fin de ma formation sur place, j'ai partagé la TTT autour de moi,
auprès de mes amis, de mes collègues. Je me souviens justement de leur arrivée
après une semaine intense de préparation au départ en mission, et de la première réunion, que nous avons commencée par de la TTT afin de nous détendre
un peu et de retrouver de l'énergie. J'ai donc pu mesurer son utilité en milieu
professionnel. Je suis convaincue que cette pratique permet l'ouverture d'esprit,
une meilleure communication, favorise la créativité et permet d'avoir accès à
nos ressources en cas de crise ou de stress.

Transmettre la TTT fut une évidence tellement elle m'a permis de transformer mon regard sur ce qui me faisait peur et m'a reconnectée à la joie de la vie,
ce jour là, à Bukavu. J'ajouterais que depuis, elle m'a beaucoup soutenue dans
l'accueil de mon hypersensibilité.

Au-delà de la prise en charge des traumatismes directs liés à la guerre, pour
laquelle la TTT a été créée, j'ai constaté à mon retour en France combien elle
était également efficace pour les personnes victimes de violences conjugales, les
hommes et les femmes vivant avec beaucoup de colère depuis si longtemps, tellement que cette colère est devenue une part de leur identité ; j'ai vu à quel point
elle pouvait aider les enfants et alléger leurs souffrances, être une alliée précieuce
lors de la préparation aux examens, suite à un accident, une phobie ou un deuil,
et pour les traumatismes transgénérationnels liés aux guerres du passé.

Et que la TTT est bénéfique pour les enfants même petits, c'est un petit garçon
de 3 ans et demi, au Gabon, qui me l'a appris. Me regardant pratiquer avec des
adultes et d'autres enfants tout un après-midi, agité et agressif, il accepta ma
proposition d'essayer. Je fus très émue d'être témoin de sa détente et de son apaisement, sous le regard étonné et accueillant de sa maman et de sa grande sœur.

La TTT est très complémentaire des approches et thérapies disponibles en
France, elle représente souvent un premier pas vers une démarche thérapeutique,

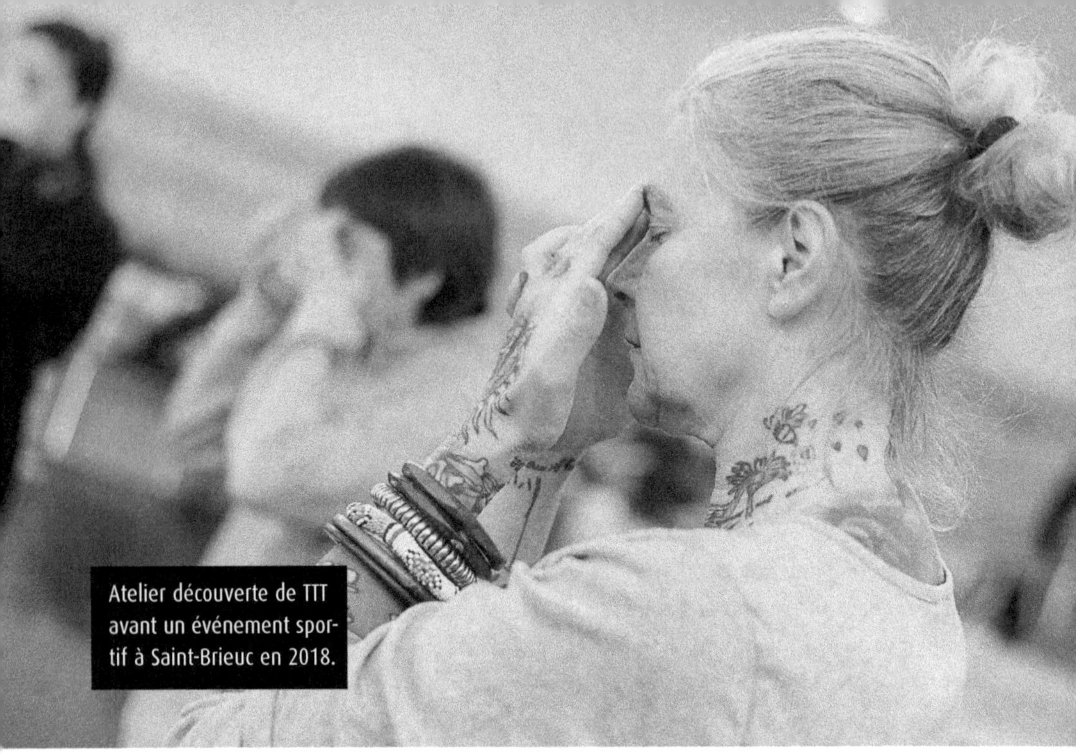

une séance pour lever un blocage, un geste de premiers soins ou un moyen de se relier à des ressources intérieures insoupçonnées.

C'est suite à ces expériences que des ateliers découverte, des conférences, des formations ont commencé, en 2013, à être proposés en France.

Gunilla et Ulf font une œuvre formidable et leur engagement est sans faille. Gunilla m'a transmis la TTT et j'aime la partager à mon tour. J'ai une profonde gratitude pour tous les êtres qui ont contribué à la naissance et à la diffusion de la TTT. Merci à l'enthousiasme de Fanny Boone pour la TTT et merci à celles et ceux qui ont contribué à créer et faire vivre l'association française de TTT. »

Etsamanga Caroline Piers, psychopraticienne et formatrice du TTT

L'association Française du TTT « Le cœur en paix »

« L'association est née en 2016 d'un élan d'amour, d'un désir fort de partager et de diffuser la TTT dans le monde, et de faire notre part en France.

L'association fonctionne en co-présidence. Elle a pour but de promouvoir, former et fédérer autour de cette technique simple et appropriable par tous : enfants, adolescents, adultes, salariés, réfugiés, personnes en situation de handi-cap, usagers d'associations, professionnels, détenus… dans la lignée du réseau international Peaceful Heart Network.

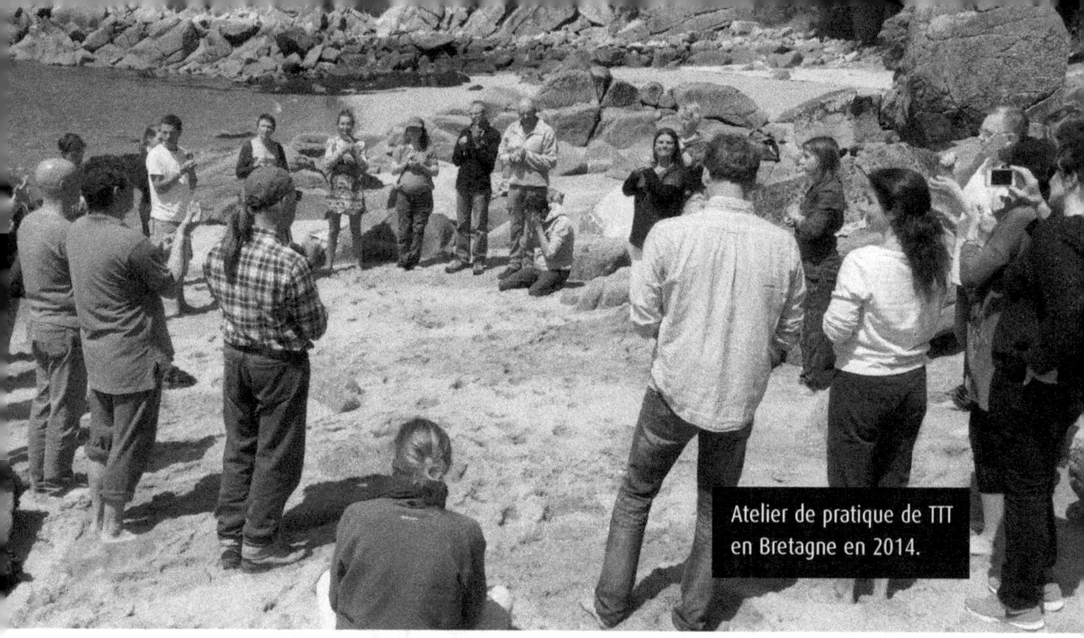

Elle propose des conférences, des ateliers découverte, des temps de pratique et des formations. Nous intervenons dans des écoles, collèges et lycées autant auprès des enseignants que des élèves ; dans des entreprises, des associations, des institutions départementales, des centres sociaux, des prisons... Nous sommes aussi présents sur certains salons et forums dédiés à l'éducation et au bien-être.

La TTT est un outil à la fois simple et puissant, que nous avons à cœur de faire connaître au plus grand nombre afin de diffuser plus de paix et d'harmonie dans le monde. »

Caroline Cachein, Fanny Boone et Florence Verrier,
Co-présidentes de l'Association Française du TTT

Quelques voix de France

« J'ai découvert la TTT en 2015 lors d'une séance d'initiation. Comme une évidence, j'ai immédiatement su qu'elle allait faire partie de ma vie – et de ma boîte à outils de maman et de thérapeute.

La TTT est un outil de premier secours émotionnel tellement simple et efficace ! Quelques exemples ? J'ai fait de la TTT avant un passage en direct à la télévision, invitée justement à parler de l'association, et très stressée ! Je suis rentrée sur le plateau complètement détendue.

J'ai aidé mon fils en situation d'ESPT après un accident de scooter. J'ai pu rester sereine et actrice dans mon 3e accouchement – déclenché en urgence, médicalisé, en restant dans l'instant présent et en lien avec mon bébé jusqu'au bout.

La TTT me soutient dans toutes les situations de trop-pleins émotionnels.
C'est mon secouriste et celui de toute ma famille ! »

Caroline Cachein, accompagnante périnatale et familiale,
Co-présidente de l'Association Française du TTT

« Souffrant de symptômes de stress (principalement des insomnies) inexpliqués depuis l'adolescence, je m'intéresse depuis longtemps aux médecines douces et thérapies alternatives qui m'ont amenées à un stage de TTT. Lors de ce stage, la formatrice a abordé le sujet du Symptôme de Stress Post Traumatique Secondaire… et la lumière s'est faite !

Si rien dans mon vécu n'expliquait ces symptômes, en revanche ils pouvaient s'expliquer par l'histoire de mes parents : tous deux ont grandi en France durant la seconde guerre mondiale et ont des souvenirs marquants des bombardements, et mon père a été combattant durant la guerre d'Algérie. Ni l'un ni l'autre n'ont bénéficié d'aucune thérapie, démarche rare pour leur génération : ils ont transmis leur stress.

Aujourd'hui, grâce à la TTT et à un travail en psychologie transgénérationnelle, les insomnies ont pratiquement disparu, et lorsque je me réveille la nuit, un cycle de TTT me permet de me rendormir rapidement.

Combien d'entre nous ont hérité du traumatisme de parents ou de grands-parents qui ont traversé une guerre sans recevoir aucune thérapie ? »

Hortense

« J'ai animé avec plaisir et intérêt un atelier découverte de la TTT dans un IME, auprès d'intervenants qui accompagnent des enfants en situation de handicap. En le testant sur eux-mêmes et en ressentant, dans leur corps comme dans leur esprit, les effets apaisants, ils ont immédiatement compris l'intérêt qu'il pourrait y avoir à utiliser cette méthode simple, ludique et efficace, avec les enfants dont ils ont la responsabilité.

Je suis vraiment heureuse de participer à la diffusion de cette technique pas comme les autres ! »

Florence Verrier, énergéticienne, co-présidente de l'Association Française du TTT

Merci beaucoup

Avec amour
Gunilla Hamne et Ulf Sandström

Pour plus d'informations, voir
www.peacefulheart.se

www.ingramcontent.com/pod-product-compliance
Lightning Source LLC
LaVergne TN
LVHW011002200726

843509LV00011B/958